国家自然科学基金面上项目（71774102）研究成果

行为健康经济学

理论、方法与慢性病管理应用

左根永○著

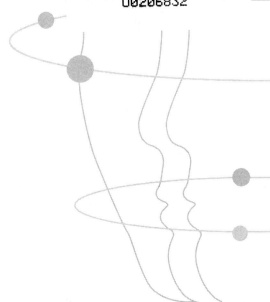

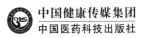
中国健康传媒集团
中国医药科技出版社

内 容 提 要

本书是国内第一本行为健康经济学学术专著，尝试用行为健康经济学模型解决"人的健康行为如何改变"的学术问题。本书首次直面探究"人面对健康问题不知道怎么办但又不得不去做些什么"的抉择与决策，全面总结了行为健康经济学解决方案的思想史与发展历程。在此基础上，本书介绍了行为健康经济学模型构建的心理学基础和基本逻辑，并对文献中相关的实证研究进行了总结和展望，最后提出了说服、助推、助力、行为设计、行为公共政策等各类型工具联合应用的建议。本书适合社会医学与卫生事业管理专业、药物经济学专业、药事管理学专业、护理学专业、经济学专业、管理学专业等对行为健康经济学感兴趣的研究者选读，也可以作为疾病预防控制、慢性病管理、健康教育、健康促进、卫生政策制定等具体工作人员的参考资料，还可以作为普通读者管理自身健康、幸福生活的参考读物。

图书在版编目（CIP）数据

行为健康经济学：理论、方法与慢性病管理应用 / 左根永著 . — 北京：中国医药科技出版社，2022.10

　ISBN 978-7-5214-3353-1

　Ⅰ . ①行… 　Ⅱ . ①左… 　Ⅲ . ①慢性病－卫生经济学－研究 　Ⅳ . ① R4-05

中国版本图书馆 CIP 数据核字（2022）第 150677 号

美术编辑 　陈君杞
责任编辑 　李红日
版式设计 　也　在

出版　**中国健康传媒集团** ｜ 中国医药科技出版社
地址　北京市海淀区文慧园北路甲 22 号
邮编　100082
电话　发行：010-62227427 　邮购：010-62236938
网址　www.cmstp.com
规格　710 × 1000 mm $^1/_{16}$
印张　16 $^1/_4$
字数　256 千字
版次　2022 年 10 月第 1 版
印次　2022 年 10 月第 1 次印刷
印刷　三河市万龙印装有限公司
经销　全国各地新华书店
书号　ISBN 978-7-5214-3353-1
定价　**48.00 元**

获取新书信息、投稿、为图书纠错，请扫码联系我们。

感谢国家自然科学基金面上项目
"我国农村地区慢性病患者分级诊疗
的行为经济学模型及政策优化研究"
（项目批准号 71774102）资助

目录

第 1 章

前 言

行为健康经济学的理论和模型是如何构建出来的？调查问题为什么要那样设计？如何用理论和模型解决慢性病患者健康决策中面临的问题？研究结果如何用于真实世界？这些是本书的研究问题，可以总结为一句话：如何将心理学变量纳入健康经济学的模型中，以便构建行为健康经济学的理论和数学模型，并解释和改变真实世界不健康的行为？

1.1 研究背景

1.1.1 政策背景

从 2009 年以来，我国已经进行了基本药物制度、药品集中采购、公立医院、公共卫生、医疗保障等一系列改革措施。2015 年，国务院发布《关于推进分级诊疗制度建设的指导意见》，改革向整合医疗方向演变。2016 年，中共中央审议通过《"健康中国 2030"规划纲要》，改革方向从"以治疗为中心"，向"以人民健康为中心"转变。2017 年，国务院发布《中国防治慢性病中长期规划（2017—2025 年）》，提出"统筹各方资源，健全政府主导、部门协作、动员社会、全民参与的慢性病综合防治机制，将健康融入所有政策，调动社会和个人参与防治的积极性，营造有利于慢性病防治的社会环境"。2019 年，国务院发布《关于实施健康中国行动的意见》，健康行动成为政策需求。2021 年，国务院发布《"十四五"全民医疗保障规划的通知》，提出协同建设高效的医药服务供给体系，也就是如何实现"三医"（医疗、医药、医保）联动。

上述这些政策已经取得了一定成绩。但是，慢性病管理仍然是尚待解决的问题，因为慢性病管理不只与政策有关，还与生活习惯、心理因素、社会环境等一系列因素有关。根据《2002 年中国国家营养和健康调查》数据，高血压患病率为 18.0%[1]。2013 年至 2014 年时，该项指标已经达到 27.8%[2]，接近或超过发达国家的高血压患病率[3]。而在老年人中，高血压患病率更高，2012 年至 2015 年的一项中国高血压研究表明，65 岁以上的老年人高血压患病率为 55.0%[4]。2021 年，一项整合了 15 篇我国人口流行病学调查的研究发现，我国高血压患病率是 18.0%~44.7%，知晓率是 23.6%~56.2%，治疗率是 14.2%~48.5%，控制率是 4.2%~30.1%[5]。也就是高血压患者对患病的知晓、诊疗、控制方面均还存在比较大的瓶颈。这些问题只靠医药卫生体制改革政策、慢性病防控政策是无法彻底解决的。如何助推慢性病患者的自我管理意识将是未来管理的难题，这也是落实《"健康中国 2030"规划纲要》"强化个人健康责任，提高全民健康素养，引导形成自主自律、符合自身特点的健康生活方式，有效控制影响健康的生活行为因素，形成热爱健康、追求健康、促进健康的社会氛围"的"最后一公里"。

正如塞德希尔·穆来纳森（Sendhil Mullainathan，1973—）[6] 所发现的，经济状况越不好的人越不容易管理好自己的健康，比如糖尿病患者不按医嘱用药，主要是由于认知资源的稀缺性。也就是慢性病患者的心理或思维障碍是慢性病健康管理的瓶颈问题。此外，本书作者[7] 在前期研究中也发现，医疗体系中的医疗、医药、医保三者之间存在思维上的互补作用，但是现行体系中三者之间的思维审核体制还不完善。也就是无论慢性病管理中的需方还是供方，均需要研究心理或思维因素的影响。而对于这方面问题的研究，行为经济学的理论、模型和方法具有独特优势。这也是本书构建行为健康经济学研究体系的出发点。

1.1.2 学术背景

行为经济学关注人的有限理性思维和行为的影响，健康经济学关注健康领域的信息不对称和不确定性的影响。两者之间有相似的研究问题，但是研究方法截然不同。

1963 年，肯尼斯·阿罗（Kenneth Arrow，1921—2017）[8] 在《美国经济评论》上面发表了一篇文章《医疗保健中的不确定性和福利经济学》，开创了健康经济学。当时，丹尼尔·卡尼曼（Dainel Kahneman，1934—）博士毕业刚刚两年，正在研究视觉感知错误；阿莫斯·特沃斯基（Amos Tversky，1937—1996）正在密歇根大学读心理学博士，并且和精神心理学研究人员有合作关系。从 1990 年开始，德雷梅尔分别与特沃斯基[9]、卡尼曼[10] 合作研究医疗决策问题，相关研究分别发表在《新英格兰医学杂志》《美国医学会杂志》。还值得注意的是，健康经济学的先驱人物之一维克托·富克斯（Victor R. Fuchs，1924—）与卡尼曼、特沃斯基认识，并且资助理查德·塞勒（Richard Thaler，1945—）与卡尼曼、特沃斯基开展合作研究[11]，对于行为经济学的诞生贡献很大。

2000 年，行为科学开始成为健康经济学研究前沿。同年，维克托·富克斯[12] 在《健康经济学杂志》发表了《健康经济学的未来》，指出了行为科学应用于健康经济学的五个领域：内生技术和偏好、社会规范、委托代理问题、行为经济学、生命质量，并且指出行为经济学对于研究健康领域的不确定性问题具有优势。2002 年，卡尼曼获得诺贝尔经济学奖，获奖理由是将心理学整合到经济学分析。在此影响下，行为经济学与健康经济学结合的研究越来越多。2015 年，汉森等人[13]在《北欧健康经济学杂志》发表了《健康经济学的未来：行为和实验经济学的潜力》，在富克斯 2000 年文章的基础上，进一步指出了行为经济学与健康经济学结合的方向。2017 年，理查德·塞勒获得诺贝尔经济学奖，行为经济学开始向各个领域拓展，形成了行为福利经济学、行为发展经济学、行为劳动经济学等新学科。2018 年，加利齐等人[14]首次提出了行为健康经济学（behavioral health economics）和实验健康经济学（experimental health economics）概念。2019 年，国内学者焦明丽、滕百军[15]最先提出了"行为卫生经济学"的概念和学科框架。

本书是在上述文献的基础上，采用了"行为健康经济学"的概念，主要考虑到行为经济学对于健康问题具有的独特研究优势以及本书在应用部分主要涉及的是慢性病患者的健康管理问题。因此，本书将行为健康经济学定义为将心理学、行为经济学模型用于健康经济学问题研究，目标是发现人在健康管理或健康政策中出现的与理性不一致的行为，并通过数学模型预测健康行为的应用学科。另外，需要注意的是，在文献检索中，药物治疗学领域也出现了"behavioral economics"字眼的研究[16]。这些研究并不属于本书所关注的行为健康经济学领域，而属于行为药学领域的研究。

从学科归属角度来说，行为健康经济学属于行为经济学与健康经济学的交叉学科。而行为经济学属于行为科学的一种。根据穆来纳森创建的智库"ideas42"发布的介绍手册中的定义，行为科学主要用心理学、神经科学、行为经济学的研究理解人类选择和行动的复杂性。因为信息呈现的方式以及人类做决策的环境对于人类行为都具有巨大的、反直觉的影响，而行为科学可以将其中的影响路径识别出来[17]。穆来纳森所说的研究思路正是行为健康经济学未来的研究路径，也是本书试图梳理清楚的研究路径。这种研究路径对于解决我国医药卫生体制改革、健康中国战略中面临的一系列问题具有重要意义。

1.1.3 个人研究经历

2004 年我入职山东大学，工作前四年，我阅读了大量制度经济学、组织学方面的著作，为本书的研究打下了初步基础。2008 年，我进入山东大学攻读博士，导师孟庆跃教授引导我研究交易费用，我的博士论文开题的研究方向是基本药物制度的交易费用研究。为了做好博士论文，我在博士期间进一步阅读制度经济学、组织经济学和交易费用方面的著作和文献。2012年，我博士毕业，毕业论文题目是《我国农村地区基本药物供应保障体系研究——制度设计、运行结果和交易费用》。

2012年年底，我的博士论文被山东大学公共经济与公共政策齐鲁文库收录，由经济科学出版社出版[18]。同年，我成功申请到了国家自然科学基金青年基金"基于交易费用理论的基本药物供应保障模式政策优化研究"（项目批准号71203124）。在进行该项目现场调查过程中，我发现慢性病管理存在传统经济学无法解释的问题——"分级诊疗和慢性病管理政策明明对慢性病患者有利，为什么他们不按政策的要求来筛查、就诊和治疗，对于政策的依从表现的这么差"？

2014年左右，为了研究这个问题，我参加王健教授主持的国家自然科学基金面上项目"支付方式对医生行为影响的实验经济学研究"（项目批准号71373146），亲身体验了如何在实验室对医生和患者的决策行为进行实验研究。这激起了我研究行为经济学的兴趣。2016年，我在山东大学出版社出版了学术专著《基本药物供应保障体系交易费用与政策优化研究》[19]。这本著作已经开始涉及到卡尼曼的相关研究。

2017年，我开始尝试针对行为健康经济学申请国家自然科学基金。当年，成功申请到了面上项目"我国农村地区慢性病患者分级诊疗的行为经济学模型及政策优化研究"（项目批准号71774102）。2018年5月27日，我在济南举办的"中国健康行为经济学研究网络"成立预备会上，做了学术报告《健康行为经济学与行为设计：如何对接卫生政策田野调查》，提出了"健康行为经济学"的概念。在后续的研究中课题组发现，金融学、公共经济学等学科行为化后变成了行为金融学、行为公共经济学，因此"健康行为经济学"的概念变成了"行为健康经济学"。另外，课题组还发现行为健康经济学的模型研究还很少，并且行为经济学模型的相关著作阅读难度比较大，于是就考虑用本书来梳理行为健康经济学模型构建的基本思路，建立行为健康经济学模型的历史框架、理论框架、方法框架、实证框架和应用框架。

基于上述思路，2020年5月8日，本书初步拟定了章节框架，书名是《慢性病的行为经济学研究方法及应用》。之后，此框架和书名在阅读行为经济学著作和文献的过程中不断变化，框架不定期修订了至少 8 次。2020 年年底，本书作者开始整理读书笔记、酝酿思路、积累素材。2021 年 9 月，本书作者开始从上午到晚上集中时间写作。12 月底，本书初稿完成，书名最终确定为《行为健康经济学——理论、方法与慢性病管理应用》。

1.2 本书研究目的、意义和特色

1.2.1 研究目的

本书研究目的是总结国家自然科学基金面上项目"我国农村地区慢性病患者分级诊疗的行为经济学模型及政策优化研究"（项目批准号 71774102）的研究思路，提出行为健康经济学模型的历史框架、理论框架、方法框架、实证框架和应用框架，为行为健康经济学研究者选择研究方向、从事具体研究提供入门参考书。

1.2.2 研究意义

本书研究既具有学术意义，也具有政策价值，同时也是行为健康经济学中国化的一种尝试。

其一，本书在国内外较早尝试用著作来系统研究行为健康经济学模型的思想史、理论、结构、方法和应用。本书的构成元素是由行为经济学发展过程中的各位前辈总结出来的。本书的贡献在于用接近于健康经济学领域的语言重新组合了行为经济学的各种要素，以便为健康经济学从心理学角度研究供方和需方行为提供具有创新性、实用性的模型和方法。

其二，本书在国内外较早尝试将说服、助推、助力、行为设计、行为公共政策进行对比，以发现它们联合应用的政策价值。公共管理、公共政策正在向行为公共管理、行为公共政策方向演变，而卫生政策或健康政策也需要这种探索，本书在这方面进行了比较系统的研究。

其三，本书是行为健康经济学中国化的较早尝试。中国古代典籍中有大量与行为经济学相关的成语或谚语，比如"萧规曹随"和默认选项关系比较大[20]。

另外，自 2013 年以来，大量研究者尝试用行为经济学解释与传统卫生经济学逻辑存在矛盾的问题、对行为健康经济学的相关研究总结和展望[21-32]。从 2021 年开始，有研究者开始尝试对行为健康经济学相关问题模型化[33,34]。

另外，还要注意行为经济学与马克思主义之间的关联[35,36]。马克思主义很早就关心人的异化，这和行为经济学研究的异象有类似的逻辑。由于马克思主义视角的行为经济学研究属于空白，研究难度比较大，本书对于马克思主义视角的行为经济学涉及较少。而卡尼曼、特沃斯基、塞勒等人的研究与健康管理密切相关，因此本书主要基于卡尼曼、特沃斯基、塞勒等人的研究来梳理行为健康经济学的历史框架、理论框架、方法框架、实证框架和应用框架。

1.2.3 本书特色

其一，国内外行为健康经济学的学术著作还比较少，已经出版的学术著作主要是各类研究者学术文章的汇编，缺少一条贯彻始终的逻辑来组织整本书。而本书是比较系统地研究行为健康经济学理论和方法学体系的一种尝试，并且全书的逻辑主线是卡尼曼—特沃斯基—塞勒的研究思路，也就是"人为什么会出现判断和决策错误，为什么同样的事在不同情景下选择会不一样，如何才能做出更好的选择"。

其二，行为经济学的著作往往把本书的第 2 章至第 5 章分别出版学术著作，并且行为经济学著作缺少对思想史的介绍。而卡尼曼的《思考，快与慢》(繁体版《快思慢想》) 以及塞勒的《"错误"的行为》(繁体版《不当行为》) 之所以吸引人，就是将思想史与理论、方法进行了结合。本书是少有的将思想史作为重点介绍的行为经济学著作，这有利于读者知道理论和方法的来龙去脉，从而更好地学习构建行为健康经济学模型。

其三，本书融合了课题组在各个阶段的思考与探索，试图解释"卡尼曼、特沃斯基、塞勒的研究方法是如何形成的，调查问卷的问题为什么那样设计"。这种解释为理解卡尼曼—特沃斯基 - 塞勒研究思路提供了切入点，同时有利于更科学地形成研究者的研究设计。

1.3 研究方法

1.3.1 思想史研究

本书第 2 章主要进行了行为健康经济学思想史研究。研究的基础资料是卡尼曼的《思考，快与慢》、塞勒的《"错误"的行为》、刘易斯的《思维的发现》、霍伊克卢姆的《行为经济思想史》、斯皮罗的《300 年经济决策史：风险、选择和不确定性》、伯恩斯坦的《与天为敌：风险探索传奇》以及莫斯卡蒂的《测量效用：从边际革命到行为经济学》（Measuring utility: from the marginal revolution to behavioral economics）。本书通过研究这些资料构建了行为健康经济学思想史的基本框架和结构，然后用著作、行为经济学思想史方面的文献来补充行为经济学家之间、模型与模型之间、理论与理论之间的逻辑空白。

1.3.2 理论研究

本书第 3 章主要以行为经济学、社会心理学、进化心理学等理论为基础进行了行为健康经济学的理论构建。目标是梳理清楚行为健康经济学模型与其他模型的区别、模型的前提假设、模型的心理学基础，最终推理出适用于健康问题研究的行为健康经济学模型、研究设计（问卷试验、模拟、脑成像）以及研究方法。

1.3.3 比较研究

本书第 2 章至第 5 章均采用了比较研究方法。第 2 章主要是对电子化后的著作进行关键词频次分析，比如对行为经济学著作检索关键词 "Health"，对健康经济学著作检索关键词 "behavioral economics"，然后进行著作间的比较。第 3 章主要对行为经济学理论、模型进行比较研究。第 4 章主要对行为健康经济学实证研究方向进行比较研究。第 5 章主要对行为健康经济学的说服、助推、助力、行为设计和行为公共政策进行比较研究。

1.4 本书逻辑结构及研究内容

1.4.1 逻辑结构

本书的研究问题是行为健康经济学的理论和模型是怎么来的？理论和模型的内在逻辑是什么？如何用理论和模型解决慢性病患者决策中面临的问题？研究结果如何用于真实世界？基于研究问题，本书的逻辑结构是构建行为健康经济学的历史框架、理论框架、模型框架，并指明其实证方向、应用方向。

因此，本书是将行为经济学与健康管理行为进行关联的一本书，我们的研究思路是要用本书展示卡尼曼、特沃斯基、塞勒的研究思路为什么适用于健康管理行为研究以及这种研究思路是如何形成的，又是如何应用到慢性病管理研究中的。

1.4.2 研究内容

本书共分五章，分别为前言、思想史、模型与方法、实证、应用，目标是探索行为健康经济学的历史逻辑、行为健康经济学的模型逻辑、行为健康经济学的实证逻辑、行为健康经济学的应用逻辑。

第1章 前言，主要介绍了本书的来龙去脉、研究目的、研究意义、研究方法以及研究内容。

第2章 思想史，介绍了行为健康经济学演化的三条路径——数学路径、心理学路径、经济学路径。数学路径的核心是概率论和博弈论，心理学路径的核心是实验心理学、决策分析，经济学路径的核心是期望效用理论。三条路径最后交融为前景理论，前景理论拓展到了健康经济学领域，从而形成了行为健康经济学。

第3章 模型与方法，主要梳理行为健康经济学的心理学基础、行为健康经济学模型的构建和调查研究方法。

第4章 实证研究，主要展示了信息框架、治疗依从性、自我控制、跨期选择、助推偏好等五大研究方向的主要研究思路。

第5章 应用，主要对比了说服、助推、助力、行为设计、行为公共政策五种应用方向的区别，并进行了综合应用方面的探讨。

书末还有两个附录，附录 1 结合本课题研究体会提出了行为经济学著作阅读的顺序和导读，附录 2 则收集了国家自然科学基金、国家社会科学基金、教育部人文社会科学基金资助的部分课题，供研究参考。

1.5 本书使用说明

本书可以作为行为健康经济学的入门读物、课题选题、模型构建的参考用书。可以按章顺序阅读，也可以选取与自己有关的内容进行选读。另外，提醒大家本书第 2 章、第 3 章、第 5 章的生命力有可能比较长，第 4 章会随着文献量的增加而变化比较大。

其一，作为行为健康经济学的入门读物。可以阅读第 1 章、第 2 章和第 5 章，在此基础上进一步阅读这三章的参考文献，可以事半功倍。

其二，作为行为健康经济学课题选题参考用书。可以阅读第 1 章、第 4 章、第 5 章、附录 1 和附录 2，可以防止重复选题，也有利于找到创新点。

其三，作为行为健康经济学模型构建的参考用书。可以阅读第 2 章、第 3 章、第 4 章。第 2 章可以知道行为健康经济学模型各要素在历史上的位置，有利于理解这些要素的作用。第 3 章可以帮助在各种模型之间进行对比，理清各种要素之间的逻辑关系。第 4 章是模型在实证研究中的作用，可以帮助了解行为健康经济学模型应用的程度，从而有利于找到自己建构行为健康经济学模型的灵感。

📑 本章小结

本章介绍了行为健康经济学学科的来龙去脉以及相应的政策背景，并介绍了本书作者研究行为健康经济学的历程。在此基础上，引出了本书的研究目的是探索行为健康经济学的历史逻辑、理论逻辑、模型逻辑、实证逻辑，以及应用逻辑。这方面的研究在国内外还比较少，尤其是学术专著方面更少，本书为了实现这些研究目的进行了思想史研究、理论研究和比较研究。读者可以根据"使用说明"来决定自己如何阅读本书，当然完整地阅读本书和每章的参考文献，是掌握行为健康经济学更为适宜的方法。

参考文献

［1］Wu YF, Huxley R, Li LM, et al. Prevalence, awareness, treatment, and control of hypertension in China: data from the china national nutrition and health survey 2002［J］. Circulation, 2008, 118（25）: 2679-2686.

［2］Li YC, Yang L, Wang LM, et al. Burden of hypertension in China: a nationally representative survey of 174, 621 adults［J］. International Journal of Cardiology, 2017, 227: 516-523.

［3］SHI Zumin, SUN Xiaomin, Yan A, et al. Perspectives: Growing Burden of Hypertension in China: Causes, Challenges, and Opportunities［J］. China CDC Weekly, 2020, 2（40）: 776-779.

［4］Wang ZW, Chen Z, Zhang LF, et al.Status of hypertension in China: results from the China hypertension survey, 2012-2015［J］. Circulation 2018, 137（22）: 2344-2356.

［5］Yin R, Yin L, Li L, et al. Hypertension in China: burdens, guidelines and policy responses: a state-of-the-art review［J］. Journal of human hypertension, 2021 Jul 2: 1-9.

［6］塞德希尔·穆来纳森，埃尔德·沙菲尔. 稀缺：我们是如何陷入贫穷与忙碌的［M］. 魏薇，龙志勇，译. 杭州：浙江人民出版社，2014：252.

［7］左根永，柏子臣. 医疗机构医疗服务、药学服务和医疗保险联动的行为经济学研究［J］. 中国卫生经济，2022，41（3）: 1-3.

［8］Arrow K. Uncertainty and the Welfare Economics of Medical Care［J］. The American Economic Review, 1963, 53（5）: 941-973.

［9］Redelmeier D, Tversky A. Discrepancy between Medical Decisions for Individual Patients and for Groups［J］. The New England Journal of Medicine, 1990, 322: 1162-1164.

［10］REDELMEIER D, ROZIN P, Kahneman D. Understanding Patients' Decisions Cognitive and Emotional Perspectives［J］. Journal of the American Medical Association, 1993, 270（1）：72–76.

［11］理查·塞勒. 不当行为［M］. 刘怡女，译. 台北：先觉，2016：68–77.

［12］Fuchs V. The future of health economics［J］. Journal of Health Economics, 2000, 19: 141–157.

［13］Hansen F, Anell A, Gerdtham U, et al. The future of health economics: The potential of behavioral and experimental economics［J］. Nordic Journal of Health Economics, 2015, 3（1）：68–86.

［14］Galizzi M, Wiesen D. Behavioral Experiments in Health Economics［M］// Hamilton J, Dixit A, Edwards S, Judd K. Oxford Research Encyclopedias: Economics and Finance. Oxford: Oxford University Press, 2018.

［15］焦明丽，滕百军. 行为卫生经济学：呼之欲出的分支学科［J］. 中国卫生经济学，2019, 38（10）：12–14.

［16］Bickel W, DeGrandpre R, Higgins S, et al. Behavioral economics of drug selfadministration.I. Functional equivalence of response requirement and drug dose［J］. Life Science, 1990, 47: 1501–1510.

［17］Behavioral Design Teams – ideas42. Behavioral Design Teams: A Model for Integrating Behavioral Design in City Government［EB/OL］.［2022–01–25］.http://www.ideas42.org/wp–content/uploads/2018/05/BDT_Playbook_FINAL–digital.pdf.

［18］左根永. 我国农村地区基本药物供应保障体系研究——制度设计、运行结果和交易费用［M］. 北京：经济科学出版社，2012.

［19］左根永. 基本药物供应保障体系交易费用与政策优化研究［M］. 济南：山东大学出版社，2016.

［20］包特."萧规曹随"与行为经济学中的默认选项效应［J］. 经济学家茶座，2018,（4）：99–101.

［21］李岳峰，孟群. 我国居民自我医疗的理论与实证分析：一种行为经济学方法［J］. 中国卫生经济，2013, 32（7）：9–12.

［22］廖成娟. 行为经济学对卫生政策的启示：应用、评价与展望［J］. 中国

卫生经济, 2018, 37 (10): 15-18.

[23] 孔少楠, 徐俪筝, 王健. 行为经济学与公共健康展望 [J]. 中国卫生经济, 2019, 38 (4): 66-68.

[24] 魏立丰, 滕百军, 焦明丽. 行为经济学在卫生健康领域应用的回顾与展望 [J]. 中国卫生经济, 2019, 38 (11): 8-14.

[25] 贾世欢, 吴洁琪, 曹林林, 等. 基于前景理论的药物经济学研究 [J]. 中国卫生经济, 2020, 39 (1): 65-67.

[26] 孔少楠, 王健, 孔明. 行为经济学视角下突发性公共卫生危机中公众健康决策分析 [J]. 中国卫生经济, 2020, 39 (5): 43-45.

[27] 王亚蒙, 蔺刚等. 行为经济学视角下的医院工作场所暴力研究 [J]. 中国医院管理, 2020, 40 (9): 78-81.

[28] 崔丽伟, 周建裕, 朱书平, 等. 基于行为经济学的医患矛盾分析 [J]. 医学与哲学, 2020, 41 (17): 63-65.

[29] 赵璐, 王晓雯, 孔祥金, 等. 行为经济学视角下三甲医院患者首诊医疗机构选择行为的影响因素调查 [J]. 中国卫生经济, 2021, 40 (5): 52-55.

[30] 魏传永, 王道桥, 冷安丽, 等. 行为经济学对公共卫生应急管理的启示 [J]. 中国卫生经济, 2021, 40 (7): 14-16.

[31] 张港玉, 滕百军, 赵子华, 等. 行为经济学禀赋效应视角下黑龙江省医务人员离职意愿影响因素及策略研究 [J]. 中国卫生经济, 2021, 40 (7): 17-20.

[32] 贾昊男, 陈若卉, 滕百军, 等. 行为经济学视角下农村居民自我医疗药品购买决策过程探析 [J]. 中国卫生经济, 2021, 40 (7): 21-23.

[33] 王伊琳, 陈先洁, 孙蓉. 健康风险认知偏差对商业健康保险购买决策的影响——基于行为经济学视角 [J]. 中国软科学, 2021, (9): 66-74.

[34] 左根永. 健康决策行为的参照点测量方法及应用 [J]. 中国卫生经济, 2022, 41 (2): 6-8.

[35] 王国成. 从行为实验看马克思主义经济学人本观的科学价值 [J]. 南京政治学院学报, 2011, 27 (2): 39-45.

[36] 郭一君. 行为金融学研究述评——基于马克思主义政治经济学的视角 [J]. 河南社会科学, 2021, 29 (7): 52-59.

第 2 章

行为健康经济学的理论和模型演变

行为健康经济学是怎么来的？行为健康经济学与行为经济学有什么关系？行为经济学与古典经济学、新古典经济学有什么关系？行为经济学为什么和心理学关联这么大？行为经济学和实验经济学有什么不同之处？行为经济学用于卫生政策和慢性病行为决策研究有什么独特之处？寻找这些问题的答案有利于更好地开展行为健康经济学的理论、方法和实证研究，而这些问题答案的源头就在行为经济学发展的脉络中。本章的目的就是梳理行为经济学的理论演化史，寻找上述问题的答案。

2.1 经济学与心理学混杂状态中行为经济学理论萌芽

19 世纪以前，经济学、心理学是与哲学，尤其是道德哲学一起发展的。也就是说，经济学、心理学和其他社会科学混杂在一起。在这种理论状态下，决策双系统、损失厌恶、现代行为经济学的认识论、助推、行为福利经济学等方面均出现了萌芽，为现代行为经济学的发展提供了思考的起点。

2.1.1 决策双系统的直觉认识

理性、情感之间的纠结一直是人类探索的话题。在荷马史诗《奥德赛》中，"奥德修斯与塞壬"的故事非常好地诠释了情感、理性之间的关系。"半人半鸟"的塞壬仙子生活在一个海岛上，奥德修斯路过这个海岛前，女神喀耳刻警告奥德修斯，塞壬的歌声有迷惑人的作用，会导致船毁人亡。而奥德修斯既想听迷人的歌曲，还不想死，所以他让船员用蜡堵上耳朵，要求船员把自己绑在桅杆上，并告诫船员路过海岛时，不要理会他的命令，直接开过去。最终，奥德修斯运用智慧不但听到了迷人的歌曲，还保住了所有人的性命[1]。

如果说荷马史诗中"奥德修斯与塞壬"的故事是个案，那么柏拉图则在《斐德罗篇》中把理性、情感之间的对立提升到了哲学高度。柏拉图将理性比作驾车的驭手，驭手所驾的车由两匹马拉着。右边是好马，身材好，形象好，爱荣誉，谦逊，节制，容易驾驭。左边是劣马，身材差，形象差，不守规矩，骄横，容易冲动，鞭打脚踢也不听使唤[2]。

可见，荷马"奥德修斯与塞壬"的故事、柏拉图驭马的隐喻正是后来卡尼曼发展的决策双系统理论（二元系统分析）的直观展示。

2.1.2 损失厌恶的理论萌芽

在荷马神话、柏拉图思想的影响下，情感、理性之间的关系一直影响着道德哲学的发展。直至 1759 年亚当·斯密（Adam Smith，1723—1790）出版了《道德情操论》，1776 年出版了《国富论》，理性分析开始从道德哲学中分离。《道德情操论》的关注点是情感如何影响人的生活，《国富论》的关注点是理性计算如何促进国富民强，这两个视角正好是二元系统分析的两个层面。

根据行为经济学家纳瓦·阿什拉夫（Nava Ashraf）、科林·卡默勒（Colin Camerer，1959— ）和乔治·勒文斯坦（George Loewenstein，1955— ）[3] 的研究，亚当·斯密在《道德情操论》和《国富论》中的分析涉及了行为经济学研究中的损失厌恶（Loss Aversion）、跨期选择与自我控制（Intertemporal Choice and Self-Control）、过度自信（Overconfidence）、利他主义（Altruism）、公平（Fairness）等相关主题。

亚当·斯密在《道德情操论》中研究了"同理心"，也就是站在别人的角度，理解别人的处境。"站在别人的角度"实质上就是转换了决策的参照点，并且出现了损失厌恶。在《道德情操论》的第六卷"论有关美德的品质"第一篇"论个人的品质，就它对自己幸福的影响而言；或论谨慎"中，他提出了损失厌恶的直观解释。斯密认为个人品质对本人、他人的幸福都会有影响，而在对个人幸福的影响中，斯密[4] 提到了"当我们从较好的处境落到一个较差的处境时，我们所感受到的痛苦，甚于从差的处境上升到一个较好的处境时所享受的快乐"。在此基础上，斯密[4] 分析了谨慎的必要，"人们宁可小心谨慎而不愿进取，更多地挂念的是如何保持自己已经拥有的有利条件，而不是进一步激励自己去获得更多的有利条件"。可见，上述分析中既有损失厌恶的萌芽，也有现状偏差（status quo bias）的萌芽。

在《道德情操论》分析的基础上，斯密在 17 年后出版的《国富论》中进一步通过彩票、保险分析了损失厌恶下的风险偏好。在第十章"论工资与利润随劳动与资本用途的不同而不同"中，斯密[5] 认为，身体健康的人对自己面临的幸运机会更自信，从而对"获利"的机会高估，而对"损失"的机会低估。也就是人面对中奖概率极低的彩票，更容易高估得到金钱的机会，因此会多买彩票；而对同样发生概率比较低的火险、海上风险，则不愿意购买保险，因为他们往往会低估因为风险损失的金钱。可见，斯密在获得框架下分析了彩票问题，在损失框架下分析了保险问题。

2.1.3 圣彼得堡悖论与期望效用理论的萌芽

现代行为经济学与圣彼得堡悖论关系密切，而圣彼得堡悖论与概率论关系密切。概率论的起源可以追溯到复式记账的发明者卢卡·帕乔利（Luca Pacioli，1445—1517）。1494 年，他在《算术、几何及比例性质摘要》中提出

了"点数问题"，也就是两个人进行赌博游戏，每局只有一人获胜，获胜者得
1分，当一方累积到6分时赢得全部筹码；现在游戏因故停止，两人得分为
5 : 3，如何在两人间分配筹码[6]。16世纪，意大利学者吉罗拉莫·卡尔达诺
（Girolamo Cardano，1501—1576）对点数问题进行了研究，他是第一位真正分
析概率的人，但是没有解出点数问题。

17世纪，法国宫廷贵族对于掷骰子游戏非常感兴趣，于是雇佣了法国思
想家布莱士·帕斯卡（Blaise Pascal，1623—1662）、律师兼业余数学家皮埃
尔·德·费马（Pierre de Fermat，1601—1665）来解答点数问题。帕斯卡与费
马的解法是假设帕乔利提出的游戏一直进行，双方赌博能力相当（获胜概率一
样，都是1/2），那么两人预期的收益将是总筹码的7/8和1/8，也就是两人的
分配比例为7 : 1[6]。可见，帕斯卡和费马提出了个人决策中的"期望"概念。
这也是早期的概率分析或者说博弈论分析的萌芽，这种分析注重全局审视情
境，定义所有可能事件的样本空间，并确定它们间的逻辑关系[7]163-167。

1713年，伯努利家族（Bernoulli family）的另一位学者尼古拉（Nicolaus
Bernoulli，1687—1759）提出了圣彼得堡悖论（St. Petersburg paradox）：假定掷
出硬币正面为赢，如果第一次就掷出正面，赢得1元奖金，游戏结束；第一次
没赢，可以继续掷硬币，如果第二次赢，得奖金2元，游戏结束；按此规律可
以反复掷硬币，掷到第n次赢，得奖金 2^{n-1}，游戏结束。问题是，应该出多少
钱来参加这个游戏？假设掷硬币是随机的，第n次掷出正面的概率为 $(1/2)^n$，
计算该游戏的期望值为：$E=\sum\left[(1/2)^n \times 2^{n-1}\right]=\sum(1/2)=\infty$。也就是理论上
参加游戏的人需要支付的金钱无穷大，而实际上他只愿意支付少量金钱来参加
这个游戏。理论与现实出现了不一致，也就是期望值理论没有准确描述人的决
策行为[6]。

为了解答圣彼得堡悖论，当时出现了很多解法（表2-1），目标均为寻找
这个无穷数列的确定值，从而解决理论与现实之间的不一致。1728年，加布
里尔·克拉默（Gabriel Gramer，1704—1752）提出了圣彼得堡悖论的解法，
他解答的出发点是同一个数值在不同情景下所表示的东西不一样，普通人不会
像数学家那样按数值来决策而是根据这个数值产生的效用来决策。尼古拉·伯
努利认为相比人根据效用来决策，人更容易忽视小概率，也就是人们不可能
玩硬币游戏掷出"HHHHHT"这样的结果。可见，克拉默和尼古拉·伯努利

的区别在于前者把超过 2^{24} 的增量效用视为 0，后者把小于 1/32 的概率视为 0。由于当时概率论刚刚发展，克拉默把增量效用视为 0 更符合普通人的认知。1731 年，尼古拉·伯努利的表弟丹尼尔·伯努利（Daniel Bernoulli，1700—1782）提出了类似克拉默的解法，他的解释是第 25 次掷硬币首次出现正面需要支付 1678 万，没有人能付得起这个钱，也就是人们会认为后面的游戏对于自己没有增加任何意义（增量效用）。也就是他和克拉默都认为，新增金钱产生的效用小于之前金钱产生的效用[8] 22-25。换句话说，同样的 100 元对于乞丐的意义远大于富翁。

但是，丹尼尔·伯努利[8] 25 的厉害之处在于提出了另一个论证"有利情况下的一笔收益所带来的快乐或优势，并不等于不利情况下一个人所遭受的悲痛或劣势"。这其实就是损失厌恶。1738 年，丹尼尔·伯努利的解法《阐述一个新的风险衡量理论》不断完善后以拉丁文发表于《圣彼得堡皇家科学院公报》。伯努利认为某人拥有财富为 W 时，效用为 $U(W)$；如果增量财富为 dW，增量效用为：$dU(W)=c \cdot dW/W$，c 表示不同人在不同情况认为的财富重要性。从而得到：$dU(W)/dW=c/W$。积分得：$U(W)=c \cdot ln(W)+$ 常量[8] 27-28。在圣彼得堡游戏中，第 $n+1$ 次掷出正面可获得的财富为：$w+2^n$，这些财富带来的效用为：$U(w+2^n)=cln[(w+2^n)/w]$。最终游戏的期望效用为：$EU=\sum cln[(w+2^n)/w]/2^n$。运用高等数学可以证明：$EU<\infty$[6]。这篇论文，直到 1896 年，才翻译成德文版；1954 年，《计量经济学》（Econometica）杂志将其译为英文重新发表[10] 78-79。在这篇文章中，丹尼尔·伯努利指出人类决策并不像期望价值计算那样简单，决策者的个人状况对人类决策也有影响[8] 26。

表 2-1　圣彼得堡悖论在 18 世纪的主要解法

解答者	假设	最大支付值
加布里尔·克拉默	超过 2000 万元的金钱不会增加效用，也即假设超过这个数的效用均为 2^{24}	$(1 \times 1/2)+(2 \times 1/4)+(4 \times 1/8)+\cdots+(2^{23})/(2^{24})$ $+\cdots+(2^{24})/(2^{25})+(2^{25})/(2^{26})+\cdots=(24 \times 1/2)$ $+(2^{24})/(2^{25})+(2^{24})/(2^{26})+(2^{24})/(2^{27})$ $+\cdots=(24 \times 1/2)+(1/2+1/4+1/8+\cdots)=13.0$
加布里尔·克拉默	金钱的平方根为效用	$1/2 \times \sqrt{1}+1/4 \times \sqrt{2}+1/8 \times \sqrt{4}+\cdots=1/2/(1-1/2 \times \sqrt{2})$ $=1.7$
尼古拉·伯努利	人忽视小概率，小于 1/32 的概率都假设为 0	$(1/2 \times 1)+(1/4 \times 2)+(1/8 \times 4)+(1/16 \times 8)$ $+(1/32 \times 16)+(0 \times 32)+(0 \times 64)+\cdots=2.5$

续表

解答者	假设	最大支付值
丹尼尔·伯努利	若连续掷 25 次后首次出现正面朝上	1678 万（当时没有人能付得起这个钱，也就得不到任何钱）
丹尼尔·伯努利	金钱的对数函数为效用	$EU=\sum cln\left[\left(w+2^n\right)/w\right]/2^n<\infty$

由上述可见，在解答圣彼得堡悖论的过程中，克拉默和丹尼尔·伯努利侧重于从财富产生的主观价值（效用）入手解答，而尼古拉·伯努利则从概率本身的主观认识入手解答。皮埃尔·拉普拉斯（Pierre-Simon Laplace，1749—1827）则进一步推动了概率的主观认识这个视角。1812 年，他出版了《概率的分析理论》，该书有整整一章内容来讨论期望效用。拉普拉斯还将期望效用理论用于解决现实问题"从效用上讲，一对夫妇共同购买一份人寿保险是否合算，抑或，他们是否应该各买一份个人保单"[8]66-67？他通过假设这对夫妇有对数财富效用，并使用死亡率、贴现率计算得出，这对夫妇共同购买保险划算[8]67。1814 年，拉普拉斯出版《关于概率的哲学随笔》，重点分析了"期望效用"中"期望"的涵义。拉普拉斯指出概率事件可以使人产生希望或恐惧，"期望"这个词的涵义是"在事件有可能发生的前提下，表达了一种任何人不管获得何种利益的一种相对优势"。接下来，这本书重提圣彼得堡悖论，指出不同情景下的获得是不一样的，而这种情景很难定义，要具体问题具体分析，但是最重要的情景是财富。比如一个法郎对于财富不超过 100 法郎的人来说，比对百万富翁价值更大。人们需要区分期望收益的绝对值和相对值，绝对值独立于人的动机，而相对值受制于人的动机，丹尼尔·伯努利的贡献是给出了期望收益相对值的估算方法[9]。那么，情景是如何影响概率的，之前的概率会不会影响之后的概率呢？

1763 年，托马斯·贝叶斯（Thomas Bayes，1702—1763）的论文《一篇关于解决概率学说问题的文章》（An Essay towards solving a Problem in the Doctrine of Chances）在他去世后发表，这篇论文要解决的正是"情景是如何影响概率的，之前的概率会不会影响之后的概率"这个问题。换句话说，这篇文章解决的是在已知结果的前提下如何计算不同原因的概率。他想象了一个直

观的例子，一张桌子上面随机放有一个白球，而他背向桌子，不知道白球的位置；然后，他必须从白球位置产生的结果来判定白球位置的可能性[10]99-100。写成公式就是：$P(B|A) = P(B)P(A|B)/P(A)$。在白球这个例子中，$P(B)$ 表示白球 B 在桌子随机放的先验概率，$P(A)$ 表示结果 A 产生的概率，$P(A|B)$ 表示结果 A 随白球位置 B 出现的概率，在这些已知的情况下，可以计算出来白球位置 B 在结果 A 出现时的概率 $P(B|A)$。这就是贝叶斯定律，这个定律为基于有限数据制定决策提供了方便[10]51。

　　由过去或现在有限的数据推断未来的总体情况，是统计推断。这要追溯到约翰·格朗特（John Graunt，1620—1674）和威廉·配第（William Petty，1623—1687）创立统计学。1662 年，格朗特出版了《关于死亡率的自然观察和政治观察》，对英国伦敦 1604 年至 1661 年的出生和死亡情况进行了人口学统计分析。这本书开创了从样本数据推断总体情况的先河，同时影响了他的好朋友配第。1672 年，配第的《政治算术》出版，统计学诞生。格朗特和配第一直致力于寻找人口统计的真实值，对估计值与真实值之间的误差进行了分析。而"如何计算估计值和真实值之间可能的误差"则是由后来的统计学家解决的[10]55。卡尼曼和特沃斯基所开创的现代行为经济学也是这类研究之一，只不过他们将"估计值"替换成了实验的"描述值"。

　　总之，上述概率论的发展为现代行为经济学的产生奠定了基础。其一，经济学解决的问题是"人们宁愿多多益善，但拥有的越多，赋予每个新增单位的价值就越少"[8]1，概率论为解决这个决策问题进行了早期探索，并且为边际效用递减奠定了基础。其二，概率可以用来说明过去的事情，也可以用来展望未来的事情[10]31。但是，用数字描述未来事情的可能性并且从中进行决策，是一种思维的突破。决策就是在不确定发生什么时而选择做点什么[10]48。这方面，解答"点数问题"是人类历史上第一次尝试，解答圣彼得堡悖论则奠定了现代经济学决策和风险管理的基础。其三，同一数值不同情景的意义不同，换成经济学术语，不同情景下同一数值的稀缺涵义不同，也就是效用不同。其四，效用测量的函数形式是对数函数，这源于丹尼尔·伯努利，拉普拉斯认可了这种效用函数。2008 年，斯坦尼斯拉斯·迪昂（Stanislas Dehaene，1965—）对巴西原始人进行了研究，发现人类天生是"对数"数字思维，并且这种"对数"数字思维经受了进化的检验。这也意味着费希纳 – 韦伯定律是内生于人脑中的^[11]。其五，期望值理论、期望效用理论都是为了解决赌博博弈中的实际问题而产生的，这与现代行为经济学相同，现代行为经济学是为了解决市场中决策能力的失灵而产生的。围绕点数问题、圣彼得堡悖论的一系列研究，直接导向了后来的期望效用理论以及边际效用递减规律。其六，点数问题、圣彼得堡悖论将概率作为研究对象，贝叶斯定律将贝叶斯概率作为研究对象，这为卡尼曼和特沃斯基等现代行为经济学将概率、贝叶斯概率作为研究对象提供了基础。比如，卡尼曼和特沃斯基曾研究过尼古拉·伯努利的忽视小概率（玩硬币游戏不可能掷出"HHHHHT"这样的结果）问题。其七，圣彼得堡悖论解答的方法论是计算理论期望值、描述人的实际决策行为，并进行比较。这正是卡尼曼和特沃斯基后来实验所采用的方法。这表明，圣彼得堡悖论与前景理论有很深的历史渊源。圣彼得堡悖论其实就是卡尼曼和特沃斯基问卷试验的多重问题版，这也是他们问卷试验的最早尝试。其八，现代行为经济学的研究问题类似于统计推断的"估计值和真实值之间误差"的逻辑，但是现代行为经济学是用实验数据的描述值替代了"估计值"。其九，现代行为经济学"规范－描述"的认识论以及实验操作的基本逻辑是由尼古拉·伯努利和丹尼尔·伯努利的工作以及圣彼得堡悖论的解答来奠定的。

2.1.4 "助推"和"经验效用"的萌芽

与亚当·斯密一样，功利主义（utilitarianism）将经济学、心理学都作为分析工具。杰里米·边沁（Jeremy Bentham，1748—1832）是功利主义的主要代表人物，他的代表作《道德与立法原理导论》将经济学、心理学和法学混杂在一起分析法律问题。这种研究路径比较像助推理论的提出者凯斯·桑斯坦（Cass R.Sunstein，1954—）。根据边沁项目（Bentham Project）主要参与者迈克·奎因（Michael Quinn）的研究，边沁在著作中论述了损失厌恶、禀赋效应（endowment effect）、参照点依赖（reference dependence）、框架效应（framing effect）以及现状偏差，是名副其实的现代行为经济学之父^[12]。

其一，边沁注重用最适合的理论解决真实世界的问题。他在分析社会福利时，分析的起点是人的行为，也就是人的兴趣（interest，我想做什么）、知识（knowledge，我知道怎么做）、权力或力量（power，我有能力做）。为了取得经济效率，需要对人的行为进行分工，权力、知识传播由政府来做，兴趣由个人来做，并且要保证在这种安排下赢者获得的收益足以弥补失败者的损失，从而保证最大多数人的最大幸福[12]。上述分析，边沁尚未直接提到助推、选择架构或默认选择这些概念。但是，边沁提到了立法可以整合兴趣、知识和权力，使人免于欺诈或犯罪。人如果承认这种"默认选择"，可以避免很多问题。另外，值得注意的是"兴趣 – 知识 – 权力"这个分析框架接近现在的行为设计学家福格（BJ Fogg）[13]的行为模型"动机（motivation）– 能力（ability）–提示（prompt）"。

其二，边沁也注意到了同一个数值不同情景下价值不同。尤其是随着数值增大，后面同样数值的价值要小于前面。也就是说边际效用递减。他在《万全法片段》中以两个公理强调了这一原理。公理 3 "幸福的数量不会以跟财富的数量接近的比例不断增加：一万倍的财富数量不会带来一万倍的幸福数量。甚至一万倍的财富数量会不会带来两倍的幸福，都是一件可疑之事"[8]60。公理 4 "当一个人的财富超出另一个人的财富的数量不断增加时，财富在产生幸福上的效应不断减少。换句话说，每一粒财富（每一粒大小相等）所产生的幸福数量，是一粒比一粒减少的；第二粒产生的幸福小于第一粒，第三粒小于第二粒，如此等等"[8]60-61。

其三，经验效用的测量思路也主要起源于杰里米·边沁，他最早将效用定义为快乐和痛苦的测量单位，用来测量社会福利，并且他还认为效用会决定人的行为。这种意义上的效用在 19 世纪一直沿用。弗朗西斯·埃奇沃斯（Francis Edgeworth，1845—1926）甚至想象出测量经验效用的快乐测量计（hedonimeter），并且认为经验效用是时间的连续函数[14]。这个研究思路直到 20 世纪 90 年代由卡尼曼再次发扬光大。

2.2 经济学与心理学渐行渐远过程中行为经济学的方法论初步形成

进入 19 世纪，无论是经济学家，还是有心理学倾向的研究者，都开始建立自身学科的边界，这个过程有利于理解现代行为经济学的认识论以及产生的逻辑。

2.2.1 经济学第一次清理心理学假设

在亚当·斯密之后，第一次在经济学、心理学之间划界的是"学完了当时所有知识"、知识渊博的约翰·斯图尔特·密尔（John Stuart Mill，1806—1873）。

1844 年，密尔出版了《关于政治经济学的定义》，提出政治经济学家分析人类行为不用考虑心理学，只需要考虑人的如下定义"人一直在努力，试图在现有的知识下，利用最少的劳动和生理付出获得最大数量的生活必需品、便利设施与奢侈品"[15] 120。然后，在这一假设的前提下，可以推理出来生产和分配理论。此假设的前提和推理出来的理论不一定代表所有现实，但可以通过现实来证实假设和理论，以减少现实复杂性给理论带来的不确定性[15]。这实质上是归纳描述认识论，也就是总结经验、形成规律，然后用规律再分析、认识现实世界。这个思路后来以米尔顿·弗里德曼（Milton Friedmann，1912—2006）为代表发展出了经济学研究的实证、规范二分法。实证解决"是什么"的问题，规范解决"应该怎么样"的问题[16] 11-12。

密尔的研究意义在于将心理学清理出经济学范围，在当时的环境下，更利于经济学学科的发展。另外，提出的实证 - 规范二分法也为现代行为经济学的规范 - 描述二分法的产生提供了批判对象。与此同时，心理学开始做实验，尤其是心理物理学的产生为现代行为经济学的实验方法提供了度量方面的方法论基础。在那个时代的经济学家中，还有研究者在经济学分析中考虑心理学的影响因素[17]。

2.2.2 现代行为经济学实验方法的源头 - 心理物理学的产生

19 世纪中期，自然科学方法改进心理学研究在德国成为热门，尤其生理学的发展促进了心理学方法论的形成。恩斯特·韦伯（Ernst Weber，1795—1878）、古斯塔夫·费希纳（Gustav Theodor Fechner，1801—1887）、威廉·冯特（Wilhelm Wundt，1832—1920）的工作加速了心理学成为独立学科。

1817 年至 1871 年，恩斯特·韦伯在德国莱比锡大学教授解剖学、生理学，研究方向是感觉器官生理学，韦伯在前人研究视觉、听觉的基础上，开始研究肤觉、肌觉，使心理学与自然科学建立了联系，心理学开始从哲学中分离。他做出了两大贡献，即两点阈值、最小觉差。"两点阈值"即两点之间有多大的距离，被试才能报告出两种不同的感觉。"最小觉差"测量的是标准重物与比较重物的重量能够区分开的最小差异。韦伯最后的发现是判断更容易被相对差异影响，而不是绝对差异影响。即人对于"100 元基础上再给 1 元"的感知，要弱于"5 元基础上再给 1 元"[18]。也就是 1 元的绝对值不能决定人的感觉，而 1 元相对于 100 元与 1 元相对于 5 元的相对值要更小，这使其在心理上会感觉前者更弱。这就是韦伯定律。

1860 年，德国物理学家、哲学家、实验心理学创始人之一韦伯的表弟费希纳出版了《心理物理学纲要》，发展了韦伯定律。与韦伯更接近生理学的方法不同，费希纳第一次将物理学的测量方法引入了心理学，通过测量感觉和知觉揭示身体（body）和心理（mind）之间的数学和物理关系[19]。后人将韦伯和费希纳的研究统称为韦伯 – 费希纳定律（Weber-Fechner Law），其表达式为：S=KlgR，S 是心理量（感觉强度），R 是物理量（刺激强度），K 是常数。这表示：当物理量（刺激强度）几何（指数）级数增加时，心理量（感觉强度）以代数级数增加，即随着刺激强度的增加，被试对刺激的感觉强度递减[20]。得出了和丹尼尔·伯努利类似的结论。

与现代行为经济学的理论和方法对比，可以发现韦伯 – 费希纳定律是较早地开始将数学用于心理学研究，这是边际效用递减规律的直接源头，也是现代行为经济学敏感度递减的直接源头。同时，这些研究思路正是卡尼曼、特沃斯基早期研究相似性等心理现象的基础。2018 年，迪昂的研究发现，韦伯 – 费希纳定律是人脑进化过程中用来进行相似和差异性判断的基本机制[11] 1219。

与韦伯 – 费希纳定律几乎同时，心理学的认识论也在形成中。1873 年，德国学者冯特出版了一本专著《生理心理学原理》。1879 年，他在莱比锡大学建立了全世界第一个科学心理学的实验室[21]。1913 年，约翰·华生（John Watson）发表了论文《一个行为主义者所认为的心理学》，宣告行为心理学诞生，并且奠定了心理学的主要认识论。

与经济学归纳描述认识论不同，心理学的认识论是研究可以直接被经验拒绝的命题，也就是心理学采用的是"规范性 – 描述性"二分法，心理学家采用规范的研究设计对被试进行刺激，被试则对实验过程的个体感受进行描述。而经济学则主要根据事实来总结规律形成理论，然后用理论指导观察事实，说明正在发生的事情，这是经济学的实证性问题；发现的规律是否应该用来指导政策，这是规范性问题[16]6-7。

2.2.3 现代行为经济学行为福利分析的源头

密尔的实证 – 规范分析是排斥价值判断进入经济学分析的，心理学的规范 – 描述分析是将价值判断和人的实际反应融合为一体的。在现代经济学产生之初，这两条研究主线就存在竞争关系，并且和边际分析革命密切相关。

边际分析方法起源于艾萨克·牛顿（Isaac Newton，1643—1727）和戈特弗里德·威廉·莱布尼茨（Gottfried Wilhelm Leibniz，1646—1716）发明的微分法。1738 年，丹尼尔·伯努利首次用微积分分析了边际效用递减问题。1844 年，朱尔斯·杜普伊（Jules Dupuit，1804—1866）在《路桥年鉴》上发表了《论公共工程效益的衡量》，将成本效益分析引入工程领域，同时第一个在经济学领域通过需求曲线推导出了边际效用递减规律[8]128-129。1854 年，赫尔曼·戈森（Hermann Gossen，1810—1858）出版了著作《人类交换规律与人类行为准则的发展》，提出了戈森第一定律（欲望强度和享乐递减）、戈森第二定律（人会挑选让钱发挥最大效用的商品或服务，即少花钱多办事）[8]132。

1871 年至 1874 年，威廉·杰文斯（William Stanley Jevons，1835—1882）、卡尔·门格尔（Carl Menger，1840—1921）和里昂·瓦尔拉斯（Léon Walras，1834—1910）[22]从不同角度再一次独立发现了边际效用递减规律。其中，门格尔和瓦尔拉斯没有注意到韦伯 – 费希纳定律，而杰文斯熟悉韦伯 – 费希纳定律，并且同意丹尼尔·伯努利的假设，也就是"从长远来看，赌博游戏肯定会失去效用"（Gaming is, in the long run, a sure way to lose utility）。换句话说，人总有付不起赌资的时候，高于这个赌资的赌博是没有意义（效用）的。阿尔弗雷德·马歇尔（Alfred Marshall，1842—1924）[23]认可了伯努利的这一观点。他在经典名著《经济学原理》中分析了边际效用递减的心理学原因：①习惯了舒适品和奢侈品后快乐会下降，虽然失去这些东西他会痛苦（损失厌恶）；②年老厌倦或压力增加减少对财富的欲望；③随着财富增加，人没有时间锻炼身体，也没有时间享受生活[24]。这些分析都非常像现代行为经济学。

在方法论方面，阿尔弗雷德·马歇尔和约翰·内维尔·凯恩斯（John Neville Keynes，1852—1949）进一步发展了密尔的实证 – 规范分析。马歇尔很早就意识到经济学分析更像生物学，但是那个时代生物学没有发展起来。马歇尔在《经济学原理》中的分析更接近物理学，但是可以看到心理学和进化分析的影子[25]。马歇尔的学生约翰·内维尔·凯恩斯在此基础上进一步发展了实证 – 规范经济学分析框架[26]。

马歇尔的另一个学生庇古（Arthur Cecil Pigou，1877—1959）想重新融合实证和规范分析，并且在与约翰·内维尔·凯恩斯竞争马歇尔接班人过程中成功胜出，他后来将实证与规范分析融合的成果《福利经济学》著作出版了[27]。而《福利经济学》中判断经济发展好坏的标准——帕累托最优（Pareto Optimality）则是由意大利经济学家、社会学家维克托·帕累托（Vilfredo Pareto，1848—1923）的名字命名的。帕累托最优状态是任何改变都不可能使一个人福利状况变好的同时而使另一个人的福利状况不变坏的资源配置状态。帕累托改进就是使一个人的福利状况变好而不使另一个人的福利状况变坏的资源配置方法。将帕累托改进与 2003 年卡默勒等人提出的非对称家长制度对比，可以发现两者的逻辑结构类似。非对称家长制度即"如果某项规则能够（通过纠偏、补偿）给产生行为偏差的人带来巨大利益，而又不会给完全理性的人带来危害，或只带来很少的成本，那么这项规则是非对称家长式制度"[28]。也就是非对称家长制度将福利经济学中的帕累托改进变得更具有可操作性。在非对称家长制度的基础上，现代福利经济学后来形成了行为福利经济学。另外，还值得注意的是帕累托还是将序数效用引入经济学分析的关键人物，其目的是将心理学与经济学分析尽量分离，这可能在一定程度上阻碍了现代行为经济学的产生，因为现代行为经济学的实验方法更类似于度量基数效用。

1935 年，帕累托出版了《心灵与社会》（The Mind and Society），这本书的第一卷是"非逻辑行动"（non-logical conduct），第二卷是"情感分析"（analysis of sentiment），第三卷是"思维中的情感"（sentiment in thinking），第四卷是"社会的一般形式"（the general form of society）。2016 年，乔治·梅森大学的罗索里诺·坎德拉（Rosolino Candela）和理查德·E·瓦格纳（Richard E. Wagner）对此书中的帕累托行动理论（Vilfredo Pareto's Theory of Action）进行了分析，认为该理论将是现代行为经济学的一个替代理论。帕累托的行动理论认为，行动的实质内容（substantive content）取决于环境，一些环境产生逻辑性行动，一些环境产生非逻辑性行动，两种行动组成了理性。逻辑性行动（比如市场行为存在价格信号）在旁观者看来行动与目标之间有直接关系，而非逻辑性行动（比如政治可能不存在价格信号）在旁观者看来两者之间则没有直接关系[29]。可见，帕累托行动理论强调理性的重点不是计算，而是人与人、人与环境之间的互动适应，这与格尔德·吉仁泽（Gerd Gigerenzer，1947—）的观点类似。

2.2.4 现代行为经济学跨期选择研究的先驱

欧文·费雪是美国耶鲁大学历史上第一位经济学博士，也是美国历史上第一位授予数理经济学博士学位的经济学家，是经济指数建立的先驱，和熊彼特、丁伯根是美国计量经济学会创始人。费雪早年得过结核病，后来通过自我治疗康复了，他是养生专家，出版了《怎样活着》（How to live）。这决定了费雪一生都在关注公共卫生，对理性人假设也持怀疑态度。另外，他还是发明家，发明了索引卡，后来成立了公司，赚了很多钱，却在1929年股灾中全赔进去了。原因是他过度自信，认为自己可以预测股市价格[30]。

1891年，费雪从耶鲁大学数学系博士毕业，博士论文题目是《价格与价值理论的数学研究》（Mathematical Investigations in the Theory of Value and Prices），授予的博士学位属于数学下面的分支方向博弈论、经济学、社会和行为科学（Game theory, economics, social and behavioral sciences）。他的导师是物理学家约西亚·吉布斯（Josiah Willard Gibbs，1839—1903）和社会学家威廉·萨姆纳（William Graham Sumner，1840—1910）。萨姆纳是旧制度经济学派凡勃伦（Thorstein B. Veblen，1857—1929）的博士导师[31]。物理学更强调客观观察世界，而社会学兼顾主观观察世界，这决定了费雪的研究思路兼顾主观、客观，并且注重与现实世界的联系。

欧文·费雪的研究思路与现代行为经济学非常相似，诺贝尔经济学奖获得者理查德·塞勒将费雪定位为现代行为经济学之父。他的理由是：①费雪从理性选择假设入手分析人的理想行为逻辑。②采用收集数据的方法来验证理想行为逻辑，并描述人的实际行为。比如1921年，费雪在研究货币幻觉时采访了德国第一次世界大战后的24名居民，主要研究他们对于实际利率、名义利率在心理上的认识。③采用心理学等社会科学方法解释理性选择理论解释不了的现象。比如对于"人宁可一鸟在手，也不愿意两鸟在林"这种影响决策的心理，费雪创造了"不耐"这个更接近心理学的用语，这是行为经济学自我控制分析的源头。另外，他关于生命周期资金分配的分析，是行为经济学跨期选择分析的起点。他将生命周期中资金分配的影响因素分为经济因素（收入）和个人因素（不耐）。后者取决于远见（foresight）、自我控制（self-control）、习惯（habit）、生活预期（expectation of life）、关心其他人的生活（concern for the lives of other persons）以及时尚（fashion）[32]。这已经是非常现代的行为经济学分析了。

2.2.5 现代行为经济学不确定性分析的源头

欧文·费雪已经将概率应用到时间价值的贴现中，但是对不确定性进行分析要追溯到弗兰克·奈特（Frank H. Knight，1885—1972）和约翰·梅纳德·凯恩斯（John Maynard Keynes，1883—1946）。正如克里斯蒂安·施密特在《经济学思想中的不确定性》中所指出的，区分风险和不确定性是经济学分析的基石，而奈特和凯恩斯关于不确定性的研究均来自他们的博士论文，并且都发表于 1921 年。他们都认为概率只是集合内的关系产生的数字，其涵义的解读需要理论的进步[33]。

作为芝加哥学派创始人之一的弗兰克·奈特是最早从现代经济学角度分析不确定性的经济学家之一。他在哲学层面支持多元主义，思想相对复杂，和现代行为经济学具有很大的关联[34]。其中，最著名的是其博士论文《风险、不确定性与利润》。奈特的博士论文选题是由康奈尔大学的艾尔文·约翰逊（Alvin Saunders Johnson，1874—1971）1914 年提出的建议，后来由阿林·杨格（Allyn A.Young，1876—1929）教授指导完成，1916 年完成答辩，1921 年出版成著作。奈特在这部著作的第七章、第八章、第十一章和第十二章分别从风险和不确定性的含义、应对不确定性的组织方法、不确定性的来源以及影响各角度分析了经济学中的不确定性[35]。与现代行为经济学对比，奈特的很多分析思路非常接近卡尼曼和特沃斯基。

其一，风险与不确定性的概念。奈特认为"风险"是可度量的不确定性，接近于"客观"概率；"不确定性"是不可度量的不确定性，接近于"主观"概率。两者的区别是，"风险"情景中，一组事实的结果经过事先计算或统计学分析可以知道其分布；"不确定性"情景中，由于情况非常特殊，根本不可能在短期内知道结果的分布[35]211。从现代行为经济学的发展来看，卡尼曼和特沃斯基比较倾向于研究不确定性，而吉仁泽等学者倾向于研究风险。

其二，不确定性源于人的认知能力不完整。奈特认为，人并不是对世界完全无知，也不是全知全能，而是既懂又不懂，处于模糊状态[35]181。在这种情况下，人的判断主要是根据相似性原则，凭借现象之间的关联或相互依赖关系，来从有推断无，从现在推断未来[35]185。这已经非常接近于卡尼曼和特沃斯基的代表性、可得性直觉偏差研究。

其三，应对不确定性的两种心理活动。奈特认为这两种心理活动是两种不同的判断形式：一种是估计的形成（formation of an estimate），也就是估计事情发生的可能性，这是概率判断；一种是对价值的估计（estimation of its value），也就是一旦确定事情发生的概率后，就会以此为基础估计会出现的结果。在上述判断的基础上，人就从心理上的不确定性变化成了确定性[35]206。此分析非常接近于前景理论的编辑、评价两阶段分析，区别在于奈特最终将减少不确定性的任务给了组织和企业家，而前景理论的分析单位是个体。

与奈特同时开始从经济学角度研究不确定性的另一个著名经济学家是约翰·梅纳德·凯恩斯。他在1906年完成了博士论文，1914年修订成了著作《概率论》（Treatise on Probability），1921年与奈特的博士论文同年出版。2019年，酒井康弘（Yasuhiro Sakai）曾经出版著作《约翰·梅纳德·凯恩斯与弗兰克·奈特：风险、概率和不确定性》，对奈特和凯恩斯在经济学不确定性研究的历史和现实影响进行了对比[36]。

其一，与奈特一样区分可度量、不可度量的不确定性，但是凯恩斯的分类更详细。凯恩斯将不确定性分为不存在的、不可测量的、可测量的（实际可测量的、理论可测量的）不确定性。概率是否可测的关键是证据和人的推理能力，只有当证据多到支持某种知识的程度，概率才能被认为是"可知的"，但是人有限的推理能力无法将证据与知识关联，从而概率的可测性取决于证据在知识中的重要性。在此基础上，凯恩斯提出了"论据权重"的概率[33]166-185。与现代行为经济学对比，"论据权重"与前景理论中的主观决策权重类似。

其二，与奈特一样提出了应对不确定性的方法，但是凯恩斯更悲观。凯恩斯认为人类的认知是不确定的，并且认知能力是有限的，这使人类无法预测真正的变化。这就是凯恩斯的名言"从长远来看，人都会死"的来源（此名言与伯努利的"从长远来看，赌博游戏肯定会失去效用"非常相似），这句话是用来讽刺市场原教旨主义的不干预政策的。凯恩斯继续分析道，这种不确定的心理状态是焦虑的根源，人类往往通过不懂装懂、囤积资源来应对焦虑。另外，人类喜欢假设未来与现在相似，用惯例来替代无法获取的知识[33] 166-185。与现代行为经济学相比，上述分析已经接近现状偏差、参照点依赖。

上述凯恩斯关于不确定性分析的逻辑直接引导他在 1936 年出版了《就业、利息和货币通论》，在这本书中凯恩斯从宏观经济学角度分析了人的动物精神，尤其"选美"是现代行为经济学经常引用的例子："在竞赛中，参与者要从 100 张照片中选出最漂亮的 6 张。选出的 6 张照片最接近于全部参与者一起所选出的 6 张照片的人就是得奖者。由此可见，每一个参与者所要挑选的并不是他自己认为最漂亮的人，而是他设想的其他参与者所要挑选的人。全部参与者都以与此相同办法看待这个问题。这里的挑选并不是根据个人判断力来选出最漂亮的人，甚至也不是根据真正的平均判断力来选出最漂亮的人，而是运用智力来推测一般人所推测的一般人的意见为何"[37]。凯恩斯提出的"选美"例子与卡尼曼和特沃斯基后来在实验中设计的问题都非常接近生活，但是很难解答。能够解答"选美"问题的人，估计可以在股票市场获得巨额财富，凯恩斯正是少有的在股市中取得成功的经济学家。这或许是查理·芒格欣赏凯恩斯的原因。

2.2.6　主观概率及逻辑实证主义兴起

20 世纪 20 年代，以维特根斯坦和罗素为基础，逻辑实证主义的维也纳学派崛起，为经济学向经验实证方向发展奠定了基础。20 世纪 30 年代，运筹学也开始发展，这门学科致力于搜集与某个大规模问题相关的所有信息并用决策理论计算出最优决策，以便决策者可以将时间解放出来做更有价值的工作。弗兰克·拉姆齐（Frank Plumpton Ramsey，1903—1930）和卡尔·波普尔（Karl Popper，1902—1994）正是在上述背景下提出了主观概率、科学标准。

弗兰克·拉姆齐是较早认识到心理学对于概率有影响，但是他认为人仍然是理性的，可以通过测量信念来测量理性，从而度量概率。他认为"一个人越强烈地感觉到某个结果会发生，它的概率就越高"[8] 143。也就是概率取决于人的信念，即人多大程度相信自己是正确的。度量信念就是为了测量人们为弄清楚结果而愿意付出的努力，实际上就是度量人们在假想情景中如何选择。因此，"度量一个人的信念的公认方法是提议一次打赌，看看他愿意接受的最低胜败比率是多少"[8]143。他还举了一个非常生动的例子"我处在一个十字路口，不知道路在何方；但我有点认为两条路中的一条是正确的。我因此建议走那条路，但始终睁大眼睛想找个人问问路；如果现在我看到半里之外的田地里有个人，我是否应该改变方向去向他问路，这取决于我离开这条路并穿过那片田地，比起沿着那条错误的路——如果它是错误的话——继续往前走，究竟是不是更麻烦。但它还取决于我在多大程度上相信我是对的；我越相信我是对的，我愿意为检验我的观点离开道路所走的距离就越短。因此我建议，使用我为了去问路而打算走的距离，作为我对自己观点的信心的一个度量"[8]144。因此，拉姆齐将概率分为客观概率、主观概率。概率不仅可以用于测量"客观"的不确定性，还可以用于个体"主观"（心理内在）的不确定性[16]47。"客观概率"解决的问题类似于"掷一枚硬币出现人头的概率"，而主观概率解决的问题类似于"我在多大程度上确信我要买这间二手房"。可见，主观概率解决的问题与现代行为经济学调查问卷中的问题类似，都是针对决策问题来调查被试的主观想法，而这个想法和概率有关。

卡尔·波普尔则是证伪理论和经济学经验研究的起点。从波普尔的证伪理论开始，经济学越来越重视经验证据。经验证据主要来自于数据，计量经济学是用来分析真实世界产生的数据的，而行为经济学和实验经济学则是生产数据的，这为心理学挑战经济学的公理或假设提供了机会。1934年，卡尔·波普尔出版了《科学发现的逻辑》，讨论了科学研究中的划界、归纳问题。波普尔认为科学与非科学的界线是可证伪性，采用的方法不是归纳，而是演绎检验[38]。也就是先从理论上演绎推理出假说，然后用经验数据来验证这个假说是不是成立，如果不能证伪，就说明这个理论适用范围扩大了。另外，波普尔在这本书也用比较大的篇幅分析了概率问题。

2.2.7 经济学第二次清理心理学假设

随着逻辑实证主义成为自然科学、社会科学的科学标准，为了证明自己的科学地位，经济学开始第二次将心理学排斥出经济学分析范围。在经济学第一次清理心理学假设过程中，经济学家认为心理学假设是多变的、不稳定的，难以建立数学模型。比如理查德·塞勒的研究指出，欧文·费雪（Irving Fisher，1867—1947）在他的博士论文中曾经指出弗朗西斯·埃奇沃斯（Francis Y. Edgeworth，1845—1926）从古斯塔夫·费希纳那里借用心理学测量方法对经济学发展是有害的[32]。因为费雪认为数学分析才是经济学科学化的关键，而在将数学分析引入经济学过程中，弗朗西斯·埃奇沃斯、维克托·帕累托、欧文·费雪都厥功至伟，但是他们并没有完全放弃心理学分析[17]。这也预示着后来发展起来的行为经济学与数理经济学有一定关联，或者说，行为经济学研究人的心理过程，很大程度上是在研究人对数理经济学基本概念的认识，也就是人对概率的认知方面存在差异。

经济学第二次清理心理学假设开始于经济学与心理学的一次合作。20 世纪 20 年代晚期，数理经济学的开创者之一芝加哥学派经济学家亨利·舒尔茨（Henry Schultz，1893—1938）和同校心理学家路易斯·列昂·瑟斯顿（Louis Leon Thurstone，1887—1955）的交流是经济学思想史上类似于塞勒与卡尼曼的一次合作。瑟斯顿是心理测量、社会评价和人格研究方面的著名学者。他在学生时代发明了电影放映机，从而成了托马斯·阿尔瓦·爱迪生（Thomas Alva Edison，1847—1931）的助手。在爱迪生实验室，他对声音、感觉的测量感兴趣，于是进入芝加哥大学攻读心理学研究生。1936 年创立心理测量学会，成为第一任主席。

舒尔茨和瑟斯顿在需求曲线度量方面开展了一系列对话，直接成果是 1931 年瑟斯顿发表在《社会心理学杂志》（Journal of Social Psychology）上面的《无差异函数》（The Indifference Function）以及 1938 年舒尔茨的著作《需求的测量和理论》（The theory and measurement of demand）。前者对现代行为经济学更有意义，因为这篇文章为 20 世纪 80 年代个体决策行为研究奠定了基础。这篇文章是一个社会心理学实验，其理论根据是心理物理学，即人的思维会在两种刺激之间进行对比和选择，人可以根据商品的属性来决定这是"多"还是"少"，从而可以在不同商品组合之间进行选择来显示偏好，瑟斯顿称之为"判断行为"。实验招募的被试对心理物理学、无差异曲线均处于无知状态，然后瑟斯顿"固定了一组商品组合，包含八顶帽子和八双鞋子，然后拿出一个包含更大数量的其他商品组合，询问实验对象更偏好哪一个组合"。这样可以得到很多点，从而可以画出来需求曲线[16]12-18。

这篇文章遭到了米尔顿·弗里德曼（Milton Friedman，1912—2006）、威尔逊·沃利斯（Wilson Allen Wallis，1912—1998）的批判，他们于1942年在纪念舒尔茨的文集中发表了《无差异函数的经验推导》（The Empirical Derivation of Indifference Functions）。这次批判就像理查德·塞勒在多年之后被芝加哥经济学派围攻一样。弗里德曼和沃利斯认为瑟斯顿的社会心理学实验对于经济学是没有意义的，因为心理学和经济学是具有不同研究前提和研究目的的学科。瑟斯顿的实验并没有控制被试的所有生活，也就无法得到具有经济学意义的无差异曲线。另外，他们认为无差异曲线是对所观察到的经济事实的刻画和归纳，根本不需要实验来证明[16]12-18。

2.2.8 冯·诺依曼－摩根斯坦行为公理及各种悖论的提出

冯·诺依曼－摩根斯坦行为公理是现代行为经济学数学模型的主要依据，尤其是其提出的期望效用理论（Expected Utility Theory，EUT）是大部分行为模型的基础，而在此基础上，由萨维奇发展的主观期望效用（subjective expected utility，SEU）模型则已经很接近前景理论的数学结构。

1944年，冯·诺依曼（John von Neumann，1903—1957）和奥斯卡·摩根斯坦（Oskar Morgenstern，1902—1977）出版了《博弈论与经济行为》。在编著过程中，他们于1941年招募了吉米·萨维奇（Jimmie Savage，1917—1971）。《博弈论与经济行为》主要是从公理高度用博弈论描述人的理性行为，是对人的最优行为的公理化假设。在这个假设基础上，形成了期望效用理论。效用函数为"$U(x, p; y, q)=p \cdot u(x)+q \cdot u(y)$"，被试面对的选择是两种，一种是以概率 p 出现的结果 x，另一种是以概率 q 出现的结果 y，"$p \cdot u(x)+q \cdot u(y)$"是面对两种选择时的期望效用[16]118。

期望效用理论（冯·诺依曼－摩根斯坦行为公理）是现代行为经济学分析"异象"问题的主要参照理论，也就是实际决策行为与期望效用理论不一致的现象称之为"异象"。这里面的不一致包括不选择最大期望效用的方案，或者方案的选择违背了完备性、传递性、连续性、独立性等行为公理。

第一个有待解决的"异象"是"保险－赌博悖论"，即同一个人为什么既喜欢赌博，又喜欢买保险？也就是为什么有的人既是风险偏好者，又是风险规避者？是不是冯·诺依曼－摩根斯坦行为公理被证伪了？1948年，弗利德曼和萨维奇为了解释上述"异象",发表了《风险选择的效用分析》(The Utility Analysis of Choice Involving Risk)。他们画了一个"扭曲的效用曲线"来解释此现象,在这条曲线上,有的部分是风险偏好的,有的部分是风险规避的。这表明弗利德曼和萨维奇的研究思路是:冯·诺依曼 – 摩根斯坦行为公理是对事实的总结和刻画,是用来合理化实际发生的行为的,也就是行为公理可以自圆其说。可见,弗里德曼和萨维奇更关心的问题是"如何将异于理论的事实合理化到理论中"[16] 28-30,而瑟斯顿这样的心理学家更关心的问题是"所提出的理论能否被观察证实,实验过程有没有人为因素介入"。

由上述可见,弗里德曼和萨维奇的研究思路是不需要心理学假设的,主要靠理论逻辑来解答"异象"(异于理论的现象)。1950 年,另一位著名经济学家阿曼·阿尔钦(Armen Albert Alchian,1914—2013)发表了论文《不确定性、进化与经济理论》(Uncertainty, Evolution, an Economic Theory)。在这篇论文中,他以加油站为例来说明即使没有理性假设,从进化的角度来说,最终也是理性人(走的路线正好有加油站的人能够达到终点)获胜,从而证明理性假设预测更准确。这也从侧面说明了心理学假设根本就不重要[39]。

1951 年,威廉·鲍莫尔(William J. Baumol,1922—2017)发表了一篇论文《诺依曼 – 摩根斯坦效用指数——序数观点》(The Neumann–Morgenstern Utility Index – An Ordinalist View)。他提出了针对冯·诺依曼 – 摩根斯坦行为公理的悖论问题。选项 a:以 5/6 的可能赢得 600 效用,如果输了,可以获得 60 效用安慰奖。选项 b:以 1/6 的可能赢得 600 效用,如果输了,可以获得 420 效用安慰奖。按冯·诺依曼 – 摩根斯坦行为公理计算,选项 a 的期望效用等于 510(600×5/6+60×1/6=510),选项 b 的期望效用等于 450(600×1/6+420×5/6=450)。可见,选项 a 的期望效用更大,按行为公理应该选择选项 a。但是,实际上鲍莫尔经过实验发现,人们更愿意选择 b,他的解释是人在规避风险,行为公理并没有很好地描述人的行为。保罗·萨缪尔森(Paul A. Samuelson,1915—2009)与鲍莫尔的观点一致,并且提出了反例:"萨缪尔森的妈妈不会计算不同彩票结果的自省效用,而只会简单地认为 200 美元的价值是 100 美元的两倍"[16] 34-39。

1952 年,对于现代行为经济学发展是至关重要的一年,这一年既产生了类似前景理论的马克维茨模型,还出现了直接引导卡尼曼和特沃斯基进行研究的阿莱悖论。

其一，弗利德曼和萨维奇对"保险－赌博悖论"的解释使他们的研究生哈里·马科维茨（Harry Markowitz, 1927—）发现了另一个悖论："任何一个心智健全的中等财富之人都不会参与一场让自己要么变穷要么变富的公平赌博"[8]182。为了解决这个悖论，1952年，马科维茨发表了《财富效用》（The Utility of Wealth），提出了与前景理论非常相似的曲线图。他的研究方法是问卷调查，调查问题与卡尼曼、特沃斯基的获得框架和损失框架非常相似。马科维茨获得框架的问题是"你更愿意必定得到10美分，还是有十分之一的概率得到1美元？你更愿意必定得到1美元，还是有十分之一的概率得到10美元？你更愿意必定得到10美元，还是有十分之一的概率得到100美元？你更愿意必定得到100美元，还是有十分之一的概率得到1000美元？你更愿意必定得到100万美元，还是有十分之一的概率得到1000万美元？"[8]183损失框架的问题是"你更愿意必定欠10美分，还是有十分之一的概率欠1美元？你更愿意必定欠1美元，还是有十分之一的概率欠10美元？你更愿意必定欠10美元，还是有十分之一的概率欠100美元？你更愿意必定欠100美元，还是有十分之一的概率欠1000美元？你更愿意必定欠100万美元，还是有十分之一的概率欠1000万美元？"[8]184可见，马科维茨不但超前采用了获得框架、损失框架的调查方法，还得到了和前景理论长得非常相似的图形。

其二，1952年，莫里斯·阿莱（Maurice Allais, 1911—2010）采用鲍莫尔和萨缪尔森同样的悖论方法，在一次自己组织的研讨会上，向与会的萨维奇提出了一个个人决策问题。选项a："以100%的概率获得1亿法国法郎"。选项b："以89%的概率获得1亿法国法郎；以1%的概率什么都得不到；以10%的概率得到5亿法国法郎"。按冯·诺依曼－摩根斯坦行为公理计算，选项a的期望效用为1亿法国法郎（$1 \times 100\% = 1$），选项b的期望效用为1.39亿法国法郎（$1 \times 89\% + 0 \times 1\% + 5 \times 10\% = 1.39$）。可见，选项b的期望效用更大，按行为公理应该选择选项b。但是，实际上就连萨维奇以及与会的经济学家都更愿意选择选项a。在这种情况下，要么承认行为公理被证伪了，要么承认人会非理性[16]53-59。

阿莱认为行为公理没有很好地描述人的行为，这个悖论可以用规避风险、财富边际效用递减来解释，并且阿莱还为他的问卷调查方法找到了依据。也就是圣彼得堡悖论及相关解决方法、心理物理学中的韦伯－费希纳定律。阿莱明确将伯努利－韦伯－费希纳这条思想史线索解读为"关于人类思维运作的描述性命题（或假说）"。沿着这条线索，他将"个体度量货币收入"的依据归因于被试的"心理均值"，也就是个体是参考"心理均值"来估计价值。有两个选项，选项一是"确定可以获得 5 欧元"，选项二是"以 4/10 的概率获得 10 欧元"，此时的"心理均值"取决于被试所处的心理情境与这两个结果的联系。如果被试是亿万富翁，他可能更愿意冒险；如果被试是乞丐，他更愿意获得确定的 5 欧元。阿莱认为行为公理争议的关键在于，讨论双方有的秉承推理为基础的科学，有的秉承经验为基础的科学[16]49-52。可惜的是，阿莱提出阿莱悖论后，注意力转向了其他研究领域。直到 1979 年阿莱联合哈根出版了《期望效用假设与阿莱悖论》（Expected Utility Hypotheses and the Allais Paradox），个人决策调查法才开始重新进入研究者的视野。1988 年，阿莱获得诺贝尔经济学奖，获奖理由是"市场和资源有效利用理论方面做出的开创性贡献"，并不是阿莱悖论[16]49-52。与现代行为经济学相比，阿莱提出的"心理均值"已经很接近于参照点依赖理论了，这也解释了为什么卡尼曼和特沃斯基的研究思路受到阿莱如此大的影响。

　　1953 年，有可能是为了应对鲍莫尔、萨缪尔森、阿莱提出的悖论，弗里德曼综合了逻辑实证主义和"归纳概括法"，发表了《实证经济学方法论》（The Methodology of Positive Economics），将"归纳概括法"经过改造后变成了实证经济学方法。这篇论文展示了第二次世界大战后经济学家是如何理解经济学的性质、如何理解决策理论以及如何理解冯·诺依曼－摩根斯坦行为公理的[16]61-66。弗里德曼的实证经济学方法论包括假说、试验、假设、证实或证伪，强调经验证据对于证明假设的意义。但是，假设本身的真实性不重要，关键是假设可以推理出来对尚未观察到的行为的准确预测。比如，几何学是从点、线、面这些并不真实的定义推理出来的，但这并不影响几何学的实际用途；地图不能代表真实世界，但是地图可以指导人找到需要去的地方。这也就意味着人性的心理学假设对于经济学分析并不重要，甚至假设越不真实（对现实的高度抽象），预测能力越强。因此，弗里德曼提出了实证－规范经济学分析的二分法，实证研究"是什么"，规范研究"应该怎么办"，后者涉及道德判断，不应该掺杂到实证研究中，否则会影响经济学分析的科学性[40]。

基于上述逻辑，弗里德曼认为鲍莫尔、萨缪尔森、阿莱等人误解了冯·诺依曼－摩根斯坦行为公理，"行为公理不是一对一地度量（描述）决策，而是对个体典型经济行为的归纳概括"，也就是弗里德曼认为行为公理是对观察到的人的决策行为的实证检验。行为公理假说演绎出来假设，然后用经验数据来证实或证伪假设。如果拒绝这个假说，必须有更好的替代理论来形成新的假说，否则就要接受冯·诺依曼－摩根斯坦行为公理。可见，争论的分歧主要在于认识论，鲍莫尔、萨缪尔森、阿莱将行为公理看成描述性的，而弗里德曼和萨维奇将行为公理看成高于描述的刻画，冯·诺依曼和摩根斯坦则将行为公理看成公理，这个公理是对现实的第一次近似，是对人的行为的最高等级的描述，也可以告诉人"在什么情况下应该怎么做"[16]61-66。就好比临床用药指导原则，是对医生最好操作的描述，也是指导医生用药的指南。

1954 年，吉米·萨维奇为了回应阿莱悖论对冯·诺依曼－摩根斯坦行为公理的影响，出版了《统计学基础》（The Foundations of Statistics），该书对于现代行为经济学发展非常重要。其一，萨维奇提出了主观期望效用模型，这个模型建立于被试对客观数值与概率拥有主观感知的基础上，被试会在主观概率与效用的基础上来进行决策[16]97。其二，规范性－经验性二分法。规范性分析主要是冯·诺依曼－摩根斯坦行为公理，目的是推理出理性行为的原则，也就是人应该怎样做才是理性的。经验性分析主要是调查被试实际决策中表现出理性行为的影响因素[16]53-59。萨维奇的这一区分直接引导了数学心理学、行为决策研究的发展，并且为卡尼曼和特沃斯基研究直觉推断与偏差理论奠定了基础。

2.2.9 哈耶克的感觉秩序与现代行为经济学

1974 年诺贝尔经济学奖获得者弗里德里希·奥古斯特·冯·哈耶克（Friedrich August von Hayek，1899—1992）的思想对现代行为经济学的贡献主要表现在有限理性（bounded rationality）、生态理性（ecological rationality）、神经元经济学（Neuroeconomics）等方面。但是，哈耶克的思想既是卡斯·桑斯坦等学者支持现代行为经济学的工具，也是奥地利经济学派、实验经济学派、吉仁泽反对现代行为经济学的工具[41]。

其一，有限理性方面。1978 年诺贝尔经济学奖获得者赫伯特·西蒙

（Herbert Alexander Simon，1916—2001）认为哈耶克在"有限理性"研究方面是不可替代的[42]。这方面的原始思想可以追溯到哈耶克 1945 年发表在《美国经济评论》上的论文《社会中知识的作用》（The Use of Knowledge in Society）。哈耶克认为不完美甚至互相矛盾的知识（比如偏好、商品、服务等的知识）分散于不同的个体，个体之间知识的互动可以产生价格信号，能够把这些知识和价格信号有效协调的是市场机制[43]。也就是哈耶克承认个体有有限理性，但是这个有限理性经由市场演化可以变成生态理性。这个逻辑正是现代行为经济学与实验经济学的关键区别，现代行为经济学更关注个体的有限理性、行为偏差，而实验经济学更关注个体行为偏差经由组织在市场中进化出来的生态理性。这也正是史密斯、吉仁泽反对卡尼曼、特沃斯基的焦点所在。

其二，生态理性方面。生态理性对于 2002 年诺贝尔经济学奖实验经济学家弗农·史密斯（Vernon Lomax Smith，1927—）影响很大。史密斯在 2007 年的著作《经济学中的理性》（Rationality in Economics: Constructivist and Ecological Forms）展示了他的实验经济学研究与哈耶克在生态理性观点方面的联系[44]。这种生态理性是哈耶克思想的核心，即个体对于制度设计处于无知状态，个体只有通过行动才能发现市场理性。正如谓"秩序是人之行动的结果，而不是人之设计的结果"。但是，个体与个体互动发现市场机制是需要时间的，时间足够的情况下，个体确实能够达到理性。但是，有一些个体的行为偏差是不会给这么多时间的，比如高血压患者治疗依从性差，不按医嘱用药，有可能危及生命。如果等着时间来解决问题，会付出健康甚至生命代价。桑斯坦将高血压患者这种依从性差叫作行为市场失灵（behavioral market failure），并且指出这时候助推高血压患者的行为是有必要的[41]。

其三，神经元经济学方面。哈耶克有限理性、生态理性思想的根源是其 1952 年出版的《感觉秩序》（The Sensory Order: An Inquiry Into the Foundations of Theoretical Psychology）。从该书的副标题可以看出，这是一本理论心理学著作，而哈耶克是 1974 年诺贝尔经济学奖获得者。也就说明又有一位经济学家开始关注心理学了，并且这种关注与现代行为经济学中的直觉推断与偏差理论中的相似性研究有关联。哈耶克认为人脑是从外界环境来解释受到的刺激，外界环境可分为物理、神经、感觉三种秩序。物理秩序来自物理世界，神经秩序来自神经系统，感觉秩序由神经秩序对现实经验的解读而形成。在解读时面临的挑战是相似的刺激不一定能够感觉到。因为神经元在联结系统中，表面位置相似，但其实在程度和种类方面存在不同，这将出现 A 与 B 相似，B 与 C 相似时，A 与 C 之间并不相似。也就是不遵从冯·诺依曼－摩根斯坦行为公理中的"传递性"[45]。针对相似性，现代行为经济学家特沃斯基曾于 2004 年出版过论文集《偏好，信念和相似性：选集》(Preference, Belief, and Similarity: Selected Writings)。

2.2.10　波兰尼的默会知识与现代行为经济学

哈耶克和迈克尔·波兰尼（Michael Polanyi，1891—1976）都与现代管理学大师彼得·德鲁克（Peter F. Drucker，1909—2005）相识。德鲁克在他的回忆录《旁观者》第 6 章"波兰尼这一家"中介绍了传奇的波兰尼家族[46]。栗本慎一郎则在《布达佩斯的故事》进一步介绍了上述家族，这本书的最后一章可以了解波兰尼[47]。波兰尼的思想对实验经济学、现代行为经济学均有影响。从史密斯、吉仁泽著作的引用来看，波兰尼出现的频率很高，这表明他对实验经济学的认识论有重要意义。另外，波兰尼在科学测量的主观性、默会知识方面的思想对于现代行为经济学的认识论也具有意义。1958 年，迈克尔·波兰尼出版的《个人知识》(Personal Knowledge: Towards a Post-Critical Philosophy) 是影响实验经济学、现代行为经济学的关键著作。

其一，科学测量的主观性方面。波兰尼认为科学研究中需要重视主观性的影响[48]。以温度测量为例，一方面温度测量需要重复进行，取平均值来接近真实值；另一方面温度测量工具本身就是人设计出来的，其中的主观因素也值得重视。这些主观因素都会影响测量偏差，而波兰尼早于卡尼曼和特沃斯基认识到了科学研究中的行为偏差。等现代行为经济学崛起后，研究专家的行为偏差成了一个研究方向。

其二，默会知识与外显知识二分类。波兰尼将知识分为默会知识、外显知识，默会知识是只可意会不可言传的知识，外显知识是可以传授的知识[48]。默会知识是由外显知识经过训练后形成的。比如打字用五笔字型，一开始需要记忆字根表，还需要重复练习，形成潜移默化的能力。形成默会知识后，可以减轻人的决策负担。这与卡尼曼的"情感－理智"二元系统分析法不太一样，但与吉仁泽的方法论类似。换句话说，"情感－理智"二元系统分析法侧重研究直觉推断的负面作用，而默会 – 外显知识二分法则侧重研究直觉判断的正面作用。

2.3 心理学融合经济学形成行为科学及现代行为经济学的 研究基础

第一次世界大战（1914—1918）和第二次世界大战（1939—1945）是人类的灾难，但是也对社会科学的发展起了很大的促进作用。因为战争本身就是战略、战术的集合，涉及了大量博弈论的知识。还有，战争需要调拨资源，涉及运筹学、统计学和经济学。战争需要优质的兵力支持，涉及心理学。心理学在两次世界大战期间主要用于征兵中的智商测试和士兵的培训，该学科逐渐成为了社会工程学的重要工具之一[16]70-90。在这一发展过程中，形成了行为科学、心理经济学、数学心理学、人类决策研究，这些研究方向均是现代行为经济学的直接基础。

2.3.1 行为科学形成与现代行为经济学

1929 年，创建于 1889 年的国际心理学大会（International Congress of Psychology）在美国首次召开，当时美国注册的心理学家数量（578 位）超过了其他所有国家的心理学家数量（551 位）。同年，洛克菲勒基金会计划投入 1000 万美元用于成立耶鲁大学的人类关系研究所。1943 年，耶鲁大学学者克拉克·赫尔（Clark Hull，1884—1952）出版《行为原理》（Principles of behavior），提出了"行为科学"概念。1944 年，第二次世界大战即将结束，美国颁布《退役军人权利法案》（Servicemen's Readjustment Act of 1944, G.I. Bill），心理学招生数量迅速增长，大量资金开始支持心理学的发展。1949 年，詹姆斯·米勒（James Miller，1916—2002）在芝加哥大学心理学系创建行为科学委员会。1951 年，福特基金会创立了行为科学项目。1956 年，詹姆斯·米勒创建了杂志《行为科学》（Behavioral Science），行为科学学科得以创立。同年，根据密歇根大学的调查，哈佛大学、密歇根大学和耶鲁大学是美国心理学最强的三所大学[16]70-90。

相比现代行为经济学，行为科学的范围更大，卡尼曼和特沃斯基在推广他们的前景理论时，为了减少经济学与心理学地位之间的争执，将两者的融合归为行为科学。

2.3.2 心理经济学与"行为经济学"术语的出现

1946 年，乔治·卡托纳（George Katona，1901—1981）在密歇根大学成立了调查研究中心（Survey Research Center，SRC），调查消费者信心指数，卡托纳领导此调查持续了 25 年。此调查的目的是了解第二次世界大战结束后消费者会如何处理美国政府发放的战争债券。为了保证消费者不说谎，需要间接的询问一些表面无关的问题来了解消费者的预算和预期收入。1947 年，卡托纳在调查中开始使用行为经济学（behavioral economics）这一术语[16]74。

1951 年，卡托纳出版了著作《经济行为的心理分析》（Psychological Foundations of Economic Behavior），本书被认为是心理经济学的开山之作。1975 年，他出版了《心理经济学》（Psychological Economics）著作。1977 年，美国心理学会（American Psychological Association，APA）认为卡托纳是行为经济学研究的起点。该学会在授予卡托纳终身教授贡献奖的评价词中写道"卡托纳是弥补经济学与心理学空白知识的先行者，他最大的创新是行为经济学方法，他采用微观数据或宏观经济分析和预测方法分析了个体水平的行动及其前提，以用来解释经济体系的变化"。1980 年，他出版了《行为经济学论文集》（Essays on Behavioral Economics）[49]。可见，卡托纳是在心理学领域确立行为经济学地位的重要学者，这为卡尼曼和特沃斯基后来的研究扫清了障碍。

2.3.3 数学心理学为现代行为经济学提供度量理论

数学心理学的目标是整合研究人的行为的数学方法，这个学科开始于路易斯·列昂·瑟斯顿，他在 20 世纪 30 年代指导了克莱德·库姆斯（Clyde Coombs，1912—1988）。1949 年，克莱德·库姆斯在密歇根大学成立了数学心理学小组。20 世纪 50 年代，戴维·克兰茨（David H. Krantz，1938—）、阿莫斯·特沃斯基、罗伯特·邓肯·卢斯（R. Duncan Luce，1925—2011）、帕特里克·苏佩斯（Patrick Suppes，1922—2014）和威廉姆·埃斯蒂斯（William Kaye Estes，1919—2011）都成为数学心理学的领军人物。1955 年，密歇根大学成立了心理健康研究所，创始人是阿纳托尔·拉帕波特（Anatol Rapoport，1911—2007），他是研究博弈论与心理学的著名学者。研究所的成立也代表着健康问题成为了数学心理学的研究对象。随着数学心理学领域研究成果的增多，1964 年，《数学心理学杂志》（Mathematical Psychology）创刊；1977 年，美国成立了数学心理学协会[16] 73-80。

20 世纪 40~50 年代，斯坦利·史蒂文斯（Stanley S. Stevens，1906—1973）提出的代表性度量理论成为数学心理学家研究的焦点。1964 年，卢斯等人在第一期《数学心理学杂志》上发表了文章《同步联合测量：一种基本测量类型》（Simultaneous conjoint measurement: A new type of fundamental measurement），是后来大部分度量理论的基础。1965 年，密歇根大学举办度量专题研讨会，卢斯和苏佩斯邀请当时该领域最年轻的两位学者克兰茨、特沃斯基编写《度量基础：加法和多项式表达（第一卷）》（Foundations of measurement. Vol. 1. Additive and polynomial representations），本书于 1971 年出版，在 1989 年、1990 年又出版了《度量基础：几何、阈值与概率表达（第二卷）》（Foundations of Measurement, Vol. 2: Geometrical, Threshold and Probabilistic Representations）、《度量基础：表达、公理化与不变性（第三卷）》（Foundations of Measurement Volume III : Representation, Axiomatization, and Invariance）[16] 80-88。这三本书，特沃斯基均是编者。也就是现代行为经济学已经积累了充分的度量理论基础，这为现代行为经济学实验方法的创新打下了基础。

2.3.4 作为前景理论类似模型的适应水平理论

经济学发展史中，马科维茨提出了与前景理论非常相似的模型和研究方法。而在心理学中的适应水平理论（Adaptation Level theory）在 1964 年也提出了和前景理论类似的模型和研究方法。

适应水平理论由哈里·赫尔森（Harry Helson，1898—1977）在格式塔心理学的基础上提出，是在研究人对声音高低、光线明暗、轻重、大小等知觉判断的基础上形成的，后来主要用于研究人的动机、人格和认知。该理论认为人的知觉不仅取决于外部刺激，也取决于人内心的参考框架。这个理论激发了现代行为经济学中的敏感度递减、损失厌恶以及禀赋效应方面的研究[50]。

卡尼曼和特沃斯基 1979 年发表的《前景理论》文章明确引用了赫尔森1964 年的适应水平理论，用来说明他们的研究和赫尔森一样是相对参照点的相对水平研究，而不是绝对水平研究。后来，卡尼曼、特沃斯基、塞勒、卡默勒、鲁宾、勒文斯坦都曾经引用过赫尔森的研究。但是，现代行为经济学的研究很少引用赫尔森的研究[50]。这或许是一种策略，也就是现代行为经济学要和心理学划清界限。

2.3.5 行为决策研究为现代行为经济学提供实验方法

和卡托纳一样，沃德·爱德华兹（Ward Edwards，1927—2005）对经济学感兴趣，尤其研究"冯·诺依曼－摩根斯坦－萨维奇"行为公理。他的研究问题是人实际上是否按行为公理做事。这个研究兴趣起源于1954年，当时爱德华兹在约翰·霍普金斯大学工作，在听了哈佛大学统计学教授的讲座，了解期望效用和贝叶斯统计方法后，撰写了文章《决策理论》（The Theory of Decision Making），后来发表在《心理学通报》（Psychological bulletin）杂志上。为了查证这篇文章引用的萨维奇的两篇论文，爱德华兹向萨维奇写信咨询，从而开启了两人数年的通信。1958年，爱德华兹在密歇根大学创建了工程心理学实验室，后将萨维奇引进到母校密歇根大学，从1960年到1964年，萨维奇一直在密歇根大学工作。《决策理论》这篇文章关注的问题是经济学是以决策理论为基础的，但是研究决策理论的心理学却没有关注经济学。1961年，爱德华兹发表了《行为决策理论》（Behavioral Decision Theory），进一步重申了关注经济学中的人的决策行为的意义，从而开辟了行为决策研究领域[16]61-63。

爱德华兹认为萨维奇的规范性－经验性二分法与实验心理学的规范性－描述性二分法是一样的。规范性决策理论注重最优化的选择，主要通过数学推理演绎计算最优值，爱德华兹将经济学理论当成了规范性理论。描述性决策理论注重实际的个人选择，主要通过控制实验环境操作变量来观察人的选择。而在描述性决策理论中，人本身是度量工具，度量所用的刺激是规范性理论推理出来的，在这种刺激下，观察被试在某一概率或其他经济情景下的实际选择值。最终将实际选择值与最优值进行比较，来判断人的行为是否理性，是否存在偏差。这种行为偏差分为两种，一种是随机性偏差，另一种是系统性偏差[16]86-90。

爱德华兹认为出现非理性行为（实际选择与规范性选择不一致）的原因是第一种偏差（随机性偏差）。他们用随机偏好来解释。也就是如果被试对A的偏好比B略强，被试有可能感觉不到这种差异，但是只要进行足够的重复，被试会更多选择 A 而不是 B。也就是随机性偏差，可以通过重复测量来消除。这和哈耶克在《感觉秩序》中有关相似性会破坏传递性是一样的。1969年，特沃斯基编写的文章《偏好的不可传递》（The Intransitivity of Preferences）总结了这个发现。也就是特沃斯基于 1965 年在爱德华兹指导下博士毕业后，两人对非理性行为的看法是一致的，他们不认为非理性行为会出现系统性偏差[16] 83。但是，20 世纪 70 年代，卡尼曼与特沃斯基的合作反而是要证明被试会系统性地出现第二种偏差（系统性偏差），并且这种偏差可以用直觉推断偏差理论、前景理论来预测。

　　总之，在卡尼曼与特沃斯基合作开始前，爱德华兹的研究代表行为决策研究的主流。但之后，他的学生特沃斯基、保罗·斯洛维奇（Paul Slovic，1938—）和萨拉·利希滕斯坦（Sarah Lichtenstein，1933—2017）以及他的同事罗宾·道斯（Robyn M.Dawes，1936—2010）开始了现代行为经济学的研究路线。

2.4 卡尼曼和特沃斯基整合心理学与经济学开创现代行为经济学

　　密歇根大学心理学的发展为特沃斯基储备了必要的研究基础。特沃斯基不仅是数学心理学的领军人物，还是行为决策研究者爱德华兹的优秀弟子，他在密歇根大学期间研究了"冯·诺依曼 – 摩根斯坦 – 萨维奇"行为公理存在的悖论。对该悖论的解释，他主要用随机偏好自圆其说，直至遇到丹尼尔·卡尼曼，这种问题意识才被打破。

　　卡尼曼自始至终的研究问题都是人的判断为什么会偏离真实情况从而出现判断错误，他不像一般心理学家关注真实值在哪里，而是直接关注为什么判断离真实值那么远。卡尼曼的判断错误研究可以分为随机性偏差、系统性偏差、噪声。随机性偏差可以由实验设计来进行控制，系统性偏差是由现代行为经济学来进行预测，噪声则是没有规律的，无法消除，但可以通过预防从而减少噪声的影响。这是理解卡尼曼所有研究的主线。也就是卡尼曼完全是从心理学角度考虑人类判断错误，而没有被"冯·诺依曼 – 摩根斯坦 – 萨维奇"行为公理所束缚。

历史证明，两种互补的研究思维成就了卡尼曼和特沃斯基两人的合作研究，这段合作直接促成了现代行为经济学形成，也为理查德·塞勒等后续现代行为经济学家的研究提供了灵感。为了更好地理解上述逻辑，我们要从卡尼曼、特沃斯基的本科阶段开始回顾他们的研究经历。

2.4.1 卡尼曼的早期研究（1951—1968）

1951年，卡尼曼开始在耶路撒冷希伯来大学攻读本科，主修专业是心理学，辅修专业是数学。他认为自己的数学水平与世界一流数学家相比只是普通水平，但是心理学与同类心理学家相比非常出色。大学上课时，他对现代社会心理学之父库尔特·勒温（Kurt Lewin，1890—1947）和以赛亚·莱布尼兹（Yeshayahu Leibowitz，1903—1994）的课程非常入迷。对于勒温，50年后，卡尼曼在普林斯顿大学给研究生上课时还能记得他的讲课思路。对于莱布尼兹，卡尼曼当年高热41℃仍然跑去听他的讲座[51]。莱布尼兹常举的例子是"一头驴站在与它等距离的两堆稻草面前，因为不知道该选择哪堆稻草，最后被活活饿死了"。他的观点是驴会随便走向一堆稻草吃掉，不会将简单问题复杂化，从而出现人才会犯的错误[52]153。驴子这个例子有可能是卡尼曼在本科阶段接触到的期望效用理论直觉上的反例。而卡尼曼后面大部分研究都是针对人类的判断错误的。

1954年，卡尼曼开始研究如何为有关岗位选择合适的人选，他开发了一种选择人选的统计方法，他认为自己的方法可以选出来最合适的培训人选，但是这些人进入培训学校后的真实表现与他最开始的判断相差甚远。卡尼曼认为这是他发现的第一个认知错觉（cognitive illusion）——有效性错觉（illusion of validity）。也就是，评价者将挑选候选人时观察到的信息看得过于重要，从而错误地将相关结论外推到了其他情景。换言之，评价者将观察和预测混淆了。卡尼曼和特沃斯基1973年把这个例子写成了学术文章《有关预测心理学》（On the psychology of prediction），更系统地研究了有效性错觉。1955年，卡尼曼又接受了一个任务"如何将作战部队的新兵派到合适的工作岗位"。为了解决这个问题，卡尼曼阅读了保尔·密尔（Paul Meehl，1920—2003）的经典著作《临床预测与统计预测的比较》（Clinical versus statistical prediction），设计了多维度的问卷，并且发明了多属性异方差数据（multi-attribute heteroscedastic data）分析技术。1962 年，卡尼曼与人事心理学家埃德温·吉塞利（Edwin Ghiselli）合作将这段研究经历写成了学术文章《有效性与非线性异方差模型》（Validity and nonlinear heteroscedastic models）。卡尼曼认为这是他一生中对于预测和描述统计学学术兴趣的开始[51]。

1956 年，卡尼曼服完兵役，希伯来大学计划资助卡尼曼到美国攻读心理学博士，后因希伯来大学心理学系关闭而搁浅。1957 年，卡尼曼自学了一年哲学和心理学，做了一些研究。1958 年，卡尼曼和妻子前往旧金山加州大学伯克利分校，跟随语言心理学家苏珊·欧文（Susan Ervin，1927—2018）从事博士阶段的研究。1961 年，卡尼曼博士毕业，据他所说，博士论文写作只用了 8 天，研究内容是关于语义差异中的形容词（adjectives in the semantic differential）之间关系的实验和统计分析。这个研究方向和苏珊·欧文博士期间的研究有关，她在 1955 年从密歇根大学博士毕业的论文题目是《双语者的言语行为》（The Verbal Behaviour of Bilinguals: The Effect of Language of Report upon the Thematic Apperception Test Stories of Adult French Bilinguals），导师是社会心理学家西奥多·纽科姆（Theodore Mead Newcomb 1903—1984）。苏珊·欧文对于卡尼曼的博士论文写作评价并不高。卡尼曼本人认为自己在博士期间学了很多知识，但是没有足够的研究训练。唯一的例外是戴维·拉帕波特（David Rapaport，1911—1960）的临床心理学和精神分析理论，卡尼曼认为拉帕波特指引了他 1973 年的著作《注意力和努力》（Attention and Effort）的相关研究[51]。卡尼曼认为他自从博士毕业后，写作就不再容易。这有可能是因为卡尼曼的研究问题处于人类智慧前沿的原因。可见，卡尼曼博士期间研究对本书的最大意义在于使我们了解到他和密歇根大学心理学系是有学术渊源的。

1961 年，卡尼曼先在美国一个眼科科研机构做了夏季视力干预的研究。然后，返回以色列希伯来大学从事教学以及后续视力方面的研究。卡尼曼认为自己擅长教学，他主要负责本科生第一学年统计学基础和第二学年研究方法的教学（涉及大量统计学）。在教学过程中，卡尼曼针对有效直觉和错误直觉进行了大量严谨的思考。他还教另外一门课程——知觉心理学（psychology of perception）。他认为这些课程，尤其是统计学是他后来研究不确定性情况下的判断（judgment under uncertainty）的基础[51]。根据《思维的发现》作者对卡尼曼统计学课程学生的访谈，他们说卡尼曼讲统计学从来不拿讲义，就好像统计学装到了他的脑子中，他教的统计学和生活相关，并且告诉学生统计学对于生活的意义。他曾经告诫自己的学生"当别人说到某件事时，不要去想它是不是真的，而要想它在什么情况下会成为真的"[52]68。这个告诫正是卡尼曼一生研究的主线。

据卡尼曼所说，他返回以色列时，还不是一个称职的研究者，因此他建立了视觉实验室（vision lab）来训练自己的研究能力。同时，卡尼曼还采用单一问题心理学（psychology of single questions）方法研究过儿童依恋动机（affiliative motivation）。这种方法类似于自我控制研究先驱沃尔特·米歇尔（Walter Mischel，1930—2018）棒棒糖试验的方法，也就是问被试"您今天可以吃这个小棒棒糖，明天可以吃那个大棒棒糖。假如有个魔术师可以把您变到您想去的某一天，您愿意到哪一天"。卡尼曼并没有在这个领域发表研究论文，因为他发现可重复性不太好，发表文章属于污染文献。这也是他一生发表文章的基本原则[51]。

总的来说，这一段时间卡尼曼的研究比较无聊，但是他得到了一些把心理学应用于实际的机会。他和同事曾经设计过把来自也门等不发达国家的移民培训成现代农民的培训项目，也设计过空军飞行学校的飞行手册。在做这些工作过程中，他曾经做过一次讲座，在这次讲座上有个经验丰富的飞行员教练提出了一个问题"被表扬的飞行员下一次必定不如上一次出色，而被批评的飞行员下一次却一定会做得更好"[52]117。卡尼曼将之归于回归平均数，因为人通常的做法是奖励好的表现处罚差的表现，这些情况加总在一起会回归平均表现。这也成为卡尼曼和特沃斯基合作研究直觉推断偏差理论的主要素材之一。

1965年，卡尼曼被杰瑞·布卢姆（Jerry Blum）实验室邀请到密歇根大学做访问学者。这个实验室主要研究被试催眠后怎样从事不同的认知任务。卡尼曼和布卢姆的学生杰克逊·比蒂（Jackson Beatty）用比较原始的设备发现：当被试暴露于他们不得不记住的一系列数字面前，随着他们听到数字，瞳孔放大；随着他们记忆数字，瞳孔缩小；当将四位数字增加一位时，瞳孔会放得更大。1966年，卡尼曼和比蒂合作发表了两篇文章，其中《瞳孔直径与记忆负荷》（Pupil diameter and load on memory）发表在《科学》（Science）杂志。1967年，他们又合作发表了两篇文章，其中《心理任务中的知觉缺陷》（Perceptual deficit during a mental task）发表在《科学》杂志上。另外，1966

年至 1967 年，他在哈佛大学做访问学者，研究精神努力。在此期间，他听了英国心理学家安妮·特里斯曼（Anne Treisman，1935—2018）关于注意力的心理学实验研究。特里斯曼十二年后成了卡尼曼的妻子。这段时间，卡尼曼自认为是他一生第一次取得研究成功，也代表着他成为了一名经过严格训练的心理学家[51]。

总之，20 世纪 50 年代，卡尼曼打下了心理学和数学的基础知识，在以色列军队服役期间从事了大量与直觉判断错误有关的工作，博士期间开始研究语义差异和注意力，但是在心理学研究方面训练不足。20 世纪 60 年代，卡尼曼统计学的教学使其充分思考了直觉推断偏差理论的一系列问题，并在将心理学用于培训项目时进行了实际应用。另外，根据卡尼曼的简历，1962 年至 1968 年期间，卡尼曼的主要研究主题是视觉感知、注意力，判断决策问题只有少量涉及[53]。虽然这些研究和数学心理学、决策理论、行为决策、经济学关联不大，但是和心理物理学的研究比较像。尤其在他两篇论文发表于《科学》杂志后，他真正成为了一名优秀的心理学家。也就是卡尼曼已经准备好与特沃斯基共同研究的问题与实验心理学技术了。

2.4.2　特沃斯基的早期研究（1961—1968）

与卡尼曼不同，阿莫斯·特沃斯基从研究生就开始进入了冯·诺依曼 – 摩根斯坦 – 萨维奇行为公理的研究路线，卡尼曼则一直在转换研究方向。这个我们已经在前面进行了梳理。下面主要梳理一下，特沃斯基简要的学术背景以及他在 1961 年至 1968 年的主要研究主题。

1961 年，特沃斯基从卡尼曼的母校希伯来大学人类学专业本科毕业。这一年，卡尼曼正好从美国博士毕业归来。历史学家和大屠杀幸存者伊斯雷尔·古特曼（Israel Gutman，1923—2013）把特沃斯基推荐给了密歇根大学数学心理学家克莱德·库姆斯（Clyde Coombs，1912—1988）。1965 年，特沃斯基在爱德华兹和库姆斯指导下将数学心理学与行为决策研究相结合，获得了密歇根大学博士学位。博士期间，特沃斯基认识了他的妻子——认知心理学家芭芭拉·特沃斯基（Barbara Tversky）。1964 年，特沃斯基在《数学心理学杂志》（Journal of Mathematical Psychology）发表了第一篇文章《关于选择点的最优选择数》（On the optimal number of alternatives at a choice point）。1965 年至 1968 年期间，特沃斯基先后在密歇根大学、哈佛大学做博士后、助理教授。1969 年，特沃斯基回到希伯来大学，他和卡尼曼的合作研究要开始了[16]96。

在上述背景下，特沃斯基在 1961 年至 1968 年的研究主要集中在数学心理学领域，与其博士导师沃德·爱德华兹合作的论文和著作则是在行为决策领域[54]。

2.4.3 卡尼曼和特沃斯基合作研究直觉推断偏差理论（1969—1974）

1968 年至 1969 年夏季，卡尼曼到英国剑桥大学做应用心理学访问学者，后来又回到密歇根大学讲授"心理学应用于真实世界问题"的研究生研讨会。他邀请特沃斯基针对"判断与决策的最新进展"进行了一次研讨，这改变了卡尼曼的研究路径。特沃斯基讲述了他的博士导师爱德华兹关于"保守的贝叶斯人"（Conservative Bayesians）的实验设计：被试被展示两个装满了扑克筹码的书包，一个包中白色球和红色球的比例是 70：30，另一个包中白色球和红色球的比例是 30：70。被试可以随机连续取样，并在每次实验后指出红色球书包的概率。爱德华兹的结论是人是保守的贝叶斯人，会根据信息调整猜测的概率，从而会逐步接近答案。讨论中，卡尼曼举了很多实际生活中不符合"保守的贝叶斯人"的例子，这动摇了特沃斯基长期持有的理念。随后，二者在午餐中交换了关于判断错误的观点，两人商定将来合作研究专家的统计直觉错误[51]。从这次研讨会可以看出，特沃斯基擅长概率的抽象思考，而卡尼曼则更擅长思考概率在真实世界中的应用，两者的思想碰撞将整合心理物理学、度量理论、行为决策理论所有的研究思路。他们合作研究的目的是要证明来自眼见或耳闻等感觉的判断不一定是真实的。

以这次研讨会为契机，两个人将人性假设为"人遵循逻辑、贝叶斯统计和期望效用理论做决策"，但是人的实际行为则系统性地偏离了这种人性假设。以此为基础，卡尼曼构想出了下面的问题"某市八年级学生的平均智商是 100。为检验当地的教育水平，你随机选择了 50 名学生接受测试。第一个学生的智商测试得分为 150，请判断这 50 名学生的平均智商"[52]149。1969 年夏，特沃斯基在美国心理学会和数学心理学研究小组会议上向 84 位参会心理学家进行了类似上述问题组成的问卷调查。结果与会心理学家给出的智商得分为 100，而用贝叶斯定理计算结果是 101，实际选择与理论计算出现了矛盾[52]151。

1969 年秋季，卡尼曼和特沃斯基在希伯来大学见面了，他们开始研究在夏季心理学会上的心理学家为什么实际选择与理论不符。卡尼曼喜欢早起，特沃斯基是夜猫子；卡尼曼是悲观主义者，特沃斯基是乐观主义者；卡尼曼的办公室到处都是书和纸，特沃斯基的办公室根本没有东西。两个人第一次写作，在一间小研讨室，两个人拿着笔记本，通过对谈来发掘对方的思路或问题意识，每天最多能写一至两个段落，最后写出来的文章已经无法区分谁的贡献大。第一篇文章《小数定律的探讨》(Belief in the law of small numbers)，通过抛硬币决定第一作者是特沃斯基[52]153-155。

1970 年夏，特沃斯基到美国俄勒冈州尤金市俄勒冈研究所（Oregon Research Institute）看望密歇根大学同学保罗·斯洛维克（Paul Slovic, 1938—）。1970 年至 1971 年特沃斯基在斯坦福大学做访问学者。卡尼曼和特沃斯基分头收集数据，调查工具是他们设计的、有趣的，并且和生活关联比较大的问卷问题，卡尼曼的被试是高中生，特沃斯基的被试是密歇根大学和斯坦福大学的大学生。1971 年 8 月，特沃斯基回到尤金市。几周后，卡尼曼也来到了尤金市。在此期间，他们有了研究团队，录入论文、寻找研究被试、筹集经费的事都有专门人员来做，他们主要用时间交谈。卡尼曼对这段时间两个人合作的评论是"我刚一说出某个想法，阿莫斯马上就能明白。当我们中间有人灵感突发地提到一个建议，另一个人总会设法从中寻找出闪光点。我刚说出上半句，对方就能接出下半句，而且往往能说中要害"[52]173。特沃斯基对两人合作的评论是"丹尼尔一分钟的想法要多过 100 个人 100 年内的想法"[52]175。

在上述合作氛围下，他们从 1969 年至 1975 年一共合作了 5 篇文章，涉及小数定律、主观概率、预测心理学、可得性、不确定性下的判断。1974 年发表在《科学》杂志的文章《不确定下的判断：启发式和偏差》(Judgment under uncertainty: Heuristics and biases) 是这一阶段的总结，这是卡尼曼发表的第 3 篇《科学》杂志文章，特沃斯基发表的第 1 篇《科学》杂志文章。这篇文章研究的不是真实值在哪里，而是研究人的"认知机制什么时候会、为什么会、如何做到不遵照真实值行动"[16]106。

另外，研究卡尼曼 1969 年至 1974 年的成果发表记录可以发现，从 1972 年开始他的研究主题主要集中于直觉判断偏差理论，偶尔从事注意力研究；

1972 年之前则主要从事视觉感知、注意力的研究。另外，研究特沃斯基同期的成果发表记录可以发现，从 1972 年开始他的研究主题也是主要集中于直觉判断偏差理论、逐项排除选择理论、不确定性的评价；1972 年之前，特沃斯基还从事过偏好的传递性、相似性、风险理论、行为决策、数学心理学方面的研究。

在这里有必要梳理一下特沃斯基的度量理论、相似性研究、逐项排除理论。因为这三者对于现代行为经济学的发展非常重要，三者之间存在密切关联，同时也利于理解人的行为决策过程。

其一，度量理论。特沃斯基是《度量基础》第一卷、第二卷、第三卷的编者，这三卷书分别在 1971 年、1989 年、1990 年出版。这三卷书是现代行为经济学问卷设计的理论基础，也是前景理论数学化的基础。

其二，相似性研究。特沃斯基这方面的研究后来出版了学术著作《偏好、信念和相似性：选集》。这类研究主要起源于特沃斯基的度量理论，也就是如何度量看不见的东西，思维是如何判断和评价两个东西相似的。他的理论是"人们在比较两个对象、评判它们之间的相似性时，实际上是在对它们的特征进行罗列。这些特征仅仅是物体的一些表面特征。人们会在比较两个物体时提炼出它们所共有的一些表面特征：共有特征越多，二者间的相似性就越大；共有特征越少，二者间的差异性就越大"[52]101。换言之，人们在做决策时，本质上是对真实世界的真实对象和理论世界的假想对象进行相似性比较，采用的方法就是分类。如果上述情景中的"真实世界的真实对象"对应的是人的实际决策行为，"理论世界的假想对象"对应的是期望效用理论，那么，根据哈耶克在《感觉的秩序》所说的，相似性判断容易出现错误，可以推理出人的实际决策行为与期望效用理论之间容易出现不一致，这就是"异象"。

其三，逐项排除理论。特沃斯基在这方面发表了一篇文章《逐项排除：一种选择理论》（Elimination by aspects：A Theory of Choice），还出版了一部同名学术著作。这个理论的基本思想是"假设每一个选项都包含一系列特性，在选择过程的每一阶段，某一特性（来自可供选择的选项包含的特性）被选择出来的概率是与它的权重成比例的。选择某个特性就要删除不包含该特性的所有选项，该过程一直持续到只剩下一个选项时为止。如果选择的某个特性在所有选项中都存在，则不删除任何选项，但是需要选择一个新的特性。因而，正在考察的所有选项共有的特性不会影响选择概率。因为目前的理论将选择描述为一个由连续的选择特性支配的删除过程，所以被称作逐项删除模型"[16]101。这个理论提出了期望效用、逻辑学或贝叶斯统计之外的一种替代理论。由于该理论完全抛弃了以往的理论，推广难度比较大。后来，卡尼曼和特沃斯基在这个理论基础上设计了前景理论，逐项排除模型成为了编辑阶段信息重整行为的一种心理操作。

因此，逐项排除模型成了很多经典著作都要讨论的理论。《不确定世界的理性选择：判断与决策心理学（第 2 版）》[7]228-229《为生命定价：让规制国家更加人性化》[55]引用了本杰明·富兰克林 1772 年 9 月 19 日写给约瑟夫·普里斯特利（Joseph Priestley）的信，《直觉：我们为什么无从推理，却能决策》则引用了富兰克林 1779 年 4 月 8 日写给他的侄子乔纳森·威廉姆斯（Jonathan Williams）的信，两封信完美展现了逐项排除模型的意义。富兰克林给威廉姆斯信的内容是："如果你心有疑惑，不妨在一页纸上分两栏写下支持或反对这项事情的理由，先思考几天，然后像解决某些代数问题一样进行运算，看看这两栏上的哪些原因或动机是同等重要的，如果两栏支持或反对的理由恰好各擅胜场，就把这两项一起删除，以此类推，当你把两栏中同等重要的理由都找出来，并抵消删除，你就会发现哪一栏更具优势……我遇到重要却没有把握的问题时，经常使用这种资产负债表法，尽管从数学层面上讲，它不是非常精确，可在我看来，这种方法确实很有用"[56]。可见，不同时间、不同地点的圣贤虽然没有商量，但是都发现了逐项排除模型，说明这个模型在一定范围内是普遍有用的。

2.4.4 卡尼曼和特沃斯基合作研究前景理论（1975—1997）

1973 年底，卡尼曼和特沃斯基的合作研究进入了高产期。他们每天在一起讨论的时间达到了 6 个小时。两人在一起时，就持续不断地对话；两人不在一起时，就互相给对方写备忘录。他们先研究后悔理论。设计的问卷情景是"你在集市上参与了一场博彩，买了一张高价彩票，希望能一次性赢得大笔奖金。彩票从一个蒙着的大罐里抽取的，号码是 107358。接下来结果揭晓，赢得大奖的彩票号码是 107359"[52]261。然后问被试不开心的程度，用数字 1~20 表达。然后，他们又在另两组进行了同样情景的试验，区别是一组被试被告知抽取的号码是207358，另一组被试被告知抽到的号码是618379。他们发现抽取的号码与中奖号码越相似，他们越会认为自己有可能中大奖，就越不开心。因此第一组最不开心。他们将类似这样的现象总结为"后悔理论"：①后悔与目标的接近程度有关，和目标越接近，达不到目标时越后悔；②后悔与责任感有关，越感觉要对结局负责任，越有可能在结局不如意时后悔；③"现状"是人们不采取行动时所能得到的一切，这是确定的，打破现状，出现了预料外的结局，就会后悔[52]262。

在研究后悔理论时，卡尼曼基于他以前的视觉感知研究，提出人们对变化格外敏感。比如黑暗中的人对于打开门的第一道光线最敏感，然后随着眼睛的适应，对光越来越不敏感。他们设计了实验来验证这个假设。获得框架的问卷情景是"以下两个礼物你选哪一个？A：一张彩票，有50%的概率能中1000美元。B：确定到手的400美元"[52]263。1974年底，两人在思考实验设计时，特沃斯基提出将上述情景中的"获得"变成"损失"。也就是"以下两个礼物你选哪一个？A：一张彩票，有50%的概率让你损失1000美元。B：确定会损失400美元"。结果人的选择出现了与"获得"情景下完全不一样的选择。也就是以获得为参照时，人会选择稳妥，而以损失为参照时，人会选择冒险，并且人对损失比对获得更为敏感[52]269-271。

鉴于损失框架下人的选择和获得框架下不一致，他们放弃了后悔理论，开始主攻前景理论。从1975年1月开始，卡尼曼和特沃斯基用全部时间来完善这一理论。最开始他们给这个理论起名为《价值理论》（Value Theory），还曾经改成了《风险价值理论》（Risk Value Theory）。6个月后，他们的决策理论模型初步形成。1975年6月，前景理论模型在耶路撒冷城外农场举行的公共经济会议上亮相，该理论由特沃斯基来演讲，三位对现代行为经济学比较友好的诺贝尔经济学奖获得者彼得·戴蒙德（Peter Diamond，1940—）、丹尼尔·麦克法登（Daniel McFadden，1937—）、肯尼思·阿罗听了演讲。演讲后，阿罗提了一个问题"什么是损失？"这是一个非常重要的问题，损失不同于成本，损失是当结局出现低于参照点时的心理感受。参照点表面看是决策的起始点（现状），但是更为本质的是一种思维状态。这种思维状态可以操控情景把"获得"伪装成"损失"或把"损失"伪装成"获得"[52]276。也就是在前景理论中的收益、损失均是相对于参照点的主观思维状态。

1976 年，卡尼曼和特沃斯基为了更好地推广这个理论，决定起一个新奇的名字《前景理论》(Prospect Theory)。也就是卡尼曼和特沃斯基不但研究现代行为经济学，还运用相关理论助推《前景理论》成名。这篇论文花费了卡尼曼和特沃斯基五年时间才于 1979 年发表在经济学顶级期刊《计量经济学》，并且，他们在五年中有四年在考虑如何把前景理论数学化，同时修改成适合经济学家、决策研究者、数学心理学家、行为科学研究者阅读的论文[16]115-118。

《前景理论》发表后前十年被引用较少，但是 1990 年之后引用量逐年递增。2006 年，韩金等人总结了 1970 年以来经济学最重要的文章，前景理论引用次数为 4085 次，排在所有经济学论文的第 2 名[57]。2012 年，迈克尔·格林勃格总结了 1980 年至 2010 年风险分析领域最重要的十项成果，前景理论位于第 2 位（同年前景理论已经是《计量经济学》杂志引用最高的文章）；同期，《风险分析》杂志基于前景理论研究环境与公共健康风险问题的文章有 200 篇[58]。2014 年，尤里·西蒙逊的研究指出，卡尼曼和特沃斯基的《前景理论》学术文章的引用次数是 9206 次，在心理学领域，这篇文章可以排在第 3 名，其中排在前两名的是《社会心理学中的调节和中介变量：概念、战略和统计考虑》(The moderator–mediator variable distinction in social psychological research: Conceptual, strategic, and statistical considerations) 以及《自我效能：行为改变的整合理论》(Self–efficacy: Toward a unifying theory of behavioral change)，引用次数分别是 21746、9879 次[59]。2021 年，根据算法更严格的经济学文献数据库 IDEAS 的前千分之一文献引用排行榜，卡尼曼有 13 篇文章上榜，前景理论处于第 4 位，引用次数为 7881 次[60]。2022 年 2 月 3 日，本书检索谷歌学术，《前景理论：风险下的决策分析》引用次数为 70522 次，《不确定性下的判断：启发式和偏差》引用次数为 44664 次,《思考，快与慢》的引用次数为 37298 次。

总之，虽然之前存在与前景理论类似的马科维茨模型、赫尔森的适应水平理论，但是它们均未提出明确的数学公式和决策准则[50]。而卡尼曼和特沃斯基在积累了大量实验室数据的基础上，基于期望效用理论的形式，融合了行为决策研究和度量理论，提出了前景理论明确的数学模型。该理论的方法学源头可以追溯到心理物理学，期望效用理论是其数学模型的基础，度量理论是其实验方法的基础，行为决策研究是其分析决策过程的基础。

该理论将人的决策过程分为两个阶段。第一个阶段是编辑阶段，在某一参照点下，运用直觉推断编辑框架信息，从而确认获得或损失这种心理感觉。第二阶段是评价阶段，估价函数为：$V(x, p; y, q) = \pi(p) v(x) + \pi(q) v(y)$。也就是评价阶段主要基于对物质支付和概率的主观感知来进行评价，对物质支付的主观感知是价值函数（用 v 表示），对概率的主观感知是决策权重（用 π 表示）。行为人根据估价函数进行决策[16]118-120。由于本章主要是梳理前景理论的历史演变，前景理论模型的详细内容将在第 3 章进行更详细的解读。

2.4.5 卡尼曼和特沃斯基研究获得的荣誉

1977 年底，卡尼曼表示将留在美国，特沃斯基也计划离开以色列。加州大学伯克利分校以年龄为由拒绝了卡尼曼的求职，而特沃斯基则得到了哈佛大学、斯坦福大学的邀请。卡尼曼希望他和特沃斯基还有双方配偶一起去密歇根大学，特沃斯基则只想去哈佛大学、斯坦福大学。由于这两所学校没有向自己发出邀请，卡尼曼于 1978 年最终去了哥伦比亚大学[52]299-302。

特沃斯基在 1978 年加入了斯坦福大学。1980 年，他成为美国艺术和科学院（American Academy of Arts and Sciences）院士。1982 年，他与卡尼曼共同获得美国心理学会杰出科学贡献奖。1983 年，他们又一起参加了斯隆基金会关于认知科学应用于经济学的咨询。1984 年，特沃斯基先后获得古根海姆社会科学奖（Guggenheim Fellowship for Social Sciences）和麦克阿瑟天才奖（MacArthur Fellowship）。特沃斯基获得麦克阿瑟天才奖的成果是他与卡尼曼一同完成的，但是获奖新闻稿对卡尼曼只字未提，两者关系走向崩溃[52]319-321。

1986 年，当年因年龄问题拒绝卡尼曼的加州大学伯克利分校接受其担任心理学教授。同年，斯隆基金会开始启动第一批行为经济学资助项目，卡尼曼和特沃斯基获得了第一个资助（20 万美元）。这项资助的目的是让他们写作一部学术著作《决策：判断与选择中的理性与错觉》（Decisions: Rationality and Illusion in Judgment and Choice）。后来，因为两者关系紧张，学术专著无法完成，2000 年卡尼曼和特沃斯基出版了论文集《选择、价值与框架》（Choices, Values, and Frames）作为该项资助的成果[16]156。

1993 年，卡尼曼到普林斯顿大学工作。1996 年，特沃斯基因癌症去世。2002 年，卡尼曼与史密斯共享了当年度诺贝尔经济学奖，他获奖演讲的第一句话是"诺贝尔奖委员会引用的工作是我和特沃斯基在一起经过很长的亲密合作共同做出来的"[51]。

2011 年，卡尼曼出版了《思考，快与慢》（Thinking, Fast and Slow）[61]。这本书有可能是没有完成的《决策：判断与选择中的理性与错觉》的替代版。《思考，快与慢》写得比较艰难，但是获得了很多荣誉。2012 年，该书获得《时代》周刊奖。2013 年，该书获得美国国家科学院最佳图书奖。同年，卡尼曼获得美国总统自由勋章（Presidential Medal of Freedom）[53]。2021 年，卡尼曼又出版新书《噪声：人类判断的缺陷》，该书将人类判断错误扩展到了无规律的噪声。

2.4.6　卡尼曼和特沃斯基研究向其他研究领域的扩展

特沃斯基已经将他与卡尼曼的研究框架扩展到了医学、政治科学、经济学、体育运动等各个领域，他还给历史学家、职业篮球管理层做过报告。特沃斯基和麦克内尔、德雷梅尔在《新英格兰医学杂志》（New England Journal of Medicine）合作发表过医疗决策研究，与奎特隆在《美国政治科学评论》（American Political Science Review）合作发表过政治选择的心理学研究，与汤姆·季洛维奇（Thomas Gilovich，1954—）合作研究过职业篮球中的热手现象，与保罗·斯洛维克、卡尼曼合作在《美国经济评论》上发表过偏好反转的研究，与理查德·塞勒合作在《经济展望杂志》（Journal of Economic Perspectives）上也研究过偏好反转[54]。

但是，卡尼曼在 1986 年之前，研究主要集中于心理学领域。1986 年开始，他与塞勒合作在《美国经济评论》《政治经济杂志》《经济展望杂志》等经济学顶级期刊发表了多篇文章，同时开始在经济学、商业领域发表文章；1992 年开始介入环境经济学、公共经济学领域的研究；1993 年与雷德梅尔在《美国医学会杂志》发表了患者决策的认知和情绪研究；1995 年，与麦卡菲合作在《维吉尼亚法学评论》上面发表法官认知偏差的研究；1998 年，与卡斯·桑斯坦开始合作发表文章[53]。经过对卡尼曼简历的统计，卡尼曼发表《科学》杂志 6 篇，《美国经济评论》杂志 6 篇，《计量经济学》杂志 1 篇。

总之，卡尼曼研究的问题始终都和人的判断错误有关，并且他特别喜欢将心理学研究与真实世界问题对接。而特沃斯基则擅长抽象世界的数学思考，能够抓住问题的核心。他认为"好科学，不仅是要看见别人已看见的，还要思考

别人未曾说出的"[52]353。对于他们是不是在研究人工智能，特沃斯基的回答是
"我们不研究人工智能，只研究人之愚昧"[52]297。对于他们的合作模式，卡尼
曼认为"我不是天才，阿莫斯也不是，可我们联起手来就能所向披靡"[52]298。
他们还曾经想给高中生讲解人类判断错误，因为他们认为"教育的意义就在
于，当你一无所知时，你知道该去做什么"[52]131。这句话和"决策是在不知
道怎么做时而去做点什么"有异曲同工之妙。

卡尼曼和特沃斯基最大的贡献是前景理论。1979 年至 1990 年，发表前景理
论的前十年，应用该理论的研究很少。但是，自 1990 年开始，前景理论逐渐成
了引用率最高的文章之一。尼古拉斯·巴伯里斯认为前景理论是三十年来在实
验室环境下描述人的行为的最好理论，但是应用于实验室外还需要证据。这篇
文章综述了前景理论在金融、保险、消费储蓄决策、产业组织、劳动力供应等
方面的应用，他的结论是前景理论在金融和保险方面应用最广泛。同时，这篇
文章也指出了前景理论应用的最大困难是无法判断何种情景代表获得、何种情
景代表损失[62]。这也解释了前景理论虽已发展 40 多年，传统经济学教材却并
没有将这个模型作为主流模型。但是，现代行为经济学已经开始向各个领域蔓
延，"行为+"已经和"互联网+"一样已经成为社会科学研究的潮流。

2.5 古典行为经济学是现代行为经济学的先行者和反对者

与卡尼曼、特沃斯基同时发展起来的行为经济学还有另外一个分支，由于
时间要早于卡尼曼和特沃斯基，所以一般称之为"老"行为经济学（古典行为
经济学），而卡尼曼和特沃斯基开创的研究方向是"新"行为经济学（现代行
为经济学）。

2.5.1 古典行为经济学的主要研究者

古典行为经济学的最早研究者，可以追溯到心理学家乔治·卡托纳。1947
年，他开始使用 "behavioral economics" 这个词，33 年后他出版了《行为经济
学随笔》(Essays on Behavioral Economics)[49]。1959 年，赫伯特·西蒙在《美
国经济评论》上发表了文章《经济学和行为科学中的决策理论》(Theories of
Decision-Making in Economics and Behavioral Science)，指出当时已经有研究

者开始探索经济学与心理学交叉领域的问题。但是，米尔顿·弗利德曼反对这种探索。他甚至反对邀请赫伯特·西蒙做经济学与心理学交叉研究的讲座[63]。

20 世纪 60 年代，赫伯特·西蒙、詹姆斯·马奇、理查德·西尔特（Richard Cyert）开始针对公司行为进行有限理性研究[64-67]。那时候，卡尼曼和特沃斯基的现代行为经济学研究刚刚开始，他们还没有开始合作。西蒙的研究方法随着时间流逝逐渐形成了卡耐基和耶鲁大学、密歇根大学、牛津大学、斯特林大学以及桑塔费等研究学派[63]。这些学派注重采用计算机模拟，解决的是合作秩序的方向的问题[68-69]。而合作秩序的演化是一个试错的过程，属于满意问题，不是新古典经济学的最优化问题，因此采用的是模拟方法。

表 2-2 展示了古典行为经济学的主要研究学派，与这些学派研究类似的还有奥利弗·威廉姆森（Oliver Williamson，1932—2020）以及公共选择学派中的莫里斯·奥特曼（Morris Altman）、理查德·麦肯齐（Richard McKenzie）。

表 2-2　古典行为经济学的主要研究者

研究机构	研究对象	研究主题	研究者
卡耐基和耶鲁大学	公司行为	有限理性、满意、模拟	赫伯特·西蒙、詹姆斯·马奇、理查德·西尔特、理查德·尼尔森、西德尼·温特
密歇根大学	消费者行为	消费行为、宏观经济问题	乔治·卡托纳
牛津大学	公司行为	不确定性和合作的案例研究	安德鲁斯、兰伯顿、马尔姆格林、马沙克、理查森和沙克尔
斯特林大学	公司行为	折中主义和整合	尼尔·凯、布莱恩·罗斯比、理查德·肖、约翰·萨顿、安德鲁·提勒考特和彼得·厄尔
桑塔费	社会行为	合作和演化	萨缪·鲍尔斯、赫伯特·金迪斯

其一，威廉姆森的研究主要延续了罗纳德·科斯（Ronald H. Coase，1910—2013）的新制度经济学，但是借鉴了西蒙的有限理性概念，并且他还参与过斯隆基金会行为经济学项目第一次行为经济学会议[16]149。严格意义上来说，他不属于古典行为经济学家，属于以有限理性人性假设为推理起点的新制度经济学家，代表作是《市场与层级制》[70]。

其二，莫里斯·奥特曼属于将古典行为经济学与现代行为经济学兼容并蓄的公共选择学派的经济学家。在他出版的教材《傻瓜行为经济学》（Behavioral

Economics For Dummies）[71]中，与古典行为经济学有关的"simon"字眼出现了 22 次；而与现代行为经济学有关的"Kahneman"字眼出现了 28 次，"Tversky"字眼出现了 20 次，"thaler"字眼出现了 15 次。从他编写的两本行为经济学研究手册[72-73]也可以看到同样的规律。

其三，理查德·麦肯齐是维护新古典经济学的经济学家。他出版了著作《可预见的理性？》（Predictably Rational? In Search of Defenses for Rational Behavior in Economics）。这本书从经济学思想史的角度评述了理性假设在经济学中的角色，回顾了理性假设面临的行为经济学和心理学的挑战，结合进化生物学和神经元经济学对经济学的理性假设进行了辩护，并指出了行为经济学存在的主要问题：①行为经济学研究结果受制于试验环境；②人脑具有纠正错误的内在倾向；③生态理性可以适应环境[74]。

除了上述研究者外，还有哈维·莱宾斯坦（Harvey Leibenstein，1922—1994）、提勃尔·西托夫斯基（Tibor Scitovsky，1910—2002）、阿里尔·鲁宾斯坦（Ariel Rubinstein，1951—）

其一，哈维·莱宾斯坦最著名的研究是结合了心理学、经济学的 X 效率理论。他认为决策单位不应该是企业，而应该是雇主、雇员这种社会个体。1976 年，他出版的著作《超越经济人》（Beyond Economic Man）认为生产要素应该包括管理能力、雇佣关系。管理能力、雇佣关系将决定人的努力程度。努力程度符合选择理性，0% 的选择理性是不努力，100% 的选择理性是全力以赴。也就是说，个体的努力程度取决于管理者、同事和自己三者，以这三者为参照点，他计算出最小努力程度、最大努力程度，也就是努力程度不仅要考虑自己的利益，也要考虑社会影响。莱宾斯坦进行上述分析的方法是问卷调查法，这也不同于传统经济学的方法，传统经济学更侧重观察行为判断偏好，而问卷调查法则是直接问被试的想法[75]。因此，莱宾斯坦是实验经济学的早期先行者之一[76]。沿着莱宾斯坦的研究方向，乔治·阿克洛夫（George Akerlof，1940—）揭示了个体在充分利用市场信息方面的不理性（劣势选择、柠檬市场），改善信息流动有利于实现市场资源配置[77]。2001 年，阿克洛夫获得诺贝尔经济学奖。2002 年，阿克洛夫在《美国经济学评论》发表《行为经济学与宏观经济行为》（Behavioral economics and macroeconomic behavior）。

其二，提勃尔·西托夫斯基最重要的著作是《无快乐的经济》。这本书的

第一编是"动机的心理学和经济学",通过六章内容一步步从心理学带入到经济学,最终要实现幸福经济学。他分析了人们如何应对威胁,也就是"我们每一个人,从出生的那一天起,就通过个人经验的积累,形成了对世界的看法,而这个看法就是我们的生活策略和生存策略的基础"[78]。这个逻辑和进化心理学用来解释损失厌恶的道理一致。他还分析了在信息测量方面,把一个人接受的信息与环境信息区别开的难度,这和大脑的处理能力有关,当这些信息超过大脑的处理能力时,人就会把注意力集中于某一小部分,这样可以减少大脑负担,然后集中精力对注意力的信息解码[78]。这种逻辑有点类似前景理论的编辑阶段、评价阶段。可见,玛丽娜·比安奇[79]将西托夫斯基定位为行为经济学中的代表人物是有道理的。

其三,阿里尔·鲁宾斯坦以博弈论、有限理性研究出名。他在有限理性建模方面研究深入,对于现代行为经济学所采用的技术也有深刻的理解。1997年,他出版了《有限理性建模》(Modeling Bounded Rationality),对于有限理性的建模程序、建模知识进行了系统性地分析[80]。2012年,他出版了《经济学寓言》(Economic Fables),这本书用通俗语言展示了真实世界的生活与数学符号世界之间的联系。鲁宾斯坦认为模型是"关于不同单位之间相互作用的故事",偏好(preferences)是"决策者内心对不同结果的清晰排序",也就是"他问自己什么是自己想要的(desirable),什么是能够实现的(possible),然后选出那个最好的选择"。在《经济学寓言》这本书中,鲁宾斯坦还分析了卡尼曼和特沃斯基的亚洲疾病问题,他采用被试内和被试间实验设计分别测试了亚洲疾病问题,结论是医生判断有系统性偏差这一结果稳健。医生用损失(losses)视角来看待决策时,他们宁可冒险,也想阻止悲剧发生;当医生从获得(gains)或救人的角度来看问题时,他们更愿意稳妥,以保证确实能救人[81]。

2.5.2 古典行为经济学的主要贡献

古典行为经济学属于第一代行为经济学,为第二代、第三代行为经济学积累了很多知识基础,主要表现为行为经济学名称来源、有限理性研究。

其一,行为经济学名称的来源。1947年,"behavioral economics"这个词最早由乔治·卡托纳使用。20世纪50—60年代,赫伯特·西蒙把行

为经济学作为不同于新古典经济学的研究方向。1980 年，卡托纳出版了
《行为经济学随笔》。同年，《经济行为和组织杂志》（Journal of Economic
Behavior and Organization）创刊。1981 年，《经济心理学杂志》（Journal of
Economic Psychology）创刊。1982 年，行为经济学促进协会（Society for the
Advancement of Behavioral Economics）成立。1984 年，第一次行为经济学年
会（the first Annual Conference on Behavioral Economics）召开[63]。同年，为
了表达对西蒙的尊敬，阿尔弗雷德·斯隆基金会成立行为经济学项目，项目负
责人埃里克·万纳明确使用了 "behavioral economics" 这个词，丹尼尔·卡尼
曼、理查德·塞勒对此表示认可[16]4。1986 年，本杰明·吉拉德（Benjamin
Gilad）和斯坦利·凯什（Stanley Kaish）主编的《行为经济学手册》（Handbook
of Behavioral Economics）卷 A 行为微观经济学（Behavioral Microeconomics）、
卷 B 行为宏观经济学（Behavioral Macroeconomics）出版。1987 年，里奥纳
多·格林（Leonard Green）和约翰·卡格尔（John Kagel）主编的《行为经济
学进展》（Advances in Behavioral Economics）第一卷出版。1988 年，彼得·厄
尔出版了《行为经济学》（Behavioral Economics）选集两卷。1990 年，《行为
经济学进展》第二卷出版[63]。可见，古典行为经济学家已经非常稳定地使用
"behavioral economics" 这个词，现代行为经济学家接受了这个词。但是，两
者之间对这个词的认识并不一样，本书在 2.5.3 中将进行具体阐述。

其二，有限理性研究。有限理性的基本思想源于哈耶克及更早的休谟。但
是，赫伯特·西蒙明确使用了 "bounded rationality" 这个词。现代行为经济学
家卡尼曼、特沃斯基早期较少使用这个词，而更喜欢用不确定性情况下的判
断、不确定情况下的决策这样的心理学用词。但是，与塞勒合作后，开始改变。
1991 年，塞勒出版了著作《准理性经济学》（Quasi Rational Economics）。2002
年，卡尼曼获得诺贝尔经济学奖时，第一句表示获奖成果是他和特沃斯基一块
合作的，第二句话是 "we explored the psychology of intuitive beliefs and choices and
examined their bounded rationality"，这句话使用了有限理性的英文表达[16]176-177。
自此，西蒙的完全理性、有限理性开始用来替代卡尼曼和特沃斯基的规范性、
描述性。也就是，人应该完全理性，追求最优化（规范性），但实际上做不到
最优化，只能达到满意化，也就是实际上只能实现有限理性（描述性）。

2.5.3 古典行为经济学与现代行为经济学的区别

古典行为经济学、现代行为经济学共享了英文名称"behavioral economics",都以有限理性为假设前提,除此之外,两者区别比较大。古典行为经济学研究者批评现代行为经济学研究者的可能性更大。

其一,研究单位不同。古典行为经济学大部分以企业或公司行为为研究对象,只有卡托纳、莱宾斯坦注重个人行为的分析。而现代行为经济学则主要分析个人行为。

其二,研究目的不同。古典行为经济学的目的是分析企业或公司的行为,目的不是企业或公司利润最大化,而是达到满意的结果。现代行为经济学的目的则是分析个人行为出现的系统性的判断和决策偏差,实现个人期望效用值最大化。

其三,直觉判断在研究中的作用不同。古典行为经济学家赫伯特·西蒙的研究将直觉判断或拇指规则(经验规则)作为决策准则,也就是在给定信息或计算能力下寻求满意结果。现代行为经济学家卡尼曼和特沃斯基则将直觉判断作为简化、编辑决策问题的必要程序,给定所有信息以及统计学、逻辑学、期望效用理论等知识,个体后续的推理(评价)能力有助于监督审核直觉判断,从而接近最优结果。如果监督审核能力不足,决策者就会按直觉判断来决策[16] 114–115。

其四,对待期望效用理论的态度不同。古典行为经济学家认为要抛弃新古典经济学的期望效用理论,应该寻求可以改进人的行为的更好的理论。现代行为经济学家则认为期望效用理论仍有可取之处,关键是如何改进这个规范性理论形成更具有描述性的描述性理论,也就是前景理论[16] 123。

其五,研究方法不同。古典行为经济学主要采用现场调查、模拟方法,用计算机模拟各种变量来寻找满意解。现代行为经济学则主要采用现场调查问卷法、模拟方法、脑成像方法,研究技术更为多样化,目标是通过研究决策者的判断和决策偏差来描述人的决策行为。

2.6 现代行为经济学进一步融合心理学形成稳固的研究梯队

从本书前面梳理的历史来看，现代行为经济学的主要逻辑已经隐藏在经济学家、心理学家、数学家的各种思想中，只不过还处于碎片化状态，而卡尼曼和特沃斯基将这些思想整合在了一起。经济学一直研究的问题是个体如何分配稀缺资源以及公司或市场这种集体制度如何分配稀缺资源。现代行为经济学将这种研究视角进一步扩展到心理学角度，也就是个体稀缺的认知资源如何分配。现代行为经济学不只回答了这个问题，而且保留了期望效用理论的数学结构，并且整合了心理学实验设计的描述性分析，以及经济学逻辑演绎的规范性分析，使现代行为经济学区别于其他社会科学[82, 83]。另外，经济学开始重视真实世界证据以及解决真实世界的问题，比如获得诺贝尔经济学奖的埃莉诺·奥斯特罗姆（Elinor Ostrom，1933—2012）研究多中心治理，研究方法主要是田野调查；2019年诺贝尔经济学奖获得者是三位在全球研究减贫的经济学家。而现代行为经济学不但重视真实世界证据，还重视解决真实世界的问题，这是现代行为经济学崛起的重要因素之一。但这并不是一个容易的过程，理查德·塞勒就是这个过程中的核心人物。

2.6.1 塞勒的早期研究

1967年，理查德·塞勒（Richard Thaler，1945—）本科毕业于俄亥俄克利夫兰凯斯西储大学（Case Western Reserve University in Cleveland）经济学专业。1970年和1974年分别获得了罗切斯特大学（University of Rochester）的硕士、博士学位。他的博士论文题目是《挽救生命的价值：市场估计》（The Value of Saving A Life: A Market Estimate），指导老师是劳动经济学家舍温·罗森（Sherwin Rosen，1938—2001）。1975年，他的博士论文核心内容在美国国家经济研究局（National Bureau of Economic Research，NBER）出版的著作《家庭生产和消费》（Household Production and Consumption）中发表，题目是《挽救生命的价值：来自劳动力市场的证据》（The Value of Saving a Life: Evidence from the Labor Market）。这篇文章估算每条生命价值的方法，一直被美国政府用于成本效益分析。最新的每条生命价值的估算是700万美元[84]37-40。

　　塞勒当时的设想是，理性人世界中，工作风险越高，收入也应该相应提高。高死亡率工作的增量工资是为了弥补对应的风险。塞勒自行收集了职业工资数据。作为保险精算师的父亲为他提供了职业死亡率数据。舍温·罗森指导他完成了这个研究[84]39-40。在研究过程中，塞勒尝试设计了一些假设问题，目的是了解被试在金钱与死亡之间会有哪些偏好。第一种问法是被试愿意支付多少钱来降低下一年死亡的某一个概率；第二种问法是如果死亡率提高第一种问法中相同的概率，被试愿意接受多少钱的补偿[85]。塞勒将调查结果告诉指导老师罗森教授时，罗森告诉他不要浪费时间，好好做毕业论文[84]43。

　　现在，我们将塞勒的这一研究经历与卡尼曼和特沃斯基的研究问题进行对比会发现，第一种提法是损失框架，第二种提法是获得框架。另外，这里面还涉及塞勒研究的禀赋效应。塞勒认为他这一研究方法思考的源头是托马斯·谢林（Thomas C. Schelling，1921—2016）的文章《你挽救的生命可能是你自己的》（The Life You Save May Be Your Own）。这篇文章举了一个例子："若说有个六岁棕发女孩急需数千美元的手术费，好让她延长寿命到能够和家人共度今年的圣诞节，邮局里将涌进无数指定救治这女孩的小额捐款。但是，如果新闻报道是描述取消营业税将使得麻州医院无力维护设施，导致原本可预防的死亡无声无息地增加，大概不会有多少人因此落泪，或慨然开出支票救苦救难"[84]37-38。这个例子和现代行为经济学中的代表性偏差的道理是一致的，这也说明了谢林在现代行为经济学发展之初支持这个学科不是偶然的。

　　谢林的学生理查·泽克豪泽（Richard Zeckhauser，1940—）将谢林的例子改成了俄罗斯轮盘"假设艾登被要求玩一场俄罗斯轮盘游戏，得使用一把有上千个膛室的机关枪，而对手随机选了其中四个膛室装入子弹。艾登必须扣下一次扳机（幸好这把枪被设定为单发射击），那么艾登愿意付多少钱来交换取出一颗子弹？"这个问题的设计很巧妙，也很形象，但是，塞勒认为这种方法不是有效的数据收集方法[84]39。

　　总之，塞勒早期除了研究挽救生命的价值之外，还从事了犯罪正义、汽车安全监督管理、财产犯罪、犯罪控制、粘性工资与隐性合同、财政约束下的折现等方面的研究。其中，挽救生命价值的研究与塞勒后来现代行为经济学的研究关联最大。

2.6.2 塞勒走上现代行为经济学研究之路

1976 年，塞勒与舍温·罗森参加加州蒙特利市附近举办的生命价值研讨会，参会的还有巴鲁克·费施霍夫（Baruch Fischhoff，1946—）和保罗·斯洛维奇（Paul Slovic，1938— ）。费施霍夫在搭塞勒的便车到机场时，聊到了卡尼曼和特沃斯基。费施霍夫向塞勒推荐了卡尼曼和特沃斯基的论文。塞勒到图书馆找到了卡尼曼和特沃斯基的论文《不确定下的判断：启发式和偏差》。他只用半小时就把这篇论文读完了，并从中找到了他日常思考问题的共鸣。然后，他又花费了几个小时把卡尼曼和特沃斯基所有已经发表的文章读完[84]50-54。此后，他的研究方向彻底改变。

从图书馆出来，塞勒给费施霍夫打电话表示感谢。费施霍夫告诉塞勒宾夕法尼亚大学沃顿商学院的霍华德·坤路德（Howard Kunreuther，1938—）有卡尼曼和特沃斯基最新研究《价值理论》的影印件（前景理论的早期版本）。这篇论文的方法论和价值曲线图深深吸引了塞勒，尤其是规范性与描述性的方法论成了塞勒从事现代行为经济学研究的指导原则[84]55。

1977 年春季，舍温·罗森邀请塞勒一起到斯坦福大学进行生命价值研究。塞勒得知卡尼曼与特沃斯基九月起要在斯坦福大学工作一年，他将论文《消费者选择：经济学家行为的理论》（Consumer Choice: A Theory of Economists' Behavior）提前寄给了特沃斯基，特沃斯基给塞勒的回信是他们英雄所见略同。然后，塞勒获得了美国国家经济研究局局长健康经济学家维克托·富克斯的资助，可以在斯坦福大学一直工作到 1978 年夏季。在去斯坦福大学做访问学者的路上，塞勒到俄勒冈州尤金市拜访了引导他进入前景理论研究路径的巴鲁克·费施霍夫和保罗·斯洛维奇。在这里他还遇到了莎拉·利希藤斯坦、玛雅·巴尔－希勒（Maya Bar-Hillel，1943— ）[84]68-69。

1977 年夏末，卡尼曼和特沃斯基来到尤金市俄勒冈研究所工作。在维克托·富克斯安排的饭局上，塞勒与特沃斯基、卡尼曼第一次见面，这是塞勒与卡尼曼合作研究的开始。在拜访的过程中，塞勒亲眼看到了卡尼曼与特沃斯基创作《前景理论》的整个过程，"卡尼曼负责打字，两人逐句讨论，可是他们几乎对每个字都意见不同，对话则夹杂着希伯来语和英语"。并且，塞勒和卡尼曼经常在俄勒冈研究所附近的山丘散步，塞勒在对话中学到了卡尼曼他们的研究方法以及如何说服读者相信他们的发现[84]70-71。

《前景理论》主要基于简单的生活情景来设置假设性问题。经济学家对这种方法并不买账，比如塞勒的导师舍温·罗森就反对这种方法。因为经济学家的研究思路是从决策者的实际行为来反推偏好，而不是通过决策者想怎么做来推断偏好。前景理论研究的特别之处在于需要测量决策者面对获得和损失两种框架下的不同反应。如果按传统经济学方法来测量人的行为，损失框架下被试将出现真实的损失，会对被试造成伤害，被试没有理由参加对自己没有好处的实验，这种实验也很难获得伦理委员会的审查。而假设性问题则不会对被试产生实际的伤害，使这类研究具有了可操作性。但是，这种研究方法的假设前提是决策者在决策时点知道在假设情景中会怎么做，也没有必要掩饰真实偏好。因此，《前景理论》发表时将这种方法作为短时间内探讨一系列理论问题的最简单方法[84]72。

1978 年 8 月，塞勒在斯坦福大学做访问学者时，接受了康奈尔大学的教职。1979 年 3 月，卡尼曼与特沃斯基的《前景理论》发表。但是，传统经济学对这篇文章研究方法的质疑不断。1979 年 9 月，加州理工大学实验经济学家大卫·葛瑞瑟（David Grether，1938—2021）和查尔斯·普拉特（Charles Plott，1938— ）合作在《美国经济评论》上发表了《选择的经济理论和偏好反转现象》（Economic Theory of Choice and the Preference Reversal Phenomenon）。所谓偏好反转，就是在一种情景下被试喜欢 A 多于 B，但是换了一种情景，被试却喜欢 B 多于 A。葛瑞瑟和普拉特对于偏好反转持怀疑态度，他们假设金钱激励下偏好反转就会消失。因此，他们在实验室控制了大量有可能解释偏好反转的变量，并且用真实货币作为干预手段，却发现偏好反转比假设性问卷变得更频繁也更严重了[86]。

葛瑞瑟和普拉特的研究在关键时候支持了卡尼曼和特沃斯基的发现，为现代行为经济学和实验经济学的发展打开了一条路，同时也为传统经济学家再次接受心理学奠定了基础。但是，质疑行为经济学研究方法的经济学家在当时仍然占大多数。为了更好地说服传统经济学家接受行为经济学的研究方法，塞勒将他寄给特沃斯基的文章名称改为《消费者选择的实证理论》（Toward A Positive Theory of Consumer Choice），这其实是对弗利德曼关于实证研究方法观点多年后的一种回应。这篇文章被六七家学术期刊退稿，1980 年被刚刚创刊的《经济行为与组织杂志》创刊号发表，这是塞勒发表的第一篇行为经济学论文[84] 91-92。弗洛里斯·霍伊克卢姆认为这是第一篇从卡尼曼和特沃斯基的判断与决策研究推理出经济学含义的文章，"卡尼曼和特沃斯基是行为经济学最重要的灵感源泉，而塞勒是最早、最强有力的提倡者"[16] 143。

1981 年，塞勒开始研究自我控制（Self-Control）与消费者选择的关系。1985 年，塞勒开始研究心理账户（Mental Accounting）与消费者选择的关系。1986 年至 1997 年，塞勒与卡尼曼共合作了 6 篇文章，有两篇发表在《美国经济评论》杂志。1990 年，塞勒开始与特沃斯基合作，共合作了 3 篇文章。卡尼曼和特沃斯基还分别为塞勒的《经济展望杂志》"异象"专栏各写了 1 篇文章。

2.6.3 塞勒对行为金融的研究

1970 年，尤金·法马（Eugene F. Fama，1939— ）在萨维奇的影响下提出了金融经济学的规范性理论有效市场假说。也就是金融市场上有"富有经验的交易者"和"其他交易者"。"富有经验的交易者"可以判断证券的内在价值、推动金融市场的价格反映内在价值，"其他交易者"无法判断证券内在价值，从而出现金融市场上的随机噪声[87]。1979 年，葛瑞瑟和普拉特关于偏好反转的文章开启了质疑法马的有效市场假说（金融"异象"）的新方向。这里的"异象"也就是金融市场上的实际投资行为与法马的规范理论之间的不一致。1982 年，肯尼斯·阿罗发表了文章《心理学与经济学中的风险认知》（Risk Perception in Psychology and Economics），指出金融市场上理性假设失灵现象与认知心理学在实验室的观察是一致的。这就等同于将卡尼曼和特沃斯基的个体研究与市场研究联系了起来[16] 142-143。自此，行为金融开始成为研究热点。

1985 年，塞勒在《金融杂志》（Journal of Finance）发表了《股市过度反应了吗？》（Does the Stock Market Overreact?），这是塞勒第一篇行为金融学术论文。"behavioral finance"这个词可能和这篇文章有关[16] 150。这篇文章质疑了通常认为最有效率的金融市场不容易受到非理性因素的影响，但是实际上并不是这样。否则，就不会出现金融危机了。也就是金融市场从长期来看，也不一定会出现理性的结果。但是，如果时间足够长，金融市场是不是就能够适应、自动调整到理性结果？正如，凯恩斯所讲的"从长远来看，人都会死"，金融市场如果时间足够长，供需双方有足够的时间协调自己的行为，就可以实现理性均衡。换句话说，金融危机不会一直存在。但短期内，供需双方无法协调各自行为，行为金融研究就有其意义。

2.6.4 斯隆－塞奇基金行为经济学项目助力行为经济学发展

斯隆－塞奇行为经济学项目开始于 1984 年，结束于 1992 年，对于卡尼曼、特沃斯基、塞勒的研究方向的扩展起了很大作用。关键人物是俄瑞克·万纳（Eric Wanner），他在 1967 年开始研究心理语言学，对于卡尼曼注意与认知错误方面的著作《注意和努力》比较熟悉[88]。

1982 年，斯隆基金会准备资助有助于社会重大目标实现的研究方向，他们受赫伯特·西蒙启发选择了认知科学在经济学中的应用，目标是寻找经济行为的心理学基础。这个资助想法曾经咨询过卡尼曼、特沃斯基，他们对此并不乐观。1983 年塞勒加入这个项目的筹划工作，资助前景开始明朗。同年，塞勒受资助到英属哥伦比亚大学学术休假，与卡尼曼一起工作。1984 年，斯隆基金会成立了行为经济学项目，负责人是劳动经济学家阿尔伯特·里斯（Albert Rees，1921—1992）。这个项目名称曾经征求过卡尼曼、特沃斯基和塞勒的建议，一半是心理学"行为"，一半是"经济学"。这也决定了斯隆基金会行为经济学项目咨询委员会的组成：两名心理学家认知失调理论（Cognitive Dissonance）集大成者里昂·费斯廷格（Leon Festinger，1919—1989）和罗伯特·阿贝尔森（Robert P. Abelson，1928—2005）和两名经济学家托马斯·谢林和威廉·鲍莫尔[16]148-149。

1984 年 7 月，阿贝尔森建议斯隆基金行为经济学项目资助要以卡尼曼和塞勒为核心，因为他们很有可能做出与卡尼曼和特沃斯基同样的成果。12 月，行为经济学项目第一次会议在纽约召开，参会者有咨询委员会的成员、卡尼曼、塞勒、希勒尔·艾因霍恩（Hillel Einhorn，1941—1987）、巴鲁克·费施霍夫、唐纳德·霍德（Donald Hood）、托马斯·丘斯特（Thomas Juster，1926—2010）、查尔斯·普拉特、霍华德·坤路德、霍华德·雷法（Howard Raiffa，1924—2016）、奥利弗·威廉姆森、理查德·泽克豪斯、赫伯特·西蒙[16]149。其中，费施霍夫是塞勒学术研究的引路人，坤路德借给了他《前景理论》早期版本的复印件，实验经济学家普拉特是他的好朋友，谢林的学生泽克豪斯和塞勒的研究思路也比较像。这一切都意味着塞勒将成为现代行为经济学最重要的开路人。

1984 年至 1985 年，斯隆基金会再次资助塞勒学术休假，研究心理学和经济学（Research in Psychology and Economics）。另外，1985 年至 1992 年，斯隆基金会和塞奇基金会对塞勒心理学和经济学的研究进行了连续资助。1985 年，塞勒发表了《心理账户和消费者选择》（Mental Accounting and Consumer Choice），奠定了他在斯隆基金和塞奇基金行为经济学项目中的地位。这一年行为经济学项目开始调整资助方向，他们开始关注"心理学和其他行为科学在研究金融市场上的潜在贡献"[16] 150。这促使行为经济学从个体行为决策研究走向行为金融市场研究。

1986 年，行为经济学项目第一批资助公布，主要资助卡尼曼和特沃斯基的学术专著《决策：判断与选择中的理性与错觉》（20 万美元），同时资助阿罗的"行为经济学研讨会"（3 万美元）。1987 年，詹姆斯·马奇、里斯加入行为经济学项目咨询委员会。1987 年至 1988 年，行为经济学项目成立了三个非常驻的工作组，极大促进了 1990 年至 2010 年行为经济学学科在经济学中的地位。这三个工作组分别是跨期选择（勒文斯坦和乔恩·艾尔斯特负责）、金融市场的行为方法（塞勒和罗伯特·席勒负责）、实验经济学工作组（科林·卡默勒负责）。实验经济学工作组因为卡尼曼、史密斯研究理念不同（前者更关注某一时空下个体为什么偏离理性，后者则更关注一定时间内个体会回归理性），二者均未加入该工作组[16] 156-157。

1989 年，费斯廷格、马奇和里斯从咨询委员会离任，卡尼曼加入咨询委员会，这时咨询会的成员由经济学家（鲍莫尔、谢林）和心理学家（阿贝尔森、卡尼曼）组成。同年，里斯从斯隆基金会总裁离任，斯隆基金撤出行为经济学项目。同时，拉塞尔·塞奇基金行为经济学访问学者项目成立，资助有关学者到纽约工作一年，与其他访问学者合作研究或出版著作。塞勒是 1991 年至 1992 年期间的拉塞尔·塞奇基金访问学者。1991 年，塞奇基金会开始出版行为经济学系列图书，第一部著作就是塞勒的《准理性经济学》[16] 157。

1992 年，塞奇基金会行为经济学项目结束，咨询委员会解散，"行为经济学圆桌会议"（The Behavioral Economics Roundtable）资助形式开始，第一批受资助人员包括阿克洛夫、布林德、卡默勒、艾尔斯特、卡尼曼、勒文斯坦、谢林、席勒、塞勒和特沃斯基[16]158。同时，塞奇基金会从 1992 年开始，资助塞勒和罗伯特·席勒定期在美国国家经济研究局举办一系列行为经济学方面的研讨会。

总之，斯隆 – 塞奇基金行为经济学项目鼓励心理学和经济学的均衡发展，极大促进了心理学融合进经济学，而不是被经济学消灭。这也使行为经济学研究形成了跨期选择、行为金融、实验经济学三大研究方向，并且为后续发展建立了研究梯队，尤其是对塞勒的资助使其成为了现代行为经济学的领军人物。而塞勒后来在行为金融方面的研究，则进一步扩大了行为经济学在传统经济学中的地位，这将有助于应对传统经济学家对行为经济学研究方法的质疑。

2.6.5 塞勒带领现代行为经济学家从经济学中突围

在行为经济学和实验经济学发展过程中，一直面临传统经济学家的挑战。卡尼曼和特沃斯基比较幸运的地方在于，他们所在的心理学领域并不排斥直觉判断偏差和前景理论这样的研究。而塞勒、史密斯是在传统经济学领域研究，早期都面临很大压力，塞勒的第一篇行为经济学文章《消费者选择的实证理论》曾经被经济学著名期刊拒稿多次，史密斯也是不得不通过其他领域的研究来提高自己的地位。

为什么会出现这种现象呢？主要是因为学术范式的转变关系到很多人的生存，还有传统经济学家长期形成的禀赋效应（认为自己一直进行的研究比现代行为经济学有价值）。但在这个过程中，阿罗、富克斯、谢林的宽容，对于行为经济学能够发展起来，起了关键作用。

首先，学术生存是一个很现实的问题。塞勒曾回忆他一次演讲结束，一位有一定名气的经济学家提问说："假如我认真看待你刚刚说的研究，我该怎么办？我所拥有的技巧就是知道如何去解决最优化问题。"[84]78 也就是如果现代行为经济学的研究范式成立，那么传统经济学家需要重新学习新技术，否则谋生的本领就没有了。

其次，"看不见的手"的理念刻在了传统经济学家的脑中，这是他们经济学研究的禀赋。迈克尔·詹森（Michael C. Jensen，1939— ）召开过一次研讨会，特沃斯基参加了这次研讨会。晚餐时詹森与特沃斯基有过一次对话，可看到双方的分歧。特沃斯基让詹森评价他太太做决定的能力，詹森说他太太买了昂贵的车，但是不敢在路上开，因为她怕车被撞凹。接着特沃斯基又问了詹森的学生，詹森抱怨他的学生经济学概念要搞很长时间才能懂。特沃斯基说，您认识的这些人无法作好最简单的经济决策，然而您却认为自己的经济模型中的人是天才。詹森的解释是，即使人会做蠢事，在市场竞争中，通过互动，"看不见的手"也可以纠错[84]88-89。这次研讨会后，詹森对人性的认识也开始改变。1998年，他出版了著作《组织战略的基础》（Foundations of Organizational Strategy），采用了足智多谋的、评价的、最大化的人性模型，并且还提出了人类行为的经济学模型、社会学模型和心理学模型[89]。

最后，经济学家学术和生活是分开的。他们相信的模型是教学、学术发表的重要工具，但在实际生活中很难按模型来进行决策。也就是他们会出现"相信一套，做一套"的行为，并且他们认为这种是很正常的事。他们认为长远来看，相信的逻辑终会成立，而短时间做有悖于所相信逻辑的决定将来一定会被纠正。

如果想让现代行为经济学发展起来，就必须说服传统经济学家。行为经济学要迎来有史以来第一次论战。1985年10月13日至15日，芝加哥大学举办了一场学术研讨会，举办者是芝加哥大学商学院的心理学家罗宾·何加斯（Robin Hogarth，1948—）和经济学家梅尔·雷德（Mel Reder，1919—），研讨的目的是传统经济学是否要重视行为经济学和心理学[84]217。

研讨会中，行为学派的领军人物是赫伯特·西蒙、特沃斯基和卡尼曼，成员主要有罗伯特·席勒、理查·泽克豪泽和塞勒。肯尼斯·阿罗虽然不属于行为学派，但是支持行为学派。理性派的领军人物是罗伯特·卢卡斯（Robert Lucas，1937—）、默顿·米勒（Merton Miller，1923—2000），芝加哥经济学派的大部分研究者是理性派的成员。此次研讨会的主持人是尤金·法马、舍温·罗森，他们属于理性派[84]217。

特沃斯基演讲了他和卡尼曼为这次研讨会写的新论文，其中涉及了著名的"亚洲疾病"问题。这个发言质疑了经济学家认同的一致性原则。卡尼曼则讲了他和塞勒的《公平和经济学假设》（Fairness and the Assumptions of Economics），涉及最后通牒博弈和独裁者博弈，理性派不喜欢"公平"这个词，也不喜欢这种调查方法获得的数据。但是，最后通牒博弈是真实货币实验，他们有点重视这个结果，只是因为涉及的货币比较少，他们同样提出了质疑。阿罗的观点是"理性（即最优化）并不是良好经济理论之必要条件或充分条件"，理论不需要一定建立在理性假设之上，理性也无法单独推理出有意义的预测[84] 218-219。

这次会议上，塞勒是西蒙、卡尼曼和特沃斯基、艾因霍恩和何加斯三方学术论文的评论人。他主要反驳了三个有关理性人的观点：①利害关系够大时，人会做出正确决定；②真实世界，人会学习避免犯错误；③人的判断错误会相互抵消。他用两个错误观点结尾：①理性模型是无用的；②所有行为皆是理性的。通过这种极端观点，想引导大家不要进行无谓的讨论。乔治·斯蒂格勒（George Joseph Stigler，1911—1991）对这个观点表示赞同[84] 222-223。

总之，这次研讨会理性派之所以反对挑战理性假设的反常例子，是因为托马斯·库恩在《科学的革命》一书说过，当反常例子积累到一定程度，学术群体对反例达成共识时，新的研究范式将替代旧的研究范式。但是，席勒并不认为行为经济学是全面放弃理性假设，而是理性市场模型的修正，可以提高理性市场模型解释的效力。这一定位既可以降低理性派的敌意，也为后续现代行为经济学发展打下了基础[84] 228。

2.6.6　塞勒带领现代行为经济学家寻找"异象"

卡尼曼和特沃斯基通过发表文章、学术研讨，已经使行为经济学渗透到经济学以及其他学科，尤其特沃斯基在历史、体育、商业等各种领域的演讲，推动了行为经济学的应用。塞勒则在这个基础上，取得了更大的进展，主要表现在他通过《经济展望杂志》"异象"（Anomalies）专栏将行为经济学的理念传递给经济学初学者，等同于培养了下一代行为经济学家。同时，这些文章也会对传统经济学家形成影响。

"异象"专栏的起源要追溯到 1985 年，塞勒在芝加哥大学行为经济学论战后，参加了另一场研讨会。著名教材《中级微观经济学》作者哈尔·范里安（Hal Ronald Varian，1947—）在研讨会间隙向塞勒提到美国经济学会计划创办《经济展望杂志》，塞勒可以考虑将"异象"方面的案例以专栏形式发表。1987年，《经济展望杂志》创刊，塞勒[84] 232 在首篇专栏文章开始引用了托马斯·库恩的话"发现始于意识到反常，即始于认识到自然界总是以某种方法违反支配常规科学的范式所做的预测"[90]。

塞勒对"异象"专栏的重视程度，可以从他的简历看出来，因为在简历中"异象"专栏文章是单独列出的。从1987年到2003年，塞勒连续写了两组"异象"专栏，几乎是每个季度写一篇文章，每篇文章篇幅约4000字（10~12页），文章最后有"解说"修改说明所发现现象的重要性。

第一组"异象"专栏跨越了1987年到1991年，一共写了14篇文章。其中，塞勒独立写了6篇，涉及主题包括股票市场的日历效应（1987年2篇）、赢者的诅咒（1988年1篇）、最后通牒博弈（1988年1篇）、行业间工资差异（1989年1篇）、储蓄可替代性与心理账户（1990年1篇）。他还和卡尼曼合写了一篇关于禀赋效应、损失厌恶和现状依赖的文章（1991年），和特沃斯基合写了一篇关于偏好反转的文章（1990年），和罗宾·道斯合写了一篇关于合作的文章（1988年），和乔治·勒文斯坦合写了一篇关于跨期选择的文章（1989年），其余大部分合作文章是行为金融。总的来说，第一组"异象"专栏与行为金融直接相关的文章有7篇。这些文章后来集结在一起，重新编排顺序，出版了著作《赢者的诅咒：经济生活中的悖论与反常现象》（The Winner's Curse: Paradoxes and Anomalies of Economic Life）。

第二组"异象"专栏跨越了1996年到2006年，一共写了6篇文章。这些文章都是和其他行为经济学家合写的文章。1995年，他与詹姆斯·海因斯（James Hines，1958—）合写了《飞纸效应》（The Flypaper Effect）。1996年，他与天才神童科林·卡默勒（Colin F. Camerer，1959—）合写了《最后通牒、独裁者博弈和礼仪》（Ultimatums, Dictators and Manners）。1997年，他与杰里米·西格尔（Jeremy Siegel，1945—）合写了《股权溢价之谜》（The Equity Premium Puzzle）。2001年，他与马修·鲁宾（Matthew Rabin，1963—）合写了《风险规避》（Risk Aversion）。2003年，他与欧文·拉蒙特（Owen A. Lamont）合写了《金融市场的一价定律》（The Law of One Price in Financial Markets）。2006年，他与卡尼曼合写了《效用最大化和经验效用》（Utility Maximization and Experienced Utility）。可见，第二组文章主要涉及行为金融、行为经济学的基础理论、行为财政，并且合作者都是相对年轻的新生代行为经济学家。

总之，塞勒在《经济展望杂志》上发表两组"异象"专栏，目标是将卡尼曼和特沃斯基启发下的行为经济学研究路径发扬光大，同时这些文章也培养了新生代行为经济学家，影响了刚刚开始学习经济学的大学生或年轻学者。《经济展望杂志》曾经对美国经济学会会员进行了调查，有 50% 的会员说他们会定期阅读"异象"专栏。塞勒说，一般学术期刊的文章有一百名读者就算幸运，而"异象"专栏的文章则有超过 5000 名经济学家阅读过[84] 235。这也从侧面证明了，塞勒在传播现代行为经济学方面贡献很大。

2.6.7 拉塞尔·塞奇行为经济学夏令营

斯隆基金和拉塞尔·塞奇基金为现代行为经济学提供了资金支持，使卡尼曼和特沃斯基的研究思路成为主流，也使塞勒成长为这条研究思路的中坚力量。而《经济展望杂志》的"异象"专栏则扩大了现代行为经济学的影响力，培养了现代行为经济学的后备力量。在培养现代行为经济学后备力量方面，拉塞尔·塞奇基金会行为经济学暑期课程（the Russell Sage Foundation Summer Institutes in Behavioral Economics），一般称为拉塞尔·塞奇夏令营（the Russell Sage summer camps）的贡献也很大[84] 245-249（表 2-3）。

这个夏令营主要针对研究生和刚在大学入职的年轻经济学教师，夏令营主要讲授行为经济学的方法和发现，授课内容包括风险和不确定性情况下决策的心理学基础、跨期选择、判断偏差、心理账户、社会偏好以及这些理论和发现如何应用于储蓄行为、劳动力市场、发展经济学、金融、公共政策以及其他经济学话题。夏令营持续两周，拉塞尔·塞奇基金资助夏令营期间的住宿费和餐饮费，差旅费报销设有上限。一般招募 30 名学员[91]。

这个夏令营开始于 1994 年，每隔两年举办一次，2020 年夏令营因为新冠肺炎疫情已经被取消两次。第一届和第二届塞奇行为经济学夏令营由科林·卡默勒、丹尼尔·卡尼曼、理查德·塞勒组织，科林·卡默勒主持了四届夏令营。马修·鲁宾从 1998 年开始参与组织夏令营，戴维·莱布森（David Laibson，1966—）从 2002 年开始参与组织夏令营。自 2004 年开始，戴维·莱布森、马修·鲁宾一直是夏令营的组织者。

表 2-3　拉塞尔·塞奇行为经济学夏令营基本情况（1994—2022）

举办年份	届数	举办地点	组织者
1994	第一届	加州大学伯克利分校	科林·卡默勒、丹尼尔·卡尼曼、理查德·塞勒

续表

举办年份	届数	举办地点	组织者
1996	第二届	加州大学伯克利分校	科林·卡默勒、丹尼尔·卡尼曼、理查德·塞勒
1998	第三届	斯坦福大学	科林·卡默勒、马修·鲁宾、乔治·勒文斯坦
2000	第四届	加州大学伯克利分校	科林·卡默勒、马修·鲁宾、乔治·勒文斯坦
2002	第五届	加州大学伯克利分校	戴维·莱布森、马修·鲁宾、乔治·勒文斯坦
2004	第六届	特兰托大学	戴维·莱布森、马修·鲁宾
2006	第七届	特兰托大学	戴维·莱布森、马修·鲁宾
2008	第八届	特兰托大学	戴维·莱布森、马修·鲁宾
2010	第九届	特兰托大学	戴维·莱布森、马修·鲁宾
2012	第十届	沃特维尔谷	戴维·莱布森、马修·鲁宾
2014	第十一届	沃特维尔谷	戴维·莱布森、马修·鲁宾
2016	第十二届	沃特维尔谷	戴维·莱布森、马修·鲁宾
2018	第十三届	沃特维尔谷	戴维·莱布森、马修·鲁宾
2022	第十四届	马萨诸塞州剑桥市	戴维·莱布森、马修·鲁宾

注：根据塞奇基金会夏令营信息（https://www.russellsage.org/past-summer-institutes#be）整理。

　　为了更好地理解塞奇基金行为经济学夏令营在现代行为经济学发展过程中的作用。我们看一看1994年第一届夏令营的任课教师情况。任课教师主要由塞奇基金会圆桌会议的成员、数理经济学家肯尼斯·阿罗、实验经济学家查尔斯·普拉特、社会心理学家李·罗斯（Lee Ross，1942—2021）、刚拿到博士学位的经济学家恩斯特·费尔（Ernst Fehr，1956）和马修·鲁宾担任。费尔是与卡默勒齐名的神经经济学家。鲁宾则在1993年在《美国经济评论》发表了继《前景理论》之后最重要的行为经济学论文《整合公平进入博弈论和经济学》（Incorporating Fairness into Game Theory and Economics）[84]246。

塞奇基金行为经济学夏令营对于行为经济学培养新人贡献很大。比如第一届夏令营引导很多学生后来成为了现代行为经济学的领军人物和后续课程的讲师。戴维·莱布森是第一届夏令营的学员，后来成为了夏令营重要的组织者。塞德希尔·穆来纳森也是第一届夏令营学员，由塞勒引导走上了行为经济学的研究道路，后来创立了智库"ideas42"。其余第一届夏令营的优秀学员还有发明散户投资人行为的泰瑞·欧丁（Terry Odean，1968—）、行为设计学家奇普·希斯（Chip Heath，1963—）以及塞勒后来论文的合作者琳达·巴布科克（Linda Babcock）和克莉丝汀·乔斯（Christine Jolls）[84]248-249。

另外，夏令营也将行为经济学的最前沿知识带给了初学者，加速了行为经济学的发展历程。通过梳理夏令营 2006 年至 2022 年历届教学内容，可以发现授课内容在保持戴维·莱布森、马修·鲁宾的核心讲课内容（基本知识）基础上，每年都会增加前沿内容，这些前沿内容主要包括行为发展经济学、行为贫困经济学、行为劳动经济学、行为金融、行为契约、结构行为经济学、神经元经济学、行为公司财政、行为家庭理财、行为宏观经济学、行为博弈论[92]。表 2-4 展示了 2018 年第十三届夏令营的授课情况。2022 年第十四届夏令营及后续夏令营授课情况参考莱布森的官方网页。

表 2-4　2022 年拉塞尔·塞奇行为经济学夏令营第十三届授课讲师及内容

授课讲师	授课内容
David Laibson	① Introduction & Methods in Behavioral Economics；② Mechanism Design with Behavioral Agents；③ Biosocial Science；④ Intertemporal Choice — Theory；⑤ Intertemporal Choice — Evidence；⑥ Household Finance；⑦ Behavioral Agents in Market Equilibrium；⑧ Going Forth and Doing Research
Matthew Rabin	① Normal-Science Behavioral Economics；② Utility, Beliefs, and Choice；③ Prospect Theory, Reference Dependence, and News Utility；④ Social Preferences and Self Image；⑤ Introduction to Limited Rationality；⑥ Narrow Bracketing；⑦ Mispredicting Tastes—Evidence, Theory, and Implications；⑧ Errors in Probabilistic Reasoning；⑨ Inattention and Non–Inference；⑩ Social Information and Social Inference；⑪ Behavioral Theory, Themes and Principles
Stefano DellaVigna	① Behavioral Labor Economics；② Structural Behavioral Economics
Muriel Niederle	A Gender Agenda, or From the Lab to the Field to Policy

续表

授课讲师	授课内容
Richard Thaler	New Findings in Choice Architecture
Eric Johnson	Why is Insurance Choice So Difficult for Consumers?
Gautam Rao	① Behavioral Labor Economics；② Field Experiments in Behavioral Economics
Antoinette Schoar	Shrouding of Contract Terms in Consumer Finance
Kelly Shue	① Topics in Behavioral Finance；② Observational Empirics in Behavioral Economics

注：根据莱布森的官方网页（https://scholar.harvard.edu/laibson/rsfcamp）信息整理。

2.6.8 现代行为经济学助推公共政策

"助推"是现代行为经济学的最重要发现之一，这是由塞勒和凯斯·桑斯坦（Cass R. Sunstein，1954—）共同发现的。

1975 年，桑斯坦在哈佛大学获得文学学士。1978 年，桑斯坦从哈佛大学法学院获得法学博士。1980 年，塞勒在发表《消费者选择的实证理论》时，桑斯坦还没有加入芝加哥大学法学院。1981 年，桑斯坦进入芝加哥大学法学院担任助理教授，当年他发表的文章是《成本效益分析与分权》（Cost-Benefit Analysis and the Separation of Powers）。后来，桑斯坦碰巧读到了塞勒的论文《消费者选择的实证理论》，他对这篇文章分析的"人们干过的蠢事"比较感兴趣。然后，他借助这篇文章后面的参考文献找到了卡尼曼和特沃斯基发表在《科学》杂志上面的"不确定情况下的判断"以及发表在《计量经济学》杂志上面的"前景理论"。桑斯坦在《思维的发现》这本书中谈了他读后的感受"对一个律师来说。两篇文章都很难懂。我读了不止一遍，但我清楚地记得初读时的感觉：就像看到一堆灯泡在眼前炸裂。读过之后，先前脑海中的一些想法瞬间清晰起来，真是太让人兴奋了"[52]350-351。总的来说，1981 年至 1995 年期间，桑斯坦并没有发表行为经济学方面的文章，但是曾经针对公共选择、偏好发表过一些文章。

与此同时，塞勒以自我控制、心理账户为基础，1992 年就开始研究退休储蓄这种公共政策问题。当年，他发表了文章《如何让人储蓄》（How to Get

Real People to Save）以及《储蓄和心理账户》（Saving and Mental Accounting）。1994 年，他在美国经济学年会上发表了《心理学和储蓄政策》（Psychology and Savings Policies）。1995 年，发表了《如何评价储蓄项目》（How to Evaluate Savings Programs: Discussion of Papke, Peterson and Poterba）。

同年，塞勒到芝加哥大学商学院工作，桑斯坦和塞勒的合作即将开始。两个人合作的源头还要追溯到塞勒去芝加哥大学工作前，接到了欧利·艾森菲特（Orley Ashenfelter，1942—）的电话，艾森菲特邀请塞勒在他筹备的法律研讨会上谈谈行为经济学的应用。塞勒把这个消息告诉了塞奇基金行为经济学夏令营首届学员克莉丝汀·乔斯，他们两个计划谈的话题是"现行的法学与经济学领域该如何做出调整，来解释行为经济学的最新研究发现"。最终，塞勒没能出席研讨会，乔斯参加了研讨会，他们准备将这个话题延伸成一篇学术文章[84] 336–338。

塞勒到芝加哥大学不久，认识了法学院的桑斯坦，他们共进过几次午餐，兴趣相投。于是，塞勒让乔斯邀请桑斯坦加入他们的行为法律与经济学论文计划。后来这个计划写成了学术论文《法学与经济学的行为方法》（A Behavioral Approach to Law and Economics），长达 80 页，是塞勒发表最长的论文。论文提到了行为经济学的"三个有限"，也就是有限理性（Bounded rationality）、有限意志力（Bounded willpower）、有限自利（Bounded self-interest）。在文章发表之前，桑斯坦还在《芝加哥法学评论》上面发表了《法的行为分析》（Behavioral Analysis of Law）[84] 338。

1998 年，《法学与经济学的行为方法》在《斯坦福法学评论》上发表时，塞勒他们要求杂志找一篇批判这篇文章的著名学者来评论一下。结果找到了理查德·波斯纳（Richard Allen Posner，1939—），波斯纳是现代法经济学的奠基人之一，他的理论主要建立在芝加哥学派基础上。这篇文章还引起了一场研讨会，类似于 1985 年芝加哥经济学与心理学研讨会。这个会议启动了行为法律经济学的研究路径[84] 339–351。

1998 年，桑斯坦还和卡尼曼合作了两篇关于"惩罚性赔偿"（punitive damages）的研究论文，分别发表在《耶鲁法学杂志》《风险和不确定性杂志》。2000 年，他们在《哥伦比亚法学评论》发表了《关于美元的思考：严重性的转变》（Deliberating about dollars: The severity shift），还在《法学研究杂志》发表了《人们想要最佳威慑吗？》(Do people want optimal deterrence？)。2002 年，他们在《斯坦福法学评论》发表了《不连贯的判断》(Predictably incoherent judgments)。

1999 年，塞勒和什洛莫·贝纳茨（Shlomo Benartzi, 1968— ）在《管理科学》(Management Science) 上发表了《风险厌恶或风险近视？重复博弈与退休投资选择》(Risk Aversion or Myopia? Choices in Repeated Gambles and Retirement Investment)。2001 年，他们在《美国经济评论》上发表了《固定缴费储蓄计划中的原始多样化》(Naive Diversification in Defined Contribution Savings Plans)。2004 年，他们在《政治经济杂志》(Journal of Political Economy) 发表了《为明天储蓄更多：用行为经济学提高雇员储蓄》(Save More Tomorrow: Using Behavioral Economics in Increase Employee Savings)。2007 年，他们在《经济展望杂志》发表了《退休储蓄行为的启发式和偏差》(Heuristics and Biases in Retirement Savings Behavior)。2013 年，他们在《科学》杂志发表了《行为经济学与退休储蓄危机》(Behavioral Economics and the Retirement Savings Crisis)。2017 年，什洛莫·贝纳茨出版了一本专著《屏幕上的聪明决策》(The smarter screen: surprising ways to influence and improve online behavior)。

从上述可以看出，塞勒和桑斯坦在行为法律经济学方面有了比较深入的合作基础，并且塞勒本人在退休、储蓄方面已经积累了大量研究。2008 年，塞勒和桑斯坦在上述积累的基础上出版了《助推：如何做出有关健康、财富与幸福的最佳决策》(Nudge: Improving Decisions about Health, Wealth and Happiness)，书中提到助推是"任何能够显著改变社会人行为的因素"[93]10，助推是一种选择架构，"在这种选择体系的任何一方面都不采用强制的方式，而是以一种预言的方式去改变人们的选择或者改变他们的经济动机及行为"[93]7-8。

2009 年，桑斯坦受他的大学同学美国总统奥巴马之约，到白宫信息与监管事务办公室就职。任职期间行为经济学、行为科学开始成为美国行政机构颁布命令的证据来源。2010 年初夏，英国在塞勒帮助下成立了世界上第一个助推小组，后来将名称定为行为洞察力小组（Behavioural Insights Team, BIT），这个团队在唐宁街 10 号副首相办公室，由内阁秘书长领导。团队名称经过了精挑细选。为了避免公民质疑政府机构扩大规模，名称避免使用"单位"，而用了"团队";最初名称确定为"行为改变团队",理查德·塞勒认为政府的责任不应该定位为行为改变。又将名称改为"行为经济学团队",但这个过于局限于行为经济学这一个学科,排除了社会心理学等其他行为科学的作用。因此,又将名称改成了"行为科学团队",但是有团队成员认为政策是艺术,称之为科学容易误导。另外,行为科学的英文单词"Behavioral Science"与"Bull Shit"(胡说八道)的英文缩写均为 BS[94]。最终,团队名称确定为行为洞察力小组,这也是行为洞察力(Behavioral Insight)的来源。

2015 年,桑斯坦从白宫离任,世界银行成立了行为洞察力的相关组织。2019 年,经济合作与发展组织国家(Organization for Economic Co-operation and Development,OECD)发布《应用行为洞察力的工具和伦理:基本工具箱》(Tools and ethics for applied behavioural insights: the BASIC toolkit)报告[95]。2020 年,世界卫生组织开始将行为洞察的方法应用于公共健康,尤其是新型冠状疫苗接种的助推[96]。2021 年,塞勒和桑斯坦出版了《助推》终结版。

2.6.9 现代行为经济学数学模型的研究成果

塞勒在他的名著《不当行为》中指出,20 世纪 90 年代中期,行为经济学设定了两个目标。第一个目标是实证上的,寻找异象。塞勒通过《经济展望杂志》"异象"专栏已经成功完成了。第二个目标是构建数学模型发展理论,争取传统经济学家的认可[84]400。本书已经在前面总结了第一个目标的完成情况,下面总结第二个目标的完成情况。也就是行为经济学数学模型的构建,这主要表现在跨期选择模型、心理学变量进入数学模型两个方面。

其一,跨期选择模型方面。1987 年至 1988 年,斯隆基金和塞奇基金行为经济学项目成立了三个非常驻的工作组,其中有一个工作组是跨期选择,由勒文斯坦和乔恩·艾尔斯特负责。在这个工作组影响下,20 世纪 90 年代初,跨期选择行为决策研究成为热点。这个研究方向是在吸收卡尼曼、特沃斯基相关理论的基础上,发展出了一个应用于所有经济问题的理论体系,并且体系和神经元经济学、认知科学都可以建立联系[16]166。换句话说,跨期选择模型是承前启后的理论体系。

1997 年,戴维·莱布森在《经济学季刊杂志》(The Quarterly Journal of Economics)发表了《金蛋和双曲贴现》(Golden Eggs and Hyperbolic Discounting)。

这篇论文运用规范性和描述性区分，将计划者分为有远见的、短视的，并且提出承诺不仅有利于解释个体如何偏离规范性行为，而且还为个体解决这种偏差提供了途径[97]。尤其重要的是，莱布森将消费决策数学化了，并且将承诺这种心理机制模型化了。

在此基础上，很多行为经济学家开始将跨期选择解释为人脑中两种系统竞争主导权的理论，称之为二元系统理论。卡尼曼将这两种系统命名为直觉与推理[98]，塞勒命名为感情与理智[99]，卡默勒命名为情感与认知[100]。换言之，二元系统理论将规范性当作个体内部的理性系统，描述性则是个体内部的情绪系统。可见二元系统理论本质上是行为经济学研究方法的规范性、描述性分析的融合，理性系统负责规范性，情感系统负责描述性，两者竞争操纵人的行为，理性系统还会监督情感系统[16]184。

其二，心理学变量进入数学模型方面。心理学变量进入数学模型方面的主贡献者是马修·鲁宾、让·梯若尔（Jean Tirole, 1953— ）。

1993年，马修·鲁宾在《美国经济评论》发表的《整合公平进入博弈论和经济学》是较早将心理学变量纳入计量模型方面的尝试。这篇论文研究的出发点是人的公平心理"人们喜欢帮助帮助他们的人，伤害伤害他们的人"，以此为基础，鲁宾研究了公平变量如何进入博弈模型[101]。1994年，鲁宾进一步发表了《整合行为假定进入博弈论》（Incorporating Behavioral Assumptions into Game Theory）[102]。1998年，鲁宾在《经济文献杂志》（Journal of Economic Literature）上面发表了《心理学和经济学》（Psychology and Economics），进一步介绍了不同研究背景下，心理学变量进入数学模型的思路[103]。

除了马修·鲁宾外，2014年诺贝尔奖获得者让·梯若尔也关注心理学变量如何模型化。梯若尔官方网站上的研究兴趣包括产业组织、规制、组织理论、博弈论、金融、宏观经济学和心理学。梯若尔一直从激励角度研究行为经济学，关注内在和外在激励、自信和个人激励。2006年，梯若尔和合作者在《美国经济评论》发表了《激励和亲社会行为》（Incentives and Prosocial Behavior），将个体关于社会声誉和自尊的利他和贪婪的异质性进行了数学模型构建，发现主观或客观方面的奖励和惩罚会对真实动机产生扭曲，从而产生"过度辩护效应"这种外在激励，对亲社会行为具有挤出效应[104]。

可见，行为经济学数学模型化已经取得了一些进展。在此基础上，行为经济学数学模型化需要的数据生产工具——实验手段也形成了两种研究纲领。弗农·史密斯对这两种研究纲领进行了总结。第一种是实验经济学家的"最大化范式",这种方法主要在实验室内通过博弈论进行实验,可以预测时间变量介入下市场的良好表现,但是对于短期行为预测能力比较差。第二种是卡尼曼和特沃斯基的前景理论延伸出来的"参照系描述性范式",这种研究方法在预测实验对象反省式反应、短期决策行为方面表现不错,但是对于参照点动态变化的影响缺少研究[105]。这也是马修·鲁宾为什么要将公平、适应变量纳入博弈论模型的原因,也是现代行为经济学一直存在争议的焦点所在。

2.6.10　现代行为经济学面临的争议及挑战

现代行为经济学面临的主要挑战来自实验经济学、古典行为经济学、芝加哥学派、奥地利学派、公共选择学派,本质上是价值观和方法论的争议。价值观方面,现代行为经济学支持通过助推干预人的行为,而其他学派则拥护自由选择。

第一次挑战来自特沃斯基的博士导师爱德华兹。20 世纪 70 年代,爱德华兹针对特沃斯基和卡尼曼直觉推断偏差方面的研究,通过信件进行了批评。批评主要包括设计的问题过于愚蠢,被试主要是大学生,这些研究对象不具有统计学家的直觉判断。特沃斯基的答复是,爱德华兹对特沃斯基和卡尼曼数据收集方法有偏见,并没有指出他们数据收集方法错在哪里[52]324-325。这可能是促使卡尼曼和特沃斯基开始针对数理心理学家开展问卷调查的原因。

第二次挑战来自英国哲学家乔纳森·科恩(Laurence Jonathan Cohen, 1923—2006)。1979 年,他在《认知》(Cognition)上面发表了《预测心理学:谁的谬误?》(On the Psychology of Prediction: Whose Is the Fallacy?)。这篇文章主要针对卡尼曼 1973 年和 1974 年的研究,包括《科学》杂志上面的著名文章《不确定性下的判断:启发式和偏差》提出了批评[52]327。1981 年,他在《行为和脑科学》(The Behavioral and Brain Sciences)上面又发表了文章《人类的非理性可以被实验证明吗?》(Can human irrationality be experimentally demonstrated?)。这两篇文章的观点是一致的,那就是要证明卡尼曼和特沃斯基发现的认知错误是人们对数学和科学的无知,而并不是理性有问题[106]。卡尼曼和特沃斯基后来针对统计学家来进行类似实验,也发现了直觉判断方面的偏差，从而反驳了科恩。

鲁宾斯坦曾经帮助卡尼曼和特沃斯基回答了对他们实验方法的两种质疑。一方面，有人质疑卡尼曼和特沃斯基的实验都是小决策，对参与者激励比较小，不足以说明问题。鲁宾斯坦的回答是，小决策会累积出来大的经济影响，大决策和小决策同样重要。另一方面，有人质疑卡尼曼和特沃斯基的实验只是想象的决策问题，没有经济补偿。鲁宾斯坦的研究结论是，人擅长想象假设情景，没有提供经济激励时的实验结果和提供经济激励时非常相似，这说明在研究人类决策的思考模式方面，经济激励没有贡献[81]。

第三次挑战来自于格尔德·吉仁泽。1977 年，吉仁泽从德国慕尼黑大学获得心理学博士学位，并且留校任教。现在是德国波茨坦大学哈丁风险文化中心（the Harding Center for Risk Literacy）的主任、勃兰登堡健康科学学院的成员以及简单理性决策机构（Simply Rational – The Institute for Decisions）的合作伙伴，曾经担任马克普朗克人类研究所适应行为和认知中心（the Center for Adaptive Behavior and Cognition，ABC）主任。他与 1994 年诺贝尔经济学奖赖因哈德·泽尔腾（Reinhard Selten，1930—）有密切合作关系，二人曾经在 2001 年合作出版著作《有限理性：适应性工具箱》（Bounded rationality: The adaptive toolbox）。吉仁泽长期以来推崇赫伯特·西蒙的研究路径，反对卡尼曼和特沃斯基的研究路径。

1991 年，吉仁泽在《欧洲社会心理学评论》（European Review of Social Psychology）发表《怎样使认知幻觉消失：超越"启发式和偏差"》（How to Make Cognitive Illusions Disappear: Beyond "Heuristics and Biases"）。吉仁泽认为卡尼曼和特沃斯基在过度自信、合取谬误、忽视基准概率方面的实验忽视了概率理论中的个案与相对频率之间的区分[107]。比如琳达难题，吉仁泽认为只要把问题改为"100 人当中，有多少个叫琳达的人符合以下描述？"而不是对"琳达是一个银行出纳"与"琳达是一个热衷于女权运动的银行出纳"进行概率排序，就能引导人们做出正确判断。而事实上，卡尼曼和特沃斯基在琳达难题的相关稿件中已经指出了这个问题[52] 341。

吉仁泽的研究思路是进化心理学，研究思想是人适应环境后，思维会与环境高度匹配，不会受到系统性偏差的影响。特沃斯基不认同这种思路，他认为"当人们在应对不确定状况时，思维就像一把瑞士军刀，它能出色地完成大部分分内工作，但不一定能完成所有任务，因而也不可能达到'完全进化'的地步"[52]342。

另外，吉仁泽和实验经济学家弗农·史密斯关系密切，史密斯在他的著作《经济学中的理性》中明确表示了他研究的生态理性与吉仁泽的关联，2011 年吉仁泽领导的 ABC 研究中心出版的有限理性研究第三卷的名称是《生态理性：真实世界中的智慧》(Ecological rationality: intelligence in the real world)。另外，普洛特、史密斯主编的《实验经济学结果手册》第一卷中收录了吉仁泽至少 6 篇文章[16]161-162。而普洛特正是 1979 年想通过实验经济学方法反对卡尼曼和特沃斯基的直觉判断偏差，结果反而证明了卡尼曼和特沃斯基研究结果的著名实验经济学家。

随着行为经济学影响力越来越大，行为经济学也开始质疑实验经济学的研究方法。1999 年，勒文斯坦在《经济杂志》(The Economic Journal) 发表了《从行为经济学的角度看实验经济学》(Experimental Economics from the vantage-point of Behavioural Economics)。这篇文章质疑了实验经济学的研究方法：①实验经济学的实验手段是拍卖，现实中拍卖是比较少采用的，能不能代表真实世界，值得怀疑；②实验经济学强调重复实验，而真实世界重复行为不会一直出现，也就是实验经济学的前几轮可以代表真实行为，后几轮脱离现实；③实验经济学要简化、控制实验环境，这样就不能代表真实世界了，外部效度会存在问题；④实验经济学强调支付货币来控制激励，但是激励人行为的不只是货币；⑤实验经济学对被试缺少随机抽样，这将无法控制混杂因素的影响，影响实验的内部效度[108]。

总之，卡尼曼和特沃斯基的现代行为经济学研究路径经受住了质疑，一些质疑还帮助他们改进了研究方法，使研究方法的科学性得到了提高。另外，他们与实验经济学家的分歧也没有想象的那么大，现代行为经济学偏重短期的内省决策，而实验经济学偏重长期的适应决策，两种研究路径之间互补的色彩大于竞争。

2.6.11 现代行为经济学进一步扩展并开花结果

现代行为经济学的创立和发展取决于很多因素，这些因素有利于理解现代行为经济学理论的方法学意义。

其一，经济学本身的发展面临越来越实用化的挑战。比如为什么市场机制那么有效，金融危机还会发生，并且经济学家没有提出预警，反而盲目乐观？在这种背景下，经济学开始重视真实世界的证据，解决真实世界的问题，这是行为经济学崛起的关键所在。从诺贝尔经济学奖颁给贫困经济学就可以看出来这种发展趋势。

其二，逻辑实证主义挑战经济学传统的研究逻辑，而实验心理学的规范性 – 描述性两分法则为突破这种困境提供了机会。而在这个过程中，卡尼曼、特沃斯基、塞勒是奠定这种方法论的关键所在。正如《行为经济思想史》一书所说"由于卡尼曼、塞勒等人的研究，经济学变成了行为科学，经济学家的主要目标成为设计、安排个体行为，使其更合理地传递个体偏好"[16]187。

其三，现代行为经济学的多学科融合恰到时机。现代行为经济学融合了数学中的概率论，心理学中的数学心理学、心理物理学、实验心理学以及经济学中的期望效用理论，后来还向进化心理学、脑科学等各种学科扩展。从表2-5可以看出，概率论发展在前，心理学发展在后，由卡尼曼和特沃斯基创立了现代行为经济学。然后，塞勒将行为经济学发扬光大。

其四，卡尼曼和特沃斯基的研究方法与生活密切相关，并且判断和决策偏差在各行各业都存在。卡尼曼和特沃斯基设计的各种假设性问题都是很有趣的例子，这种例子就像故事一样，容易被传播，也就是经济学家可以看门道，而普通大众可以看热闹。他们的研究结论适用于普通人、医生、历史学家、科学家、体育明星等各种人，并且他们的研究目的是使生活过得更美好。

其五，现代行为经济学将自己定位为传统经济学的扩展，并且着力培养年轻学者作为接班人。现代行为经济学在卡尼曼和特沃斯基的直觉推理偏差理论和前景理论的启发下，在斯隆基金会和塞奇基金会的资助下，通过夏令营培养新生代行为经济学家，扩大自己的研究队伍。而对于新古典经济学的研究框架，现代行为经济学的策略是修补，而不是消灭，这减轻了传统经济学研究者的敌意。还有在政策运用方面，尽量减少价值观的影响，提倡助推、行为洞察力。这一系列策略采用的同时，新生代行为经济学家慢慢成长了起来，现代行为经济学的反对者也慢慢离开了世界。现代行为经济学崛起已经成了不可阻挡的趋势。

表 2-5　行为经济学演变表格

时间	数学	经济学	心理学
1494 年	帕乔利提出"点数问题"		
17 世纪	费马、帕斯卡解"点数问题"提出期望值理论		
1713 年	尼古拉·伯努利提出"圣彼得堡悖论"		
1738 年	丹尼尔·伯努利提出"圣彼得堡悖论"的边际效用递减解法		
1759 年		《道德情操论》出版	
1763 年	贝叶斯概率的原始论文发表		
1776 年		《国富论》出版	
1844 年		密尔提出实证 – 规范分析的最初版本	
1860 年			古斯塔夫·费希纳最早将数学系统用于心理学
1891 年		费雪博士毕业，博士论文《价格与价值理论的数学研究》	
1906 年	约翰·梅纳德·凯恩斯博士毕业，博士论文《概率论》		
1916 年		奈特博士毕业，博士论文《风险、不确定性与利润》	
1931 年	拉姆齐将概率分为客观概率、主观概率		

续表

时间	数学	经济学	心理学
20 世纪 30 年代		逻辑实证主义革新经济学研究	瑟斯顿创造"数学心理学"这个词
1935 年			瑟斯顿创办心理度量协会和杂志，促进数学用于心理学
1943 年			"行为科学"概念出现
1944 年		《博弈论与经济行为》提出期望效用理论	
1947 年			乔治·卡托纳最早使用"behavioral economics"
1948 年		弗里德曼和萨维奇的文章《The Utility Analysis of Choice Involving Risk》发表	
1949 年			库姆斯创建密歇根数学心理学小组
1952 年		阿莱悖论出现；哈耶克出版《感觉秩序》；马克维茨模型发表	数学心理学 20 世纪 50 年代成为心理学独立领域
1953 年		弗里德曼《实证经济学方法论》发表，提出实证 – 规范二分法	
1954 年		萨维奇《统计学基础》出版，提出规范性 – 经验性二分法	卡尼曼获得以色列希伯来大学心理学和数学学士；保尔·弥尔出版《临床预测与统计预测的对比》
1958 年		波兰尼出版《个人知识》	沃德·爱德华兹加盟密歇根大学
1959 年		西蒙发表《经济学和行为科学中的决策理论》	

时间	数学	经济学	心理学
1961 年			沃德·爱德华兹开创行为决策研究领域；特沃斯基在以色列希伯来大学获得人类学学士；卡尼曼获得加州大学伯克利分校心理学博士学位
1964 年			《数学心理学杂志》创办；赫尔森适应水平理论发表
1965 年			特沃斯基在密歇根大学获得博士学位，导师爱德华兹和库姆斯
1969 年			卡尼曼和特沃斯基开始合作
1971 年			特沃斯基参著的《Foundations of Measurement》第一卷出版，他提出逐项排除模型
1974 年		塞勒博士毕业，毕业论文《挽救生命的价值：市场估计》；哈耶克获得诺贝尔奖	特沃斯基和卡尼曼合作的直觉推断与偏误的论文发表在《Science》杂志
1977 年			数学心理协会成立
1978 年		西蒙获得诺贝尔奖	
1979 年		葛瑞瑟和普拉特发表《选择的经济理论和偏好反转现象》	卡尼曼和特沃斯基合作的前景理论发表在《Econometrica》杂志
1980 年		塞勒发表《消费者选择的实证理论》	
1984 年		斯隆－塞奇行为经济学项目启动	特沃斯基获得麦克阿瑟天才奖

续表

时间	数学	经济学	心理学
1985 年		塞勒发表第一篇行为金融论文；芝加哥心理学与经济学论战	
1987 年		塞勒开始在《经济展望杂志》发表"异象"专栏	
1989 年			特沃斯基参著的《Foundations of Measurement》第二卷出版
1990 年			特沃斯基参著的《Foundations of Measurement》第三卷出版
1992 年		斯隆 – 塞奇行为经济学项目结束	
1993 年		鲁宾的《整合公平进入博弈论和经济学》论文发表	
1994 年		拉塞尔·塞奇行为经济学夏令营启动	
1997 年		莱布森的《金蛋和双曲贴现》发表	
1998 年		塞勒和桑斯坦合作文章《法学与经济学的行为方法》发表	
2002 年		卡尼曼与史密斯获得诺贝尔经济学奖	
2008 年		《助推》出版	
2009 年		桑斯坦到白宫信息与监管事务办公室就职	
2010 年		英国行为洞察力小组成立	
2011 年		《思考，快与慢》出版	

时间	数学	经济学	心理学
2017 年		塞勒获得诺贝尔经济学奖	
2021 年		《噪声》《助推: 终结版》出版	

　　另外，现代行为经济学也取得了比较大的成功。从美国经济学界的两大奖项来看，现代行为经济学研究者获得过约翰·贝茨·克拉克奖（John Bates Clark Medal）和麦克阿瑟天才奖（MacArthur Fellowship）。1984 年，特沃斯基以认知心理学家被授予麦克阿瑟天才奖（表 2-6、表 2-7）。2001 年，卡默勒被授予麦克阿瑟天才奖时，授奖头衔是行为经济学家。另外，同时获得两个奖项的行为经济学家有马修·鲁宾、艾斯特·迪弗洛、哈吉·柴提。而从经济学最高奖诺贝尔经济学奖来看，直接与行为经济学有关的经济学家有卡尼曼、塞勒，另外表 2-8 中的诺贝尔经济学奖都是支持心理学应用于经济学的。比如马科维茨远在 1952 年就提出了与前景理论类似的马科维茨模型，而彼得·戴蒙德、罗伯特·席勒、让·梯若尔、阿比吉特·班纳吉、艾斯特·迪弗洛、迈克尔·克雷默的工作都与行为经济学有密切关联。

表 2-6　约翰·贝茨·克拉克奖与行为经济学有关的获奖者

年份	获奖者	授奖头衔	行为经济学方面的贡献
1975	丹尼尔·麦克法登	经济学家	计量经济学工作与经验研究结合，包括不确定情况下的决策
1999	安德鲁·施莱弗	经济学家	行为金融
2001	马修·鲁宾	原创理论家	行为经济学
2003	史蒂文·利维特	实证研究者	价格理论
2009	伊曼纽尔·赛斯	公共经济学	行为税收
2010	艾斯特·迪弗洛	发展经济学	行为减贫
2013	哈吉·柴提	经济学家	行为价格

　　注：根据网站（https://www.aeaweb.org/about-aea/honors-awards/bates-clark）整理。

表2-7　麦克阿瑟天才奖与行为经济学有关的获奖者

年份	获奖者	授奖头衔	行为经济学方面的贡献
1984	阿莫斯·特沃斯基	认知心理学家	研究人类判断和选择的认知心理学家
2000	马修·鲁宾	经济学家	将心理学整合进经济学解释拖延、上瘾、储蓄和退休
2002	塞德希尔·穆来纳森	经济学家	行为经济学，将心理学和生物学综合解释经济现象
2009	艾斯特·迪弗洛	经济学家	行为减贫
2010	伊曼纽尔·赛斯	经济学家	定量分析、行为实验与理论相结合
2012	哈吉·柴提	公共经济学家	行为公共财政
2013	科林·卡默勒	行为经济学家	行为博弈论，人类决策行为的神经经济学

注：根据网站（https://www.macfound.org/fellows/search）整理。

表2-8　诺贝尔经济学奖与行为科学有关的获奖者

年份	获奖者	经济学学派	主要贡献
1974	哈耶克	奥地利、芝加哥	分析经济、社会和制度现象的相互依赖
1978	赫伯特·西蒙	卡耐基	经济组织内的决策程序（有限理性）
1985	弗兰科·莫迪利安尼	凯恩斯	储蓄生命周期
1988	莫里斯·阿莱	新古典	市场理论、资源有效利用以及一般均衡理论（阿莱悖论）
1990	哈里·马科维茨	芝加哥	前景理论的相似模型
1994	约翰·豪尔绍尼、约翰·纳什、赖因哈德·泽尔腾	博弈论	非合作博弈的均衡分析
1996	威廉·维克里	凯恩斯	信息经济学、激励理论、博弈论
1998	阿马蒂亚·森	福利经济学	社会选择理论、福利和贫穷标准、匮乏研究
2000	丹尼尔·麦克法登	计量经济学	个体和家庭行为实证分析的理论和方法（离散选择）

续表

年份	获奖者	经济学学派	主要贡献
2001	乔治·阿克尔洛夫	凯恩斯	不对称信息市场的一般理论
2002	丹尼尔·卡尼曼	心理学	心理学分析法与经济学研究结合
2002	弗农·史密斯	新古典	开创实验经济学
2005	托马斯·谢林	博弈论	博弈论分析冲突与合作
2009	奥利弗·威廉姆森	新制度	企业经济治理（有限理性）
2010	彼得·戴蒙德	福利经济学	市场冲突
2012	阿尔文·罗思、劳埃德·沙普利	博弈论	稳定分配理论
2013	罗伯特·席勒	凯恩斯	行为金融
2014	让·梯若尔	图卢兹经济学院	建构行为模型
2015	安格斯·迪顿	福利经济学	消费、贫困和福利分析
2017	理查德·塞勒	行为经济学	行为经济学
2019	阿比吉特·班纳吉、艾斯特·迪弗洛、迈克尔·克雷默	行为经济学	全球减贫

　　总之，行为经济学已经开始向各个研究领域蔓延。根据戴维·莱布森参与编写的《行为经济学手册：基础和应用》（Handbook of Behavioral Economics – Foundations and Applications）第一卷和第二卷，已经出现了行为家庭财政、行为公司财政、行为公共经济学、行为产业组织、行为发展经济学等方面的章节。另外，还出现了行为公共管理、行为公共政策、行为贫困经济学、行为公共财政、行为劳动经济学、行为宏观经济学、行为价格、行为市场、行为福利经济学、行为分配正义（behavioral distributive justice）、行为流行病学。那么，行为经济学将如何影响健康经济学的发展，并且如何进一步影响慢性病决策行为的研究呢？这是我们下一部分将梳理的话题。

2.7 行为经济学与健康经济学的融合发展

行为经济学与健康经济学、卫生政策研究有很深的历史渊源。卡尼曼早期是从事眼科视觉认知研究的。特沃斯基博士毕业所在的学校密歇根大学有精神健康研究所。塞勒在芝加哥大学的教授头衔是行为科学和经济学查尔斯·沃尔格林荣誉教授（Charles R. Walgreen Distinguished Service Professor of Behavioral Science and Economics）。而查尔斯·沃尔格林是美国沃尔格林连锁药店的创始人。塞勒还为制药公司做过咨询顾问。乔治·勒文斯坦是西格蒙德·弗洛伊德（Sigmund Freud，1856—1939）的曾外孙，而弗洛伊德是精神病医师。马修·鲁宾早期研究健康不公平、健康行为问题[109]。另外，支持行为经济学发展的阿罗，开创了健康经济学这个学科；富克斯也是健康经济学发展过程中的关键人物。因此，行为经济学与健康经济学融合发展是自然而然的事。下面将从总体情况、医疗决策、患者偏好、医疗保险、慢性病患者决策行为五个角度来梳理这一融合发展过程。

2.7.1 总体情况

（1）行为经济学经典著作涉及的健康经济学研究情况

通过对行为经济学经典著作和研究手册的电子版检索"health"这个词，发现几乎所有的书都涉及健康方面的研究。这些著作和研究手册可以分为三类。

其一，对于行为健康经济学方面选题具有指导意义的著作。这些主要是诺贝尔经济学奖获得者的著作，包括 2008 年的《助推》（"health"出现 137 次）、2011 年的《思考，快与慢》（"health"出现 44 次）、2015 年的《不当行为》（简体版《"错误"的行为》）（"health"出现 34 次）。

其二，对于行为健康经济学选择研究方法具有指导意义的著作。这主要包括 2007 年的《行为经济学及其应用》（"health"出现 302 次）、2011 年的《政策与选择：行为经济学视角的公共财政》（"health"出现 340 次）、2018 年和 2019 年由戴维·莱布森参与编写的《行为经济学手册：基础和应用》第一卷（"health"出现 124 次）、第二卷（"health"出现 482 次）。

《行为经济学及其应用》由诺贝尔奖获得者彼得·戴蒙德编写，有中译本，其中第 6 章是"行为经济学与健康经济学"，这章由哈佛大学健康经济学家理查德·弗兰克（Richard G. Frank）写作，是弗兰克 2004 年在美国国家经济研究局工作论文的改写[110]。这篇文章主要介绍了行为经济学与医生决策行为、医疗保险之间的关系及研究方法[111]。

《政策与选择：行为经济学视角的公共财政》这本书塞德希尔·穆来纳森参与了写作。这本书建立了囊括传统政策（税收和补偿）以及心理学因素（默认选项与框架）的统一的分析框架，并用这个框架分析了医疗保险、公共卫生的外部性问题。

《行为经济学手册：基础和应用》第一卷和第二卷不仅提供了行为经济学所需要的基础知识，还代表了行为健康经济学最新的研究方向。第一卷主要分析了健康保险、健康计划的行为经济学选择。第二卷第 4 章"行为疏忽"（Behavioral inattention）分析了健康计划选择的疏忽、健康结果的疏忽；第 5章"行为发展经济学"分析了预防卫生投资的不足、健康行为的各种偏差和模型；第 6 章"行为经济学和卫生保健经济学"分析了医疗保险选择的行为经济学模型、治疗选择的行为经济学模型。其中第 6 章是研究慢性病决策行为经济学模型必读的内容。

其三，对于行为健康经济学模型构建和调查方法具有指导意义的著作。这些书包括除了前面两类之外表 2-9 中的其他著作。尤其值得注意的是《行为经济学分析基础》（The foundations of behavioral economic analysis）这本书是多位诺贝尔经济学奖获得者公认的最全面的行为经济学著作。这些著作可以考虑按关键字"health"选择相关段落重点阅读，可以帮助快速建立框架，然后再选择对自己重要的段落进一步深入研究。比如《行为法经济学牛津手册》（The Oxford Handbook of Behavioral Economics and the Law）中对于行为经济学一些关键词的来龙去脉进行了梳理，这是法学家的强项。但是，值得被健康经济学界的人借鉴。

表 2-9　行为经济学经典著作涉及健康经济学研究的情况

出版年份	著作名称	作者或编者	"health"频次
1982	Judgment under Uncertainty: Heuristics and Biases	Daniel Kahneman, Paul Slovic, Amos Tversky	15
1993	The Psychology of Judgment and Decision Making	Scott Plous	16
2000	Choices, Values, and Frames	Daniel Kahneman, Amos Tversky	65
2002	Heuristics and Biases: The Psychology of Intuitive Judgment	Thomas Gilovich, Dale Griffin, Daniel Kahneman	62
2004	Advances in behavioral economics	Colin F. Camerer, George Loewenstein, Matthew Rabin	64
2006	Handbook of Contemporary Behavioral Economics: Foundations And Developments	Morris Altman	141
2007	Behavioral economics and its applications	Peter Diamond, Hannu Vartiainen	302
2008	Exotic preferences: Behavioral economics and human motivation	George Loewenstein	81
2008	Nudge: Improving Decisions About Health, Wealth, and Happiness	Richard H. Thaler, Cass R. Sunstein	137
2009	Rational Choice in an Uncertain World: The Psychology of Judgment and Decision Making	Reid Hastie, Robyn M. Dawes	20
2011	Thinking, Fast and Slow	Daniel Kahneman	44
2011	Policy and Choice: Public Finance Through the Lens of Behavioral Economics	William J. Congdon, Jeffrey Kling, Sendhil Mullainathan	340
2014	The Oxford Handbook of Behavioral Economics and the Law	Eyal Zamir, Doron Teichman	168
2015	Misbehaving: The Making of Behavioral Economics	Richard H. Thaler	34

续表

出版年份	著作名称	作者或编者	"health"频次
2016	The foundations of behavioral economic analysis	Sanjit Dhami	132
2016	The Undoing Project: A Friendship That Changed Our Minds	Michael Lewis	11
2016	Routledge Handbook of Behavioral Economics	Roger Frantz	64
2018	Handbook of Behavioral Economics – Foundations and Applications 1	B. Douglas Bernheim, Stefano DellaVigna, David Laibson	124
2019	Handbook of Behavioral Economics – Foundations and Applications 2	B. Douglas Bernheim, Stefano DellaVigna, David Laibson	482
2021	Noise: A Flaw in Human Judgment	Daniel Kahneman, Olivier Sibony, Cass R. Sunstein	30
2021	Nudge: The Final Edition	Richard Thaler, Cass R. Sunstein	138

（2）行为健康经济学专著的出版情况

通过检索亚马逊等各类购书网站，标题明确出现健康相关主题的著作一共有 7 本，可以分为三类：医生患者决策行为、不健康行为与公众健康、助推的伦理问题（表 2-10）。

第一类属于医生患者决策行为方面的著作，有 1 本，《医疗保健的非理性：行为经济学告诉我们做什么，为什么》（Irrationality in Health Care: What Behavioral Economics Reveals About What We Do and Why），这本著作分析了医生、患者前后不一致的行为，并且重点分析了医生为什么像普通人一样出现决策失误以及这种失误带来的影响。

第二类属于不健康行为与公众健康方面的，一共有 5 本。主要涉及成瘾行为、肥胖、不健康行为、行为改变和公众健康方面的主题。其中《Behavioral Economics and Public Health》已经出版了中译本《行为经济学和公众健康》，主要内容包括跨期选择、情绪与决策、社会规范、健康行为改变、选择架构与助推等多种主题[112]。

第三类属于行为经济学助推的医学伦理学问题。桑斯坦在他有关助推的一系列著作中已经开始注意到该问题，而《好的伦理与坏的选择：行为经济学与医学伦理学的相关性》第一次明确将行为经济学助推与医学伦理学进行了关联。

表 2-10　行为健康经济学相关著作

出版年份	著作名称	作者或编者	研究主题
2000	Reframing Health Behavior Change With Behavioral Economics	Warren K. Bickel, Rudy E. Vuchinich	不健康行为
2003	Choice, Behavioural Economics and Addiction	Nick Heather, Rudy E. Vuchinich	不健康行为
2011	Eating Behavior and Obesity: Behavioral Economics Strategies for Health Professionals	Shahram Heshmat	不健康行为
2013	Irrationality in Health Care: What Behavioral Economics Reveals About What We Do and Why	Douglas Hough	医生患者决策行为
2015	Behavioral Economics and Public Health	Christina A. Roberto, Ichiro Kawachi	公众健康
2017	Behavioral Economics and Healthy Behaviors: Key Concepts and Current Research	Yaniv Hanoch，Andrew Barnes，Thomas Rice	不健康行为
2021	Good Ethics and Bad Choices: The Relevance of Behavioral Economics for Medical Ethics	Jennifer S. Blumenthal-Barby	助推伦理

（3）健康经济学经典著作中涉及行为经济学研究的情况

表 2-11 总结了健康经济学主要研究手册、百科全书以及教材中涉及"behavioral economics"字眼的情况。可以看出，出现"behavioral economics"字眼最多的是《健康经济学百科全书》。另外，《健康经济学手册》第 1 卷 B 和第 2 卷涉及了行为经济学研究内容，第 1 卷 B 中主要涉及了不健康行为（烟草需求等）方面的研究，第 2 卷中则涉及了不健康行为、治疗选择方面的研究。也就是经过十二年的发展，健康经济学涉及行为经济学的研究领域扩展

了。而在《牛津健康经济学手册》主要涉及时间不一致性、物质滥用干预方面的研究。

但是，健康经济学教材中，涉及行为经济学研究的相对较少，较著名的舍曼·富兰德编写的《卫生经济学》（The Economics of Health and Health Care）第七版教材没有涉及行为经济学研究的内容。而杰伊·巴塔查里亚主编的《健康经济学》教材（此书已经出版中译本）则专门设置了第 7 部分"行为经济学"，第 23 章是"前景理论"，第 24 章是"时间不一致性与健康"，并且涉及了马修·鲁宾的承诺机制以及行为福利经济学[113]。

表 2-11　健康经济学经典著作涉及行为经济学研究的情况

出版年份	著作名称	作者或编者	"behavioral economics" 频次
2000	Handbook of Health Economics, Volume 1A	A.J. Culyer, J.P. Newhouse	0
2000	Handbook of Health Economics : Volume 1B	A.J. Culyer, J.P. Newhouse	14
2003	Advances in Health Economics	Anthony Scott, Alan Maynard, Robert Elliott	0
2005	The Dictionary of Health Economics	A. J. Culyer	0
2012	Handbook of Health Economics, Volume 2	Mark V. Pauly, Thomas G McGuire, Pedro Pita Barros	19
2013	The Oxford Handbook of Health Economics	Sherry Glied, Peter C. Smith	17
2013	Health Economics	Jay Bhattacharya, Timothy Hyde, Peter Tu	17
2014	Encyclopedia of Health Economics	A J. Culyer	50
2017	The Economics of Health and Health Care	Sherman Folland, Allen C. Goodman, Miron Stano	0
2018	Health economics	Charles E. Phelps	3

2.7.2 医生决策行为的行为经济学研究

医生决策行为本质上是选择，有各种理论研究选择。芝加哥学派研究个人选择，阿罗和阿玛蒂亚·森研究社会选择，森还研究技术选择，麦克法登研究离散选择，科斯和诺斯研究制度选择，埃尔文·罗斯（Alvin E. Roth，1951—）研究市场选择，梯若尔研究机制选择，卡尼曼和塞勒研究选择的选择。我们这里梳理的就是卡尼曼－特沃斯基－塞勒视角下产生的医生决策行为的相关研究。

（1）爱德华兹与医疗决策行为研究

行为决策研究者爱德华兹与医疗决策协会（Society for Medical Decision Making）关系密切。医疗决策协会的会刊是《医疗决策杂志》（Medical Decision Making），医疗决策的行为经济学研究很多发表在此杂志，本杂志也是药物经济学和卫生技术评估方面的重要杂志。另外，发表医疗决策行为经济学研究的杂志还有《健康心理学》（Health psychology）以及《健康心理学杂志》（Journal of health psychology）。

但是，与爱德华兹相关的主要是《医疗决策杂志》。2005 年，弗莱白克曾经在《医疗决策杂志》发表文章《沃德·爱德华兹：行为决策理论之父》[114]。另外，据《思维的发现》一书对爱德华兹和特沃斯基来往信件的梳理，1979年 9 月，爱德华兹参加了医疗决策学会的会议，他说在这次会议上，大约有三分之一的会议论文都提到了特沃斯基和卡尼曼的研究，并且赞成医疗决策中应该避免人类直觉介入[52] 326。也就是 1979 年《前景理论》发表当年，行为经济学地位尚未确立时，运用行为经济学研究医疗决策已经成为了研究热点。

（2）卡尼曼、特沃斯基与医疗决策行为研究

特沃斯基作为爱德华兹的传承者，自然也会关注医疗决策。卡尼曼又与特沃斯基合作，也就顺理成章关注医疗决策了。另外，卡尼曼关于判断和决策偏差的研究早期受到保尔·弥尔 1954 年的著作《临床预测与统计预测的对比》的影响也比较大。这本著作主要研究了医生临床决策的直觉判断还不如线性模型的预测准确。这可能是卡尼曼的思路容易被医疗决策行为研究领域的人接受的主要原因，因为保尔·弥尔已经奠定了医生临床决策存在偏差的研究思路[115]。因此，这本著作是卡尼曼、特沃斯基的研究向医疗决策研究扩展的主

要基础。1979 年,《前景理论》发表后, 特沃斯基和卡尼曼成为不确定性情况下判断和决策的权威, 相关研究思路也开始向医疗决策领域蔓延。

20 世纪 80 年代, 医疗行业是否存在误诊? 医疗领域如何应对不确定性? 这些问题成为了社会热点, 循证医学随之兴起, 行为经济学也成为了医疗决策错误研究的重要工具。1981 年, 哈佛大学医学院和布列根妇女医院的医生巴巴拉·麦克内尔(Barbara J. McNeil)针对"检查结果出来后, 一个患者患病的概率有多大、治好的概率有多大"这一问题在《新英格兰医学杂志》发表了《临床预测的统计方法》(Statistical approaches to clinical predictions)[116]。1982 年, 特沃斯基与麦克内尔、哈罗德·索克斯(Harold C. Sox)等人在《新英格兰医学杂志》应用行为经济学合作发表了《对于替代疗法偏好的不同展示》(On the elicitation of preferences for alternative therapies), 进一步探讨了疾病死亡率、生存率两种信息框架下患者对于不同治疗方法的选择, 死亡率框架下患者会避免手术, 而生存率框架下则愿意手术[117]。1988 年, 特沃斯基与麦克内尔又合作了一篇文章《关于医疗决策框架》(On the framing of medical decisions), 总结上述发现, 并且收录到一本书中。值得注意的是麦克内尔在 1978 年左右时, 从事过卫生技术评估方面的研究, 她还经常在《医疗决策杂志》发表文章。她和特沃斯基合作之前已经开展相关问题的研究, 但是与特沃斯基的合作改变了她常规的研究方法。

上述研究成果《对于替代疗法偏好的不同展示》的作者群之一是哈罗德·索克斯, 他是唐·雷德梅尔(Donald A. Redelmeier)的师兄。雷德梅尔以前是全科医生, 后来接受内科训练后到桑尼布鲁克医院创伤急救中心审核医生的心因型诊断思维有没有问题。1988 年春, 他们与特沃斯基在斯坦福大学共进午餐。雷德梅尔之所以对特沃斯基感兴趣, 是因为他在 1977 年底中学老师弗莱明的推荐下阅读过特沃斯基和卡尼曼发表在《科学》杂志上面的《不确定状况下的判断: 启发式和偏差》。午餐后, 特沃斯基邀请雷德梅尔到他的办公室聊天。聊天中, 特沃斯基提到行为经济学的一些研究问题, 雷德梅尔很快就寻找到了医疗领域对应的研究问题。比如特沃斯基提出"萨缪尔森赌注": 单次下注, 若有 50% 可能性赢得 150 美元, 也有 50% 可能性输掉 100 美元, 人们一般会拒绝参与这个游戏; 但是, 如果让同一批人进行 100 次选择, 他们就会选择赌一把。雷德梅尔在医疗领域发现的问题是: "医生既对患者负责, 又对社会负责。医生一次只能看一个患者，而作为医疗制度的制定者，他面对的又是所有人。治疗某一个患者时，最安全的做法是使用抗生素；但从全社会的层面来说，一旦抗生素被过量使用，导致病菌产生抗药性从而使病情难以控制，那将无疑是一场灾难"[52]224-225。在这种背景下，医生做一次选择，和多次重复做同一个选择会有什么不同？

1990 年，雷德梅尔和特沃斯基将上述研究问题发表在《新英格兰医学杂志》，题目是《针对个体和群体的医疗决策之差异研究》。他们发现医生对个体治疗时，治疗方案有别于针对患有相同疾病的群体的标准化治疗方案，也就是医生在对个体、群体采取治疗方案时偏好不一致[118]。在这个基础上，1992 年他们又在《心理科学》（Psychological Science）上发表了《关于多重前景框架》（On the Framing of Multiple Prospects）的文章，重申了医生在病例背景下进行医疗决策比群体背景下更容易违反期望效用理论[119]。

那么，雷德梅尔是如何与卡尼曼认识的呢？他们是在 1988 年底左右，由特沃斯基介绍后相识。后来，卡尼曼主动与雷德梅尔打电话联系，准备在雷德梅尔的工作环境研究医生和患者决策。此时，卡尼曼已经从哥伦比亚大学跳槽到加州大学伯克利分校从事研究工作。他在哥伦比亚大学时研究幸福，而此时他准备与雷德梅尔一起研究痛苦。在认识雷德梅尔之前，卡尼曼已经研究过冰水实验，被试的胳膊在两种不同的温度设计下放进一桶水中，然后询问被试愿意重复哪种经历。这就是"峰终定律"，人们对于痛苦更容易记住最痛苦时刻和痛苦终结的时刻，也就是人们记住的痛苦与他们真正感觉到的痛苦并不一致[52]230。

1993 年，卡尼曼与雷德梅尔将冰水实验在《心理科学》上发表了文章《当更多的痛苦比更少的痛苦更可取时：增加一个更好的结局》（When more pain is preferred to less: Adding a better end）。这篇文章证明了"峰终定律"："如果一只胳膊在 14℃水中浸泡 60 秒，让他们把胳膊拿走"要比"另一只胳膊在 14℃水中浸泡 60 秒，然后水温升高 15℃在水中浸泡 30 秒"更难以接受[120]。可见，平均值无法测量这种情况下的感受，因为这就好比盲人摸象，也正如统计学家常开的玩笑"一个人将他的脚放进火炉中，将头放入冰箱中，那么平均来说，他应该感觉很舒适"[10]51。同年，雷德梅尔和卡尼曼还合作了一篇综述，总结了不同情景产生的情绪使患者过于看重损失，这会扭曲他们对过去经历的记忆，并且使他们对未来偏好的预测发生偏差，从而出现情感与理性的冲突与不一致[121]。

1994 年，特沃斯基与德里克·科勒（Derek J. Koehler）在《心理学评论》（Psychological Review）上发表了《支持理论：一个主观概率的无因次表达》（Support theory: A nonextensional representation of subjective probability）。这篇文章主要解释了同一个事件不同的描述会产生不同的概率判断[122]。1995 年，雷德梅尔、科勒与特沃斯基在支持理论基础上，在《医疗决策杂志》上发表了《医学中的概率判断：贴现未指明的可能性》（Probability judgment in medicine: Discounting unspecified possibilities），发现医疗决策中会对未指明可能性的判断低估概率，也就是医疗决策中明确指出可能性时相比未明确指出可能性时会高估概率[123]。

由上述可见，雷德梅尔与特沃斯基、卡尼曼的合作，主要是特沃斯基、卡尼曼提出他们在判断决策研究中发现的人的一般偏差，然后由德雷梅尔到医疗领域寻找同样偏差的临床例子来进行实验。早在 1989 年，特沃斯基与托马斯·季洛维奇（Thomas Gilovich，1954—）就研究过篮球比赛中的"热手"问题，结论是"热手"现象反映了人不正确地看待随机现象，高估了自己估计概率的能力[124, 125]。六年后，1995 年，雷德梅尔和特沃斯基开始研究医疗领域的类似现象："为什么人们会认为关节疼痛和天气有关"。1996 年，他们在《国家科学院院刊》（Proceedings of the National Academy of Sciences）上发表了《关节痛与天气相关的信念研究》（On the belief that arthritis pain is related to the weather）。这篇文章对 18 名关节痛患者追踪了一年多时间，没有发现他们关节疼痛与天气之间有逻辑关联。大家之所以认为关节疼痛和天气之间有关系，是因为关节疼痛患者容易在关节疼痛时与不好的事情建立逻辑关联，而天气是人最容易想到的[126]。

1996 年，在痛苦研究方面，雷德梅尔除了与特沃斯基合作外，还与卡尼曼在《痛苦》（Pain）杂志合作了一篇文章《患者对痛苦治疗的记忆：两种微创手术的实时和回顾性评估》（Patients' memories of painful medical treatments: Real-time and retrospective evaluations of two minimally invasive procedures），这篇文章是在他们 1993 年合作文章的基础上，对临床决策中结肠镜检查以及碎石手术的研究，结果他们发现患者对痛苦总量的评价差异很大，并且和痛苦的峰值以及最后三分钟的疼痛相关性很强。他们的建议是医生将结肠镜在患者直肠内停留三分钟再结束检查，患者会感觉更舒服一点[127]。2003 年，雷德梅尔和卡尼曼为了进一步验证上述发现，对结肠镜检查进行了临床试验，结果发现在结肠镜检查停止前，使其在直肠内停留一段时间有助于缓解疼痛[128]。这就证明了他们在 1996 年的发现在临床上可以用于结肠镜检查。

总之，雷德梅尔和卡尼曼、特沃斯基的研究在医疗决策研究中意义重大，因为他们的研究就等同于在医疗决策中寻找类似于经济学的"异象"。卡尼曼在压力[129]、精神问题[130] 方面的研究发现了人类判断的"异象"。而雷德梅尔则在医院急诊对无家可归者的人文关怀和就医率[131]、打电话和交通事故率[132]、患者周末住院与死亡率[133]、长寿和职业成功率[134]、医院电梯按键与细菌传播率[135] 等方面发现了很多反直觉的结论。

（3）医疗决策行为经济学研究的其他主要成果

在卡尼曼、特沃斯基影响下，医疗决策研究行为经济学方面的研究成果越来越多。其中，值得关注的是医疗决策行为经济学方面的著作，当然文献的数量更为庞大。

1984 年，罗伯特·西奥迪尼（Robert B. Cialdini，1945—）出版了《影响力》（Influence）第一版。此时，卡尼曼和特沃斯基的《前景理论》出版刚刚 5 年。1988 年、1993 年、2001 年、2009 年、2021 年《影响力》分别出版了第二版、第三版、第四版、第五版、全新升级版。虽然这本书前五版没有提到卡尼曼和特沃斯基的名字（2021 年全新升级版开始提到卡尼曼、特沃斯基、塞勒的名字），但是其中很多例子和行为经济学有强烈共鸣。这本书在英国比卡尼曼、特沃斯基、塞勒更有名，英国的洞察力小组就是通过西奥迪尼的《影响力》接受了卡尼曼他们的思想。这本书从权威角度分析了医疗差错、治疗不依从的很多例子，还有从社会影响角度介绍了抗生素处方开具的同侪说服效应以及泰诺胶囊掺毒的传染效应[136]。

1993 年，斯科特·普劳斯（Scott Plous）出版了著作《决策与判断》（The Psychology of Judgment and Decision Making）第一版，这本书已经涉及卡尼曼和特沃斯基的理论，并且有不少来自《医疗决策杂志》的文章[137]。这说明了这本杂志在行为经济学发展中的地位，通过这本杂志的文献有利于观察医疗领域的行为经济学发展趋势。

2001 年，雷德·海斯蒂（Reid Hastie）和罗宾·道斯出版了专著《不确定世界的理性选择：判断与决策心理学》（Rational Choice in an Uncertain World: The Psychology of Judgment and Decision Making），2009 年更新为第二版。这本书的很多章节均有涉及医疗决策研究，有助于从行为决策研究角度认识医疗决策[7]。

2002 年，卡尼曼获得了医疗决策学会终身成就奖（Career Achievement Award, Society for Medical Decision Making），后来又获得了诺贝尔经济学奖。同年，莱因·如米阿提（Rino Rumiati）和尼古拉·博尼尼（Nicolao Bonini）总结了卡尼曼在医疗决策研究方面的贡献[138]。在此影响下，卡尼曼的学生阿兰·舒瓦茨（Alan Schwartz）也从事医疗决策研究[84] [264]。

2013 年，行为经济学家塞德希尔·穆来纳森和埃尔德·沙菲尔出版的《稀缺》著作注重认知资源的稀缺性，也就是人的认知是有带宽的。就像上网的人多了，网速会变慢，医生想的事多了，也容易出问题[139]。这个研究视角对于医疗决策研究也很有意义。

2021 年，丹尼尔·卡尼曼、奥利维耶·西博尼、卡斯·桑斯坦出版的专著《噪声：人类判断的缺陷》将医疗决策研究的视角从随机偏差、系统可预测偏差引向了不可预测的噪声。这本书将人视为测量工具，并提出了决策卫生的概念。在这本书的第 22 章专门对医疗噪声进行了分析，并且指出医疗技术水平的进步，并不是消除判断，而是将判断转化为算法而得以实现的。在这个过程中，诊疗指南起到了预防噪声的作用[140]。

除了上述著作外，还有大量含有"medical decision making"关键词的著作。在这些著作中，和我们这里梳理的研究成果有关的是一本科勒 2004 年参与编写的研究手册《布莱克维尔判断和决策手册》（Blackwell Handbook of Judgment and Decision Making），这本研究手册的第二十九章是"医疗决策心理学"（The Psychology of Medical Decision Making），系统梳理了 2004 年之前医疗决策分析的主要研究[141]。尤其值得研究的是这本书后面的参考文献。

另外，还有两篇系统综述值得研究。2016 年，雷德梅尔等人[142]的系统综述《与医疗决策相关的认知偏差》，总结了过度自信、锚定效应、信息和可得性偏差、忍受风险与诊断不准确、次优管理等认知偏差，但是这些认知偏差对医生决策、医疗错误和患者健康结果的影响需要进一步的调查。2017 年，拉莫娜·卢道夫（Ramona Ludolph）等人[143]的综述《减少健康相关的判断和决策的偏差》，结论是大部分减少偏差的干预措施是有效的，但是将实验室的干预措施转化到真实世界还面临理论方面的挑战。此外，还有医生和护士工作中存在的"微观确定、宏观不确定"类型的过度自信[144]，偏见、临床不确定性与健康不公平之间的关系[145]，热－冷共情的差距与医疗决策方面的研究也值得进一步研究[146]。

2.7.3 患者健康偏好的行为经济学研究

患者健康偏好主要和效用测量有关，而行为经济学就是围绕着期望效用理论而展开的，前景理论也是以期望效用理论为基础的。更重要的是，行为经济学的研究方法强调规范性－描述性二分法，而患者偏好测量直接相关的卫生技术评估、药物经济学采用的研究思路与规范性－描述性二分法比较相似。前者为了强调规范性，有研究者已经提出了规范行为经济学（Normative Behavioral Economics）的研究方向[147]；后者既强调模型的模拟结果（描述性分析），也强调在一定决策准则（成本效果阈值）下应该如何做决定（规范性分析）。而在患者偏好测量研究中，卡尼曼和特沃斯基及与他们相关的研究者均有突出贡献，他们的思想也传递给了彼得·沃克（Peter Wakker）、保罗·多兰（Paul Dolan，1959—）以及卫生技术评估、药物经济学领域的研究者。

（1）卡尼曼与彼得·沃克的合作研究

患者健康偏好测量的方法主要有显示偏好（Revealed Preference）、构建偏好（Construction of Preference）等方法。显示偏好采用的是新古典经济学的方法，通过患者的选择来倒推偏好。而构建偏好则认为偏好和情景有关，是在一定情景下构建出来的。也就是不同情景，偏好不一样，从而有可能会出现偏好反转（Preference Reversal）。

1982年，卡尼曼和特沃斯基在《科学美国人》上发表了一篇科普文章《偏好的心理学》（The psychology of preferences），将前景理论与偏好问题关联在了一起，也就是偏好和参照点、价值函数、决策权重存在关系[148]。这种关系将决定不同的偏好，甚至会出现偏好反转。1990年，特沃斯基、斯洛维克和卡尼曼在《美国经济评论》上面发表文章《偏好反转的原因》（The causes of preference reversal）[149]。同年，特沃斯基在塞勒负责的《经济展望杂志》"异象"专栏发表了《异象：偏好反转》[150]。沿着这条研究路线，卡尼曼的研究思路逐渐过渡到了经验效用、幸福的测量。

1997 年，卡尼曼和彼得·沃克合作在《经济学季刊杂志》发表了《回到边沁？探索经验效用》（Back to Bentham? Explorations of Experienced Utility）。在这篇文章中他们区分了经验效用（Experience Utility）和决策效用（Decision Utility）。他们指出决策效用之所以在以前占据绝对优势，是因为 20 世纪初的逻辑实证主义的兴起，心理学领域的行为主义认为经验是私人的、不容易观察、难以加总，研究难度比较大，因此他们不再研究"你经历了什么，你喜欢什么"，而是研究"你想要什么选择行为"。选择越多，效用越高。但是卡尼曼和特沃斯基对此提出了质疑，因为人的选择受到参照点的影响很大，参照点可以诱导人做出并不是自己喜欢的选择，因此决策效用方法就出现了测量偏差。在这种情况下，回归经验效用就有其必要[151]。卡尼曼还指出经验效用、决策效用的分类对理解生存质量测量的方法学问题很有帮助[152]。

在这里有必要介绍一下彼得·沃克，他在 1979 年获得数学学士学位，专业是概率论、统计学和优化理论（probability theory, statistics, and optimization theory）；1986 年，他取得经济学博士学位[153]。他曾经与卡尼曼、特沃斯基合作过，还帮助他们发展了前景理论。1992 年，特沃斯基和卡尼曼在《风险与不确定性》杂志发表的《前景理论的进展：不确定性的累积表达》（Advances in prospect theory: Cumulative representation of uncertainty）一文中特别感谢了沃克的建议和对公理分析的贡献。1995 年，沃克开始讲授前景理论，2010 年出版了一本总结他 14 年教学经验的著作《前景理论：风险和模糊性》（Prospect Theory: For Risk and Ambiguity）。

彼得·沃克曾经担任荷兰莱顿大学医学中心（Leiden University Medical Center, The Netherlands）医疗决策研究副教授，讲授医疗决策方面的课程。1989 年，他出版过一本著作《偏好的加性表达：决策分析的新基础》（Additive Representations of Preferences: A New Foundation of Decision Analysis）。1995 年，他曾在《健康经济学》（Health Economics）杂志发表了文章《成本效果比的置信区间》（Confidence Intervals for Cost/Effectiveness Ratios）。2001 年，曾因为发表在《医疗决策杂志》上的文章《不稳定的偏好：估计的变化或诱发程序效应》（Unstable Preferences: A Shift in Valuation or an Effect of the Elicitation

Procedure?）获得"2001年荷兰医疗技术评估出版物奖"（Dutch Medical Technology-Assessment publication award 2001）。2005年又因为发表在《医疗决策杂志》上的《标准博弈和时间权衡效用纠正偏差》（Correcting Biases in Standard Gamble and Time Trade-Off Utilities）获得"2005年荷兰医疗技术评估出版物奖"[153]。2007年，在第29届医疗决策学会年会上沃克获得了与卡尼曼一样的"医疗决策学会终身成就奖"，在获奖报告中，他回顾了自己从事医疗决策研究的经历，并对经济决策理论如何打开医疗决策理论在时间权衡法、生命质量测量、风险效用和无风险效用方面的理论黑匣子提出了建议[154]。

（2）卡尼曼与保罗·多兰的合作研究

除了荷兰人彼得·沃克之外，还有一位英国人保罗·多兰与卡尼曼有密切合作关系。多兰1989年本科毕业于经济学专业，1997年获得英国约克大学卫生技术评估与结果研究方面的博士学位，他曾经参与英国行为洞察力小组的工作，现在是英国政府经济服务评价的首席学术顾问、英国科学院幸福问题小组和国家幸福测量咨询论坛成员，2002年他因为在健康经济学方面的贡献获得了菲利普·勒沃胡姆经济学奖（Philip Leverhulme Prize）。他是英国行为洞察力小组"MINDSPACE"框架的主要作者之一[155]。2014年，他出版了专著《设计幸福》（Happiness by Design: Finding Pleasure and Purpose in Everyday Life）[156]，2019年又出版了专著《叙事改变人生》（Happy Ever After: Escaping the Myths of the Perfect Life）[157]。

2004年至2005年期间，多兰曾经在普林斯顿大学跟随卡尼曼进行访问学者研究。2008年，他们两个人合作在《经济杂志》上完成了一篇文章《效用的解释及其对健康测量的涵义》（Interpretations of Utility and Their Implications for the Valuation of Health）。这篇文章与卡尼曼、沃克合作的研究一样以边沁的研究为基础，要用经验效用来替代决策效用测量健康效用[158]。在此之前，多兰一直采用决策效用研究患者健康偏好的测量，最早的文章可以追溯到1995年发表在《医疗保健》（Medical care）上的《过去和现在的疾病经历对健康状态评估的影响》（The effect of past and present illness experience on health state valuations）[155]。这篇文章揭示了时间对偏好的影响，这与卡尼曼的经验效用逻辑类似。

多兰、沃克和卡尼曼在经验效用方面进行了很多理论探讨，这些理论探讨其实卡尼曼在对非市场商品偏好评价方法进行研究时已经形成。1992 年，卡尼曼研究了条件价值评估与公共产品价值[159]。1993 年，他研究了公共产品意愿支付法的心理学分析[160]。1994 年，他研究了公共产品支付意愿的影响因素[161]、公共资金的方式和范围如何影响公共产品的支付意愿[162]。1998 年，卡尼曼与麦克法登合作了公民投票条件估值、锚定与公共产品支付意愿[163]。2004 年，卡尼曼联合其他研究者将上述思路总结成了一本著作《幸福：享乐心理学的基础》(Well-Being: The Foundations of Hedonic Psychology)[164]。

2005 年，卡尼曼在第五届世界卫生经济大会闭幕式演讲了《关于健康状态效用的思考》(Reflections on the utility of health states)。同年，他参加了第 10 届药物经济学与结果研究年度国际会议（ISPOR 10th Annual International Meeting ），在大会上他演讲了《实践中的卫生经济决策决定因素：行为经济学的角色》(Determinants of Health Economic Decision in Actual Practice: The Role of Behavioral Economics)，讨论了行为经济学在卫生决策中的定位以及回归"经验效用"的必要性[165]。2006 年，在第 11 届 ISPOR 年度国际会议上他又针对"生命质量调整年还能存在吗？"(Will the QALY Survive?)展开了讨论。2007 年，他参与了 ISPOR 的生命质量测算方法学共识研讨会。2009 年，《价值医疗》(Value In Health ）将卡尼曼和 ISPOR 多次互动形成的观点以《健康测算的不同方法》(A Different Approach to Health State Valuation)发表，这篇文章总结了卡尼曼有关生命质量测量的主要思想[166]。但是，这篇文章没有发表在正刊，而是发表在了增刊，可见卡尼曼想根本改变患者健康偏好测量还需要时间考证。

（3）患者健康偏好行为经济学研究的主要成果

患者健康偏好行为经济学研究的主要成果可以分为偏好方面的研究成果、患者健康偏好方面的研究成果。

偏好方面的研究成果主要体现在两本著作。2006 年，萨拉·利希滕斯坦、保罗·斯洛维克主编了《偏好的构建》(Construction of Preference)，书的主要内容包括偏好反转及其心理学理论、偏好构建的理论与证据以及偏好构建与条件估值之间的关系[167]。2008 年，乔治·勒文斯坦主编了《奇异的偏好：行为经济学和人类动机》(Exotic preferences: Behavioral economics and human motivation)，书的主要内容包括偏好的经济思想史、社会偏好、跨期选择[168]。

患者健康偏好方面的研究成果主要包括信息框架下的偏好、跨期选择下的偏好、健康偏好的测量三个方面。这些研究的具体内容参见第 4 章实证研究部分的总结。

2.7.4 医疗风险和保险的行为经济学研究

"风险"（risk）是从古意大利语"risicare"演变来的，意思是"害怕"[10] X, VIII。也就是风险和人的负面情绪有关。韦氏辞典给"风险"的解释是"损失或伤害的可能性"（possibility of loss or injury），也就是风险和损失框架有关。说明风险是前景理论研究的重要对象之一。

根据尼古拉斯·巴伯里斯关于前景理论三十年应用进展的综述，他认为前景理论在金融和保险方面应用最为广泛[62]。从行为经济学理论的演变史来看，保险曾经是弗里德曼—萨维奇研究保险—赌博悖论时的研究对象。而行为经济学的主要研究对象是风险，保险是为了分散风险，因此几乎所有涉及行为经济学的研究手册都会把医疗保险作为重点研究内容。为了更好地理解医疗风险和保险的行为经济学研究，有必要关注卡尼曼－特沃斯基－塞勒、吉仁泽两条不一样的研究路线，这两种研究思路可以互为补充，另外也值得关注其他衍生出来的研究。

（1）卡尼曼－特沃斯基－塞勒研究路线关于风险和保险的研究

卡尼曼、特沃斯基研究不确定情况下的判断与决策，他们的直觉推断偏差、前景理论都和保险具有密切关系。而塞勒博士论文是利用保险精算资料来研究挽救生命价值，他的研究思路也一直与保险相关。

采用卡尼曼－特沃斯基－塞勒研究路线研究保险的是彼得·沃克，他的目标是从保险中发现不同于期望效用理论的"异象"。1993 年，他与特沃斯基在《风险与不确定性》杂志合写了《累积前景理论的公理化》（An axiomatization of cumulative prospect theory）[169]。1997 年，彼得·沃克与塞勒、特沃斯基又在该杂志合作发表了一篇文章《概率保险》（Probabilistic Insurance）。这篇论文发现了一个买保险的"异象"，人们不愿意买概率型保险。这种不愿意买概率型保险的偏好可以通过前景理论的决策加权函数来预测[170]。

（2）吉仁泽研究路线关于保险的研究

吉仁泽的研究思路与卡尼曼、特沃斯基略有不同，他不把研究焦点放在人为什么会愚蠢，而是将研究聚焦在人对风险的认知不足方面。其实，卡尼曼、特沃斯基也有这种意识。他们曾经想在以色列高中开办与其研究有关的课程，使人们少发生认知偏差。卡尼曼后来写作《思考，快与慢》也是出于这种意图。因此，吉仁泽对于风险的研究是卡尼曼、特沃斯基的必要补充。而所谓保险，就是对风险的管理。

2002 年，吉仁泽出版了著作《计算风险：怎样知道数字欺骗了您》（Calculated risks: How to know when numbers deceive you），介绍了不确定性和确定性幻觉，并分析了如何在乳腺癌筛查、艾滋病筛查、DNA 鉴定等方面来控制风险[171]。2011 年，吉仁泽参与编写《比较好的医生，比较好的患者，比较好的决定：展望 2020 年医疗保健》（Better doctors, better patients, better decisions: Envisioning health care 2020），介绍了医生、媒体存在的健康文盲现象对于医疗保健体系的影响，以及如何通过医生、患者健康素养的提高来进行更好的临床决策[172]。2014 年，吉仁泽出版了《风险认知：如何精准决策》（Risk savvy: How to make good decisions），指出追求确定性是阻碍人正确认知风险的最大障碍，因为追求确定性，人才会相信已经形成的认知模式[173]。总之，吉仁泽一直在强调外界信息提供、当事人的健康素养是风险管理的关键所在。

（3）行为保险经济学与医疗保险方面的研究成果

行为保险经济学与医疗保险方面的研究成果包括著作和文献两类，研究思路还是源于卡尼曼、特沃斯基、塞勒，研究目的是寻找不同于传统经济学模型的"异象"。

行为保险经济学著作有国际、国内各一本。2013 年，昆鲁瑟等研究者[174]出版了《保险与健康经济学》（Insurance and Behavioral Economics: Improving Decisions in the Most Misunderstood Industry），本书分析了需方和供方在什么情况下会偏离新古典经济学模型，出现"异象"？这种"异象"能否消除以及如何消除？这需要保险公司和公共政策采取集体行动来改变规则、激励和制度来减少无效率的行为，鼓励提高个人和社会福利的行为。2020 年，郭振华出版了《行为保险经济学》，运用心理学、行为经济学和脑科学理论来修正传统的保险经济学模型，对于供方、需方运行中出现的"异象"进行了解释，对于理解保险的运行规律具有启发意义[175]。

行为经济学与医疗保险方面的文献研究主要有保险选择、保险行为危害、保险设计三个方面。

其一，保险选择的不一致性研究。这类研究主要是从行为经济学角度研究保险选择存在的不一致性。2016 年，埃里克森等研究者[176]研究了马萨诸塞医疗保险的选择结构如何影响医疗保险的选择。同年，阿巴拉克等研究者[177]研究了美国医疗保险市场医疗保险选择的不一致性以及提高医疗保险选择质量的措施。2017 年，巴尔加瓦等研究者[178]发现雇员对医疗保险的选择是无效的，低收入雇员更有可能选择无效医疗保险，并且大部分雇员不会转向高效的医疗保险。2018 年，常伟等研究者[179]发现了随着空气污染加重人们购买保险会越多的"异象"。

其二，保险行为危害研究。这类研究主要从行为经济学角度研究逆向选择、道德风险这种对保险具有危害性的问题。2013 年，汉德尔[180]通过数学模型研究了助推消费者进行更好地医疗保险选择的政策有没有改变消费者因为逆向选择而存在的选择习惯。2015 年，穆来纳森等研究者[181]将保险市场中的道德风险与行为危害进行整合来研究基于价值的医疗保险。

其三，保险设计研究。这类研究是在医疗保险选择的不一致、行为危害研究的基础上进行保险设计。2008 年，利布曼等人[182]研究了行为经济学可以预测消费者低质量选择的行为偏差，并且可以通过保险设计来应对这种行为偏差。2012 年，穆来纳森[183]参与的一项系统综述表明，行为经济学有助于解释医疗保险的低利用以及不同覆盖水平的政策效果，并且行为经济学利于优化保险设计。2015 年，泽德尔等人[184]研究了信息摩擦、医疗保险选择与消费者福利之间的关系。

2.7.5 慢性病决策的行为经济学研究

卡尼曼、特沃斯基、塞勒虽然没有直接从事过慢性病的行为经济学研究，但是他们都在著作或文章中提到过慢性病管理的问题，比如自我控制、依从性。直接从事慢性病行为经济学研究的是美国宾夕法尼亚大学健康激励与行为经济学研究中心（Center for Health Incentives and Behavioral Economics,

CHIBE），其研究方向主要包括肥胖和食物选择、临终关怀决策、治疗依从性、临床决策、慢性病管理、健康公平、全球健康、体育运动、戒烟、疫苗接受、互联网医疗和可穿戴设备等[185]。

慢性病决策的行为经济学研究可以分为供方、需方两大研究方向。本书在前面梳理行为经济学研究手册时，已经发现患者的不健康行为是研究的重点，另外也有很多研究关注信息框架的影响、自我控制行为。本章主要梳理上述三个方面的研究成果，第 4 章本书将具体分析信息框架、治疗依从性、自我控制、跨期选择、助推偏好等方面的研究。

其一，慢性病的不健康行为研究。慢性病的传统研究主要关注不健康行为如何造成慢性病，慢性病患者为什么不治疗，慢性病为什么控制不住。而行为经济学的研究思路则更进一步，更关注这些不健康行为为什么会出现，从而从源头切断这些不健康行为与慢性病之间的关联。行为经济学关注的慢性病的不健康行为主要包括药物滥用[186]、吸烟[187]、喝酒、肥胖[188]等，这些都和成瘾有关，而成瘾是行为经济学的研究优势所在。其中，不健康行为的传染是行为流行病学和行为经济学共同关注的领域。

其二，信息框架对慢性病决策行为的研究。行为经济学中最有名的信息框架就是获得和损失信息框架[189]，这种信息框架可以用于产品设计来改变人的行为。同时，行为经济学也关注不同背景下的人，对于风险信息的认知是不一样的[190-191]，这也会影响慢性病患者的选择。

其三，慢性病患者的自我控制行为研究。这个研究方向是塞勒自我控制研究的延续。在慢性病管理领域，有的人容易得慢性病，有的人得了慢性病不进行治疗，有的人治疗时用药不依从，这都是因为自我控制能力不行。在这个前提下，行为经济学关注自我控制能力与预防卫生需求的关系[192]，还关注自我管理能力与用药之间的行为经济学问题。

其四，慢性病患者的依从性研究。这个研究方向，塞勒在他的自传体著作《不当行为》（《"错误"的行为》）中明确提到过[84]255。《怪诞行为学》一书作者丹·艾瑞里（Dan Ariely，1967—）在杜克大学从事过慢性病用药依从性的行为经济学研究[193]。另外，2017 年和 2019 年有三篇范围综述可以帮助从整体上了解行为经济学是如何用于慢性病治疗依从性管理研究的[194-196]。

其五，慢性病患者的干预措施研究。2013 年，莫格勒等人[197]提出运用行为经济学和社会心理学帮助患者管理慢性病的八个政策工具：财政激励、追踪标签、社会规范、克服现状偏好、目标作为参照点、实施意图、智能默认选项、提醒。2019 年和 2020 年，有研究者综述了慢性病管理的助推干预措施[198-199]。

本章小结

决策是在未来不知道怎么做时，而去做点什么。现代行为经济学正是解决这个问题的。现代行为经济学核心思想是决策者喜欢多多益善，而随着东西越来越多，同一个人对同一东西价值的判断处于递减趋势。而不同决策者因为参照点不同"仁者见仁，智者见智"。因此，描述和预测同一东西不同情景下出现的与期望效用理论产生的不一致，是现代行为经济学的描述－规范性研究方法的核心逻辑。

概率论以赌博、风险、保险等为研究对象在经济学、心理学发展过程中的不同时间点发现了现代行为经济学的基本元素。马科维茨模型和赫尔森的适应水平理论则发现了非常接近前景理论的模型。卡尼曼、特沃斯基成功将概率论、心理学和经济学发展过程中发现的现代行为经济学的基本元素整合成了直觉推断理论和前景理论，塞勒则继承了这一研究路径。这三位行为经济学创始人的研究背景均和健康有关，因此行为经济学天然的适用于健康领域，尤其是慢性病管理。

现代行为经济学的形成和期望效用理论、非期望效用理论的发展过程有关，其中有三条主线和三大促进因素。三条主线是经济学的发展、心理学的发展、概率和博弈论的发展。三大促进因素是解决悖论的好奇心、科学哲学由证实转向证伪、社会要求经济学提供循证证据来证明自己有用。

尤其是经济学的发展逐渐产生了理论为基础的经济学、循证为基础的经济学。这正是现代行为经济学规范性－描述性分析方法论的体现。并且现代行为经济学的思想史证明了，理论、模型、证据的生产过程后面都有价值观的支持。也就是规范性分析、描述性分析是不可分离的。

而现代行为经济学正是规范性、描述性分析合一的研究范式，这尤其体现在二元系统理论，也就是规范性和描述性体现在人性中，理性代表规范性，情感直觉代表描述性，两者竞争人的注意力，理性还承担审核情感指令的作用。基于这一逻辑，推导出了慢性病行为经济学研究的三大方向：自我控制、依从性、跨期选择。

但是，理论要求简单、统一、可证伪，现代行为经济学已经满足了可证伪这一科学要求，也就是卡尼曼、特沃斯基、塞勒研究的发现是可重复的。但是，现代行为经济学除了前景理论之外，还有很多理论、很多研究成果难以统一，这可能是这种研究方式还没有彻底替换为传统经济学的原因。但是，值得注意的是"行为 +"已经成为社会科学发展的潮流。

参考文献

［1］荷马. 荷马史诗·奥德赛［M］. 王焕生，译. 北京：人民文学出版社，1997：225–229.

［2］柏拉图. 柏拉图全集：菲德罗篇［M］. 增订版 5. 王晓朝，译. 北京：人民出版社，2016：110.

［3］Ashraf N, Camerer C, Loewenstein G. Adam Smith, Behavioral Economist［J］. Journal of Economic Perspectives, 2005, 19（3）：131–145.

［4］亚当·斯密. 道德情操论［M］. 蒋自强，钦北愚，朱钟棣，等译. 北京：商务印书馆，2014：274–275.

［5］亚当·斯密. 国民财富的性质和原因的研究（上卷）［M］. 郭大力，王亚南，译. 北京：商务印书馆，1983：99–101.

［6］丁浩，付敏. 理性边界的形成与突破：以圣彼得堡悖论演进为视角［J］. 江西社会科学，2015，（12）：11–17.

［7］雷德·海斯蒂，罗宾·道斯. 不确定世界的理性选择：判断与决策心理学［M］. 第 2 版. 谢晓非，李纾，译. 北京：人民邮电出版社，2018.

［8］乔治·斯皮罗. 300 年经济决策史：风险、选择和不确定性［M］. 秦传安，译. 上海：东方出版中心，2021.

［9］Dale A，Laplace P. Philosophical Essay on Probabilities［M］. New York：Springer–Verlag, 1995:11–13.

［10］彼得·伯恩斯坦. 与天为敌：风险探索传奇［M］. 穆瑞年，吴伟，熊学梅，等译. 北京：机械工业出版社，2014.

［11］Dehaene S, Izard V, Spelke E, et al. Log or linear? Distinct intuitions of the number scale in Western and Amazonian indigene cultures［J］. Science, 2008, 320（5880）: 1217–1220.

［12］Quinn M. Jeremy Bentham, 'The Psychology of Economic Man', and Behavioural Economics［J］. OEconomia , 2016, 6（1）: 3–32.

［13］B.J. 福格. 福格行为模型［M］. 徐毅，译. 天津：天津科技出版社，2021: 3–5.

［14］Read D. Experienced utility: Utility theory from Jeremy Bentham to Daniel Kahneman［J］. Thinking & Reasoning, 2007, 13:1, 45–61.

［15］Mill J. On the Definition of Political Economy, and on the Method of Investigation Proper to It, Essays on Some Unsettled Questions of Political Economy［M］. London: Longmans, 1877: 120–164.

［16］弗洛里斯·霍伊克卢姆. 行为经济思想史［M］. 贺京同，赵雷，译. 北京：中国人民大学出版社，2020.

［17］科林·F. 卡默勒，乔治·勒文施泰因. 行为经济学：过去、现在和将来［M］// 科林·F. 卡默勒，乔治·勒文施泰因，马修·雷宾. 行为经济学经典. 贺京同，宋紫峰，杨继东，等译. 北京：中国人民大学出版社，2020: 3–58.

［18］Henley T. Hergenhahn's An Introduction to the History of Psychology:8th Edition［M］. Boston: Cengage , 2018: 233–234.

［19］古斯塔夫·费希纳. 心理物理学纲要［M］. 李晶，译. 北京：中国人民大学出版社，2015: 8–11.

［20］孙霁，Alain Content，孙沛. 数量表征和韦伯–费希纳定律：应用及发展［J］. 心理研究，2017, 10（5）: 35–39.

［21］Rieber R, Robinson D. Wilhelm Wundt in History: The Making of a Scientific Psychology［M］. New York: Springer, 2001:50–62.

［22］Moscati I. Measuring Utility: From the Marginal Revolution to Behavioral Economics［M］. Oxford: Oxford University Press, 2019:25–26.

［23］Blaug M.Economic Theory in Retrospect:5th Edition［M］. Cambridge: Cambridge University Press, 1997:318.

［24］马歇尔. 经济学原理（上卷）［M］. 朱志泰，译. 北京：商务印书馆，1964：163-164.

［25］Cory G. Dual motive theory as the biological mecca of the economist. Fulfilling the undeveloped insight of Alfred Marshall. Famed synthesizer of neoclassical economics［J］.Journal of Behavioral Economics for Policy, 2021, 5（S1）：7-38.

［26］约翰·内维尔·凯恩斯. 政治经济学的范围与方法［M］. 党国英，刘惠，译. 北京：商务印书馆，2017：1-10.

［27］阿瑟·塞西尔·庇古. 福利经济学［M］. 朱泱，张胜纪，吴良建，译. 北京：商务印书馆，2020：5-20.

［28］Camerer C, Issacharoff S, Loewenstein G, O'Donoghue T, Rabin M. Regulation for Conservatives: Behavioral Economics and the Case for Asymmetric Paternalism［J］. University of Pennsylvania Law Review, 2003,（151）：1211-1254.

［29］Candela R, Wagner R. Vilfredo Pareto's Theory of Action: An Alternative to Behavioral Economics［J］. Il Pensiero Economico Italiano, 2016, 24（2）：15-28.

［30］马克·斯考森. 现代经济学的历程［M］. 马春文，译. 长春：长春出版社，2006：280-290.

［31］Mathematics Genealogy Project, North Dakota State University. Irving Fisher［EB/OL］.［2022-01-28］.https://www.genealogy.math.ndsu.nodak.edu/id.php?id=168533.

［32］Thaler R. Irving Fisher: Modern Behavioral Economist［J］.The American Economic Review, 1997, 87（2）：439‐441.

［33］克里斯蒂安·施密特. 经济学思想中的不确定性［M］. 刘尚希，陈曦，译. 北京：人民出版社，2020：32-126.

［34］Hands W. Frank Knight and Behavioral Economics［EB/OL］.（2022-01-22）［2022-01-28］. https://ssrn.com/abstract=3923134.

［35］弗兰克·H.奈特.风险、不确定性与利润［M］.安佳，译.北京：商务印书馆，2006：179-212.

［36］Yasuhiro S. J.M. Keynes Versus F.H. Knight: Risk, Probability, and Uncertainty［M］. Singapore: springer, 2019:1-37.

［37］约翰·梅纳德·凯恩斯.就业、利息和货币通论［M］.重译本.高鸿业，译.北京：商务印书馆，1999：159-160.

［38］K.R.波普尔.科学发现的逻辑［M］.查汝强，邱仁宗，译.北京：科学出版社，1986：1-27.

［39］Alchian A. Uncertainty, Evolution, an Economic Theory［J］. The Journal of Political Economy, 1950, 58（3）：211-221.

［40］米尔顿·弗里德曼.实证经济学的方法论［M］//罗卫东.经济学基础文献选读.杭州：浙江大学出版社，2007：11-29.

［41］Sunstein C. Hayekian behavioral economics［J］. Behavioural Public Policy, 2021, 1-19. doi:10.1017/bpp.2021.3.

［42］Frantz R, Leeson R. Hayek and Behavioral Economics［M］. Hampshire: Palgrave Macmillan, 2013:1-34.

［43］Hayek F. The Use of Knowledge in Society［J］. The American Economic Review, 1945, XXXV（4）：519-530.

［44］弗农·L·史密斯.经济学中的理性［M］.李克强，译.北京：中国人民大学出版社，2013：3-27.

［45］弗雷德里克·A.哈耶克.感觉的秩序：探寻理论心理学的基础［M］.朱月季，周德翼，译.武汉：华中科技大学，2015：38-80.

［46］彼得·德鲁克.旁观者：管理大师德鲁克回忆录［M］.廖月娟，译.北京：机械工业出版社，2009：116-134.

［47］粟本慎一郎.布达佩斯的故事［M］.孙传钊，译.上海：上海三联书店，2012：220-239.

［48］迈克尔·波兰尼.个人知识：迈向后批判哲学［M］.许泽民，译.贵阳：贵州人民出版社，2000：101-212.

［49］Hosseini H. George Katona: A founding father of old behavioral economics［J］. The Journal of Socio-Economics, 2011, 40（6）：977-984.

［50］Edwards J. Harry Helson's Adaptation–Level Theory, Happiness Treadmills, And Behavioral Economics ［ J ］. Journal of the History of Economic Thought, 2018, 40（1）: 1–22.

［51］The Nobel Prize. Daniel Kahneman – Biographical ［ EB/OL ］. ［ 2022–01–28 ］. https://www.nobelprize.org/prizes/economic–sciences/2002/kahneman/biographical/.

［52］迈克尔·刘易斯. 思维的发现［ M ］. 钟莉婷, 译. 北京: 中信出版集团, 2018.

［53］Daniel Kahneman. Curriculum Vitae ［ EB/OL ］. ［ 2022–01–28 ］. https://scholar.princeton.edu/sites/default/files/kahneman/files/dkahnemancv.pdf.

［54］Laibson D, Zeckhauser R. Amos Tversky and the Ascent of Behavioral Economics ［ J ］. Journal of Risk and Uncertainty, 1998, 16:7–47.

［55］凯斯·桑斯坦. 为生命定价: 让规制国家更加人性化［ M ］. 金成波, 译. 北京: 中国政法大学出版社, 2016: 1–2.

［56］格尔德·吉仁泽. 直觉: 我们为什么无从推理, 却能决策［ M ］. 余莉, 译. 北京: 北京联合出版公司, 2016: 5.

［57］Han E, Morse A, Zingales L. What Has Mattered to Economics since 1970 ［ J ］. The Journal of Economic Perspectives, 2006, 20（4）, 189–202.

［58］Greenberg M, Haas C, Cox A, Lowrie K, McComas K, North W. Ten Most Important Accomplishments in Risk Analysis, 1980–2010 ［ J ］. Risk Analysis, 2012, 32: 771–781.

［59］Simonsohn U. Citing Prospect Theory［ EB/OL ］.（2014–02–10）［2022–01–29］. http://datacolada.org/15.

［60］IDEAS. Top 1‰ Research Items by Number of Citations ［ EB/OL ］.（2021–12–07）［2022–01–29］. https://ideas.repec.org/top/top.item.nbcites.html.

［61］丹尼尔·卡尼曼. 思考, 快与慢［ M ］. 胡晓姣, 李爱民, 何梦莹, 译. 北京: 中信出版社, 2012.

［62］Barberis N. Thirty Years of Prospect Theory in Economics: A Review and Assessment ［ J ］. Journal of Economic Perspectives, 2013, 27（1）: 173–196.

［63］Sent E. Behavioral Economics: How Psychology Made Its（Limited）Way

Back Into Economics［J］. History of Political Economy, 2004, 36（4）: 735–760.

［64］赫伯特·西蒙. 管理行为［M］. 詹正茂，译. 北京：机械工业出版社，2004.

［65］詹姆斯·马奇，赫伯特·西蒙. 组织［M］. 邵冲，译. 北京：机械工业出版社，2008.

［66］詹姆斯·马奇. 决策是如何产生的［M］. 王元歌，章爱民，译. 北京：机械工业出版社，2007.

［67］理查德·西尔特，詹姆斯·马奇. 企业行为理论［M］. 李强，译. 北京：中国人民大学出版社，2008.

［68］萨缪·鲍尔斯. 微观经济学：行为，制度和演化［M］. 江艇，洪福海，周业安，译. 北京：中国人民大学出版社，2007.

［69］董志强. 行为和演化范式经济学——来自桑塔费学派的经济思想［M］. 上海：格致出版社，2019.

［70］奥利弗·威廉姆森. 市场与层级制［M］. 蔡晓月，孟俭，译. 上海：上海财经大学出版社，2011.

［71］Altman M. Behavioral Economics for Dummies［M］. Mississauga: John Wiley & Sons Canada, Ltd, 2012.

［72］Altman M. Handbook of Behavioural Economics and Smart Decision–Making: Rational Decision–Making Within the Bounds of Reason［M］. Northampton: Edward Elgar Pub, 2019.

［73］Altman M. Handbook of Contemporary Behavioral Economics: Foundations and Developments［M］. New York: Routledge, 2016.

［74］McKenzie R. Predictably Rational? In Search of Defenses for Rational Behavior in Economics［M］. Verlag Berlin Heidelberg: Springer, 2010.

［75］Frantz R. Harvey Leibenstein: A first generation behavioral economist［M］// Frantz R, Chen S, Dopfer K, Heukelom F, Mousavi S. Routledge Handbook of Behavioral Economics. New York, NY: Routledge, 2017:.42–54.

［76］Dean J, Perlman M. Harvey Leibenstein as a Pioneer of Our Time［J］.The Economic Journal, 1998, 108（446）: 132–152.

［77］Frantz R. The behavioral economics of George Akerloff and Harvey Leibenstein［J］. The Journal of Socio-Economics, 2004, 33（1）: 29-44.

［78］提勃尔·西托夫斯基. 无快乐的经济: 人类获得满足的心理学.［M］. 修订版. 高永平, 译. 北京: 中国人民大学出版社, 2008: 25-49.

［79］Bianchi M. Tibor Scitovsky as behavioral economist［J］. Journal of Behavioral Economics for Policy, 2018, 2（1）: 39-43.

［80］阿里尔·鲁宾斯坦. 有限理性建模［M］. 倪晓宁, 译. 北京: 中国人民大学出版社, 2005.

［81］阿里尔·鲁宾斯坦. 经济学寓言［M］. 李佳楠, 译. 桂林: 广西师范大学出版社, 2019: 52-75.

［82］Camerer C. Behavioral economics: Reunifying psychology and economics［J］. PNAS, 1999, 96（19）: 10575-10577.

［83］大卫 R. 贾斯特. 行为经济学［M］. 贺京同, 高林, 译. 北京: 机械工业出版社, 2017:1-2.

［84］理查·塞勒. 不当行为［M］. 刘怡女, 译. 台北: 先觉, 2016.

［85］Rosen S, Thaler R. The Value of Saving A Life: Evidence from the Labor Market［M］// Terleckyj N. Household Production and Consumption. Cambridge, MA: National Bureau of Economic Research, 1975:265-298.

［86］Grether D, Plott C. Economic Theory of Choice and the Preference Reversal Phenomenon［J］. The American Economic Review, 1979, 69（4）: 623-638.

［87］Fama E. Efficient Capital Markets: A Review of Theory and Empirical Work［J］. The Journal of Finance, 1970, 25（2）: 383-417.

［88］Heukelom F. A Sense of Mission: The Alfred P. Sloan and Russell Sage Foundations' Behavioral Economics Program, 1984-1992［J］. Science in Context, 2012, 25（2）, 263-286.

［89］迈克尔·詹森. 组织战略的基础［M］. 孙经纬, 译. 上海: 上海财经大学出版社, 2008: 1-30.

［90］托马斯·库恩. 科学革命的结构: 第 4 版［M］. 金吾伦, 胡新和, 译. 北京: 北京大学出版社, 2012: 44.

［91］Russell Sage Foudation. Summer Institutes［EB/OL］.［2022-02-03］.

https://www.russellsage.org/summer-institutes#BE.

［92］Laibson D. Russell Sage Foundation Summer Institute in Behavioral Economics［EB/OL］.（2022-01-24）［2022-02-03］.https://scholar. harvard.edu/laibson/rsfcamp.

［93］理查德·泰勒，卡斯·桑斯坦. 助推：我们如何做出最佳选择［M］. 刘宁，译. 北京：中信出版社，2015.

［94］戴维·哈尔彭. 助推（实践版）：小行动如何推动大变革［M］. 梁本彬, 于菲菲，潘翠翠，译. 北京：中信出版集团，2018：43.

［95］OECD. Tools and Ethics for Applied Behavioural Insights: The BASIC Toolkit［M］. Paris: OECD Publishing, 2019.

［96］World Health Organisation. Behavioural Insights［EB/OL］.［2022-02-03］. https://www.who.int/our-work/science-division/behavioural-insights.

［97］Laibson D. Golden Eggs and Hyperbolic Discounting［J］.The Quarterly Journal of Economics, 1997, 112（2）: 443-477.

［98］Kahneman D. Maps of Bounded Rationality: Psychology for Behavioral Economics［J］.The American Economic Review, 2003, 93（5）: 1449- 1475.

［99］Shefrin H, Thaler R. The Behavioral Life‐Cycle Hypothesis［J］. Economic Inquiry, 1988, 26（4）: 609‐643.

［100］Camerer C, Loewenstein G, Prelec D. Neuroeconomics: How Neuroscience Can Inform Economics［J］. Journal of Economic Literature, 2005, 43（1）: 9-64.

［101］Rabin M. Incorporating Fairness into Game Theory and Economics［J］. The American Economic Review, 1993, 83（5）: 1281-1302.

［102］Rabin M. Incorporating Behavioral Assumptions into Game Theory［M］// Friedman J. Problems of Coordination in Economic Activity, Norwell, MA: Kluwer Academic Publishers, 1994:69-87.

［103］Rabin M. Psychology and Economics［J］. Journal of Economic Literature, 1998, 36（1）: 11-46.

［104］Bénabou R, Tirole J. Incentives and Prosocial Behavior［J］. The American Economic Review, 2006, 96（5）: 1652-1678.

［105］Smith V. Theory, Experiment and Economics［J］. The Journal of Economic Perspectives, 1989, 3（1）: 151–169.

［106］Cohen J. Can human irrationality be experimentally demonstrated?［J］. Behavioral and Brain Sciences, 1981, 4（3）: 317–331.

［107］Gigerenzer G. How to Make Cognitive Illusions Disappear: Beyond "Heuristics and Biases"［J］. European Review of Social Psychology, 1991, 2:83–115.

［108］Loewenstein G. Experimental Economics From the Vantage–point of Behavioural Economics［J］. The Economic Journal, 1999, 109:F25–F34.

［109］Rabin M. Publication［EB/OL］. ［2022–02–03］.https://scholar.harvard. edu/rabin/publications–working–papers–and–current–projects.

［110］Frank R. Behavioral economics and health economics［R］. NBER Working Paper（10881）. Cambridge, MA: National Bureau of Economic Research, 2004.

［111］彼得·戴蒙德, 汉努·瓦蒂艾宁. 行为经济学及其应用［M］. 贺京同, 等译. 北京: 中国人民大学出版社, 2011.

［112］克里斯蒂娜·罗伯托, 河内一郎. 行为经济学与公众健康［M］. 王健, 主译. 北京: 清华大学出版社, 2020.

［113］杰伊·巴塔查里亚, 蒂莫西·海德, 彼得·杜. 健康经济学［M］. 曹乾, 译. 桂林: 广西师范大学出版社, 2019: 475–521.

［114］Fryback D. Ward Edwards: Father of Behavioral Decision Theory［J］. Medical Decision Making, 2005, 25: 468–470.

［115］Meehl P. Clinical versus statistical prediction［M］. Minneapolis: University of Minnesota Press, 1954.

［116］McNeil B, Hanley J. Statistical Approaches to Clinical Predictions［J］. The New England Journal of Medicine, 1981, 304:1292–1294.

［117］McNeil B, Pauker S, Sox H, Tversky A. On the Elicitation of Preferences for Alternative Therapies［J］. The New England Journal of Medicine, 1982, 306:1259–1262.

［118］Redelmeier D, Tversky A. Discrepancy between Medical Decisions for

Individual Patients and for Groups [J]. The New England Journal of Medicine, 1990, 322:1162–1164.

[119] Redelmeier D, Tversky A. On the framing of multiple prospects [J]. Psychological Science, 1992, 3（3）: 191–193.

[120] Kahneman D, Fredricksonm B, Schreiber C, et al. When More Pain Is Preferred to Less: Adding a Better End [J]. Psychological Science, 1993, 4（6）: 401–405.

[121] Redelmeier D, Rozin P, Kahneman D. Understanding Patients' Decisions: Cognitive and Emotional Perspectives [J] .JAMA. 1993, 270（1）: 72–76.

[122] Tversky A, Koehler D. Support theory: A nonextensional representation of subjective probability [J]. Psychological Review, 1994, 101（4）: 547–567.

[123] Redelmeier D, Koehler D, Liberman V, et al. Probability judgment in medicine: Discounting unspecified possibilities [J]. Medical Decision Making, 1995, 15:227–230.

[124] Tversky A, Gilovich T. The cold facts about the "hot hand" in basketball [J]. Chance , 1989, 2（1）: 16–21.

[125] Tversky A, Gilovich T. The hot hand: Statistical reality or cognitive illusion? [J]Chance, 1989, 2（4）: 31–34.

[126] Redelmeier D, Tversky A. On the belief that arthritis pain is related to the weather [J]. PNAS, 1996, 93: 2895–2896.

[127] Redelmeier D, Kahneman D. Patients' memories of painful medical treatments: real–time and retrospective evaluations of two minimally invasive procedures [J]. Pain, 1996, 66（1）: 3–8.

[128] Redelmeier D, Katz J, Kahneman D. Memories of colonoscopy: a randomized trial [J]. Pain, 2003, 104（1–2）: 187–194.

[129] Keinan G, Friedland N, Kahneman D, et al. The effect of stress on the suppression of erroneous competing responses [J]. Anxiety, Stress & Coping, 1999, 12（4）: 455–476.

[130] Kahneman D. A psychological point of view: Violations of rational rules as a diagnostic of mental processes [J]. Behavioral and Brain Sciences, 2000,

23（5）：681–683.

[131] Redelmeier D, Molin J, Tibshirani R. A randomized trial of compassionate care for the homeless in an emergency department [J]. The Lancet, 1995, 345: 1131–1134.

[132] Redelmeier D, Tibshirani R. Association between cellular–telephone calls and motor vehicle collisions [J]. The New England Journal of Medicine, 1997, 336:453–458.

[133] Bell C, Redelmeier D. Mortality among Patients Admitted to Hospitals on Weekends as Compared with Weekdays [J]. The New England Journal of Medicine, 2001, 345:663–668.

[134] Redelmeier D, Singh S. Longevity of screenwriters who win an academy award: longitudinal study [J].BMJ, 2001, 323:1491–1496.

[135] Kandel C, Simor A, Redelmeier D. Elevator buttons as unrecognized sources of bacterial colonization in hospitals [J]. Open Medicine, 2014:8（3）: e81–e86.

[136] 罗伯特·B. 西奥迪尼. 影响力 [M]. 全新升级版. 闾佳, 译. 北京: 北京联合出版公司, 2021: 129–237.

[137] 斯科特·普劳斯. 决策与判断 [M]. 施俊琦, 王星, 译. 北京: 人民邮电出版社, 2020.

[138] Rumiati R, Bonini N. Daniel Kahneman: the Nobel Prize for Economics awarded for Decision–making psychology [J]. Mind & Society, 2002, 3: Ⅶ – Ⅺ.

[139] 塞德希尔·穆来纳森, 埃尔德·沙菲尔. 稀缺: 我们是如何陷入贫穷与忙碌的 [M]. 魏薇, 龙志勇, 译. 杭州: 浙江人民出版社, 2014.

[140] 丹尼尔·卡尼曼, 奥利维耶·西博尼, 卡斯·桑斯坦. 噪声: 人类判断的缺陷 [M]. 李纾, 汪祚军, 魏子晗, 译. 北京: 中信出版社, 2021: 331–346.

[141] Koehler D, Harvey N. Blackwell Handbook of Judgment and Decision Making [M]. Oxford: Blackwell Publishing Ltd, 2004:585–601.

[142] Saposnik G, Redelmeier D, Ruff C, et al. Cognitive biases associated with

medical decisions: a systematic review [J]. BMC Medical Informatics and Decision Making, 2016, 16:138–152.

[143] Ludolph R, Schulz P. Debiasing health–related judgments and decision making: a systematic review [J]. Medical Decision Making, 2017, 38 (1): 3–13.

[144] Baumann A, Deber R, Thompson G. Overconfidence Among Physicians and Nurses: The "Micro–Certainty, Macro–Uncertainty" Phenomenon [J]. Social Science & Medicine, 1991, 32 (2): 167–74.

[145] Balsa A, McGuire T. Prejudice. Clinical uncertainty and stereotyping as sources of health disparities [J]. Journal of Health Economics, 2003, 22:89–116.

[146] Loewenstein G. Hot–cold empathy gaps and medical decision making [J]. Health Psychology, 2005, 24 (4S): S49.

[147] McQuillin B, Sugden R. Reconciling Normative and Behavioural Economics: The Problems to Be Solved [J]. Social Choice and Welfare, 2012, 38 (4): 553–567.

[148] Kahneman D, Tversky A. The Psychology of Preferences [J]. Scientific American, 1982, 246 (1): 160–173.

[149] Tversky A, Slovic P, Kahneman D. The Causes of Preference Reversal [J]. The American Economic Review, 1990, 80 (1): 204–217.

[150] Tversky A, Thaler R. Anomalies: Preference reversals [J]. Journal of Economic Perspectives, 1990, 4 (2): 201–211.

[151] Kahneman D, Wakker P, Sarin R. Back to Bentham: Explorations of Experienced Utility [J]. Quarterly Journal of Economics, 1997, 112 (2): 375–405.

[152] Read D. Experienced utility: Utility theory from Jeremy Bentham to Daniel Kahneman [J]. Thinking & Reasoning, 2007, 13 (1): 45–61.

[153] Wakker P. Curriculum vitae of Peter Wakker [EB/OL]. [2022–02–03]. https://personal.eur.nl/wakker/cv.htm.

[154] Wakker P. Lessons Learned by (from) an Economist Working in Medical

Decision Making [J]. Medical Decision Making, 2008, 28:690–698.

[155] Dolan P. Paul Dolan [EB/OL]. [2022–02–03] .https://pauldolan.co.uk/about.

[156] 保罗·多兰. 设计幸福 [M]. 张金凤, 译. 北京: 中信出版集团, 2016.

[157] 保罗·多兰. 叙事改变人生 [M]. 何文忠, 周星辰, 赵晨曦, 译. 北京: 中信出版集团, 2020.

[158] Dolan P, Kahneman D. Interpretations of Utility and Their Implications for the Valuation of Health [J]. The Economic Journal, 2008, 118 (525): 215–234.

[159] Kahneman D, Knetsch J. Contingent valuation and the value of public goods: Reply [J]. Journal of Environmental Economics and Management, 1992, 22: 90–94.

[160] Kahneman D, Ritov I, Jacowitz K, et al. Stated willingness to pay for public goods: A psychological analysis [J]. Psychological Science, 1993, 4:310–315.

[161] Kahneman D, Ritov I. Determinants of stated willingness to pay for public goods: A study in the headline method [J]. Journal of Risk and Uncertainty, 1994, 9:5–38.

[162] Green D, Kahneman D, Kunreuther H. How the method and scope of public funding affects willingness to pay for public goods [J]. Public Opinion Quarterly, 1994, 58:48–67.

[163] Green D, Jacowitz K, Kahneman D, et al. Referendum contingent valuation, anchoring and willingness to pay for public goods [J]. Resource and Energy Economics, 1998, 20:85–116.

[164] Kahneman D, Diener E, Schwarz N. Well–Being: The Foundations of Hedonic Psychology [M]. New York: Russel Sage Foundation, 2004.

[165] Kahneman D. Determinants of Health Economic Decision in Actual Practice: The Role of Behavioral Economics [J]. Value in Health, 2006, 9 (2): 65–67.

[166] Kahneman D. A Different Approach to Health State Valuation [J]. Value in Health, 2009, 11 (S1): S16–S17.

［167］Lichtenstein S, Slovic P. The Construction of Preference［M］. New York: Cambridge University Press, 2006.

［168］Loewenstein G. Exotic preferences: Behavioral economics and human motivation［M］. New York: Oxford University Press, 2008.

［169］Wakker P, Tversky A. An axiomatization of cumulative prospect theory［J］. Journal of Risk and Uncertainty, 1993, 7:147–176.

［170］Wakker P, Thaler R, Tversky A. Probabilistic Insurance［J］. Journal of Risk and Uncertainty, 1997, 15:7–28.

［171］Gigerenzer G. Calculated risks: How to know when numbers deceive you［M］. New York: Simon & Schuster, 2002.

［172］Gigerenzer G, Gray J. Better doctors, better patients, better decisions: Envisioning health care 2020［M］. Cambridge: MIT Press, 2011.

［173］Gigerenzer G. Risk savvy: How to make good decisions［M］. New York:Viking, 2014.

［174］Kunreuther H, Pauly M, McMorrow S. Insurance and Behavioral Economics: Improving Decisions in the Most Misunderstood Industry［M］. New York: Cambridge University Press, 2013.

［175］郭振华. 行为保险经济学［M］. 上海：上海交通大学出版社，2020.

［176］Ericson K, Starc A. How product standardization affects choice: evidence from the Massachusetts health insurance exchange［J］. Journal of Health Economics, 2016, 50:71–85.

［177］Abaluck J, Gruber J. Improving the Quality of Choices in Health Insurance Markets［R］. NBER Working Paper No. 22917. Cambridge, MA: National Bureau of Economic Research, 2016.

［178］Bhargava S, Loewenstein G, Sydnor J. Choose to lose: health plan choices from a menu with dominated option［J］. The Quarterly Journal of Economics. 2017, 132（3）: 1319–1372.

［179］Chang T, Huang W, Wang YX. Something in the air: pollution and the demand for health insurance［J］. The Review of Economic Studies, 2018, 85（3）: 1609–1634.

［180］Handel B. Adverse selection and inertia in health insurance markets: when nudging hurts［J］. The American Economic Review, 2013, 103（7）: 2643-2682.

［181］Baicker K, Mullainathan S, Schwartzstein J. Behavioral hazard in health insurance ［J］. The Quarterly Journal of Economics, 2015, 130（4）: 1623-1667.

［182］Liebman J, Zeckhauser R. Simple humans, complex insurance, subtle subsidies［R］. NBER Working Paper 14330. Cambridge, MA: National Bureau of Economic Research, 2008.

［183］Baicker K, Congdon W, Mullainathan S. Health Insurance Coverage and Take-Up: Lessons from Behavioral Economics［J］. The Milbank Quarterly, 2012, 90（1）: 107-134.

［184］Handel B, Kolstad J. Health insurance for "humans" : information frictions, plan choice, and consumer welfare［J］. The American Economic Review, 2015, 105（8）: 2449-2500.

［185］Center for Health Incentives and Behavioral Economics, University of Pennsylvania. Research［EB/OL］.［2022-02-03］. https://chibe.upenn.edu/research/.

［186］Bickel W, DeGrandpre R, Higgins S. Behavioral economics: A novel experimental approach to the study of drug dependence［J］. Drug and Alcohol Dependence, 1993, 33（2）: 173-192.

［187］Bickel W, Madden G. The behavioral economics of smoking［M］// Chaloupka E, Grossman M, Bickel W, Saffer H. The Economic Analysis of Substance Use and Abuse: An Integration of Econometric and Behavioral Economic Research. Chicago: University of Chicago Press, 1999.

［188］Just D. Behavioral economics, food assistance, and obesity［J］. Agricultural and Resource Economics Review, 2006, 35（2）: 209-220.

［189］Rothman A, Bartels R, Wlaschin J, et al. The strategic use of gain- and loss-framed messages to promote healthy behavior: how theory can inform practice［J］. Journal of Communication, 2006, 56: S202-S220.

［190］Gregory R, Slovic P, Flynn J. Risk perceptions, stigma, and health policy［J］.

Health and Place, 1996, 2:213–220.

［191］Sackett D, Torrance G. The Utility of Different Health States as Perceived by the General Public ［ J ］. Journal of Chronic Diseases, 1978, XXXI: 697–704.

［192］Bai L, Handel B, Miguel E, et al. Self–Control and Demand for Preventive Health: Evidence from Hypertension in India ［ R ］. NBER Working Paper No. 23727.Cambridge, MA: National Bureau of Economic Research, 2017.

［193］Joep Lange Institute. Insights from Dan Ariely: Applying behavioral economics to treatment adherence ［ EB/OL ］. （2017–10–01）［2022– 02–03］.https://www.joeplangeinstitute.org/wp–content/uploads/2017/10/ Workshop–9nov2016–Dan–Ariely–helps–doctors–change–behaviors. compressed.pdf.

［194］Kullgren J, Hafez D, Fedewa A, et al. A Scoping Review of Behavioral Economic Interventions for Prevention and Treatment of Type 2 Diabetes Mellitus ［ J ］. Current Diabetes Reports, 2017, 17（9）: 73–88.

［195］Roseleur J, Harvey G, Stocks N, et al. Behavioral economic insights to improve medication adherence in adults with chronic conditions: a scoping review protocol ［ J ］. JBI Database of Systematic Reviews and Implementation Reports, 2019, 17（9）: 1915–1923.

［196］Roseleur J, Harvey G, Stocks N, et al. Behavioral economic insights to improve medication adherence in adults with chronic conditions: a scoping review ［ J ］. Patient, 2019, 12（6）: 571–592.

［197］Mogler B, Shu S, Fox C, et al. Using insights from behavioral economics and social psychology to help patients manage chronic diseases ［ J ］. Journal of General Internal Medicine, 2013, 28（5）: 711–718.

［198］Möllenkamp M, Zeppernick M, Schreyögg J. The effectiveness of nudges in improving the self–management of patients with chronic diseases: A systematic literature review ［ J ］. Health Policy, 2019, 123（12）: 1199–1209.

［199］Kwan Y, Cheng T, Yoon S, et al. A systematic review of nudge theories and strategies used to influence adult health behaviour and outcome in diabetes management ［ J ］. Diabetes & Metabolism, 2020, 46（6）: 450–460.

第 3 章

行为健康经济学的模型构建
和研究方法

　　本书在上一章分析了行为健康经济学的理论和模型演变过程，为行为健康经济学各种方法学元素找到了在行为经济学思想史中的位置，这有利于帮助我们理解圣彼得堡悖论、阿莱悖论、马科维茨模型、适应水平理论、前景理论、跨期选择、偏好反转等行为经济学理论和模型之间的逻辑关联，也就是人对同一个数值在不同情景下的判断是不一致的。另外，也可以帮助我们理解二元系统分析与跨期选择之间的逻辑关联，也就是人是由情感、理性两方面组成的，这会造成在一定时间内偏好的不一致。但是，行为健康经济学模型构建的基础、构建的方法以及实证研究的方法仍然有待明确。本章目标是梳理行为健康经济学模型与方法的逻辑基础，提出行为健康经济学模型构建的方法。

3.1 行为健康经济学模型的内涵

行为健康经济学是行为经济学向健康经济学领域扩展的结果，目的是用行为经济学的模型或方法来解释健康领域超出理性预期的行为。为了更好地理解行为健康经济学，需要区分行为经济学模型与实验经济学模型、离散选择模型，这样才有利于构建行为健康经济学模型。

3.1.1 行为经济学模型与实验经济学模型的区别

从研究主题来说，经济学不关心说了什么，关心做了什么。而行为经济学和实验经济学既关心说了什么，还关心做了什么，甚至关心人的内心是怎么思考的。但是，行为经济学和实验经济学在研究主题方面存在根本区别。如果用婚姻市场为例，行为经济学研究"为什么当初瞎了眼没有找到合适的人"，而实验经济学则研究"一个人如果有足够的时间，总会找到合适的人"。事实上，人在婚姻市场上寻找配偶的时间是有限制的，必须在年轻时抓紧时间。把婚姻市场的例子换成经济学的语言，那就是实验经济学关注时间变量干预下均衡点在哪里，行为经济学不过多关注均衡点的位置，而更关心的是"人的行为为什么、怎么偏离了均衡点"。

从数据来源来说，传统经济学是用历史数据来研究，而行为经济学和实验经济学自己生产数据来研究，也就是行为经济学和实验经济学是基于真实世界证据的经济学。但是，两者生产数据的方式也有区别。行为经济学主要采用问卷试验的方法，而实验经济学主要采用博弈游戏。虽然两者方法学的基础都是概率论或博弈论，但是实验经济学的实验对现实的简化更厉害，而行为经济学则不怎么简化现实，也就是行为经济学富有背景。可见，行为经济学的外部效度会比较好，而实验经济学的内部效度可能更好。

从研究对象来说，行为经济学主要关注个体的决策行为，而实验经济学主要关注组织或市场的决策行为。以塞勒为首发展起来的行为金融，将个体决策行为与金融市场对接了。行为健康经济学主要是关注个体决策行为，但是也会与整体层面的行为福利经济学对接，研究说服、助推、助力、行为设计和行为公共政策的应用。

从测量方法来说，行为经济学的方法只有一次提问，重复测量比较少，也就是被试没有机会学习。而真实世界中的人可以通过学习来避免判断错误。这是实验经济学质疑行为经济学的地方。但是，行为经济学也质疑实验经济学，人在现实中不会反复学习一个主题那么多次。

从实验情景来说，行为经济学富有情景不侧重时间变量的影响，实验经济学简化情景侧重时间变量的影响。也就是，行为经济学是在真实世界中进行研究，不会简化被试所处的实验情景，对时间变量的研究不太多。仅仅参照点适应方面的研究考虑了时间变量的影响。而实验经济学则是在高度简化的实验情景中来测量变量之间的关系，并且特别强调时间变量的影响。实验经济学坚信，只要时间足够，市场肯定能自动回到均衡。而行为经济学则引用凯恩斯的话来反驳，"从长远来看，人都会死"。也就是说，行为经济学认为虽然实验经济学的观点有道理，市场可以协调人的行为达到理性的均衡；但是，人的寿命有限，没有太多时间等着市场均衡的出现，人需要在有限的时间内解决眼前迫在眉睫的问题。当然，实验经济学也可以反驳，人的急迫性有可能造成人出现判断和决策偏差，反而不如市场均衡更具有帕累托最优的可能性。

总之，行为经济学模型与实验经济学模型的区别可以总结为表 3-1。但是，两者的区别也不是完全绝对的。比如研究对象，实验经济学也有研究个体的，但是实验经济学研究的焦点是在于医生与患者之间的市场互动[1-3]，而行为经济学则主要研究医生或患者的判断或决策偏差。

表 3-1 行为经济学模型与实验经济学模型的区别

项目	行为经济学模型	实验经济学模型
研究者	卡尼曼、特沃斯基、塞勒	史密斯
研究目的	证明新古典经济学有偏差	证明新古典经济学的价值
研究对象	个体	组织、市场
研究问题	人为什么会出现不理性（判断错误）？	时间如何使市场产生理性？
研究情景	与真实世界接近	真实世界高度简化的实验室情景
研究方法	问卷试验（田野调查）、模拟、脑成像	实验室拍卖等博弈游戏
测量方法	重复测量比较少	重复测量次数多（学习效应）
货币激励	认为没有必要	必须货币激励

续表

项目	行为经济学模型	实验经济学模型
欺诈方法	完全反对	部分赞同（标准患者）
研究效度	外部效度更高	内部效度更高
政策应用	说服、助推、助力、行为设计、行为公共政策	制度设计、机制设计

3.1.2 行为经济学模型与离散选择模型的区别

从理论起源来说，行为经济学模型主要来源于卡尼曼、特沃斯基、塞勒的研究思路，而离散选择模型则主要和凯尔文·约翰·兰卡斯特（Kelvin John Lancaster，1924—1999）、麦克法登有关。

从研究主题和理论基础来说，行为经济学模型主要关注人的判断和决策与期望效用模型的偏离，而离散选择模型则主要关注人选择某项服务或某个商品更偏好哪些属性。还是以婚姻市场为例，行为经济学模型的研究问题是"为什么当初瞎了眼没有找到合适的人"，而离散选择模型的研究问题是"找什么样的人适合做终生伴侣"。也就是离散选择模型是需求分析，只不过把商品或服务替换成了商品或服务的属性，可以测量支付愿意，用于卫生技术评估；而行为经济学是运用心理学来分析人的判断和决策行为，可以测量人的行为偏差，用于助推、行为设计。

从研究方法来说，行为经济学模型和离散选择模型的共同点是问卷试验，但是行为经济学模型还有模拟和脑成像方法。而从问卷试验来看，行为经济学模型与离散选择模型也不同。行为经济学模型的问卷主要是概率试验，而离散选择模型的问卷则主要通过实验设计组合不同的属性，前者需要被试有一定的概率理解能力，而后者没有这方面的要求。

从研究模型来说，行为经济学模型主要是前景理论，而离散选择模型则主要是丹尼尔·麦克法登开发的新型显示偏好分析方法，模型是随机效用模型（random utility model）。该模型假定决策者头脑中分布着大量效用函数，决策时会随机选择其中一个[4]89。而行为经济学模型所依据的前景理论则是固定的价值函数、决策加权函数。

从预测能力来说，行为经济学模型可以预测人在什么情况下会有非理性行为，而离散选择模型属性相对固定时，发现新属性能力偏差。行为经济学模型的逻辑是只要发现了在什么情况下人的判断或决策与理性不一致，后面的结果肯定不是理性的。而离散选择模型的预测性由麦克法登部分解决了，这个模型是条件对数模型（conditional logit model），将服务或商品的属性与一个确定的效用函数关联，可以预测在被试中选择某一属性的人数比例[4] 90。但是，新属性能否像"探索性因子分析"那样聚类成可预测的新属性，还有待研究。

总之，行为经济学模型与离散选择模型的区别可以总结成表 3-2。在行为健康经济学模型选择中，不要将两者混淆。

表 3-2　行为经济学模型与离散选择模型的区别

项目	行为经济学模型	离散选择模型
研究者	卡尼曼、特沃斯基、塞勒	兰开斯特、麦克法登
理论基础	心理学与经济学因素结合	新古典经济学价格理论延伸
研究对象	个体	个体
研究问题	人为什么会出现非理性（判断错误）	选择什么属性的商品或服务可最大化偏好
偏好测量	构建偏好、偏好反转	新型显示偏好
研究方法	问卷试验（田野调查）、模拟、脑成像	问卷试验
模型	前景理论	随机效用模型
预测能力	预测在什么情况下人会出现非理性	可以预测未观察到的属性
政策应用	助推、行为设计	卫生技术评估

3.2 行为健康经济学模型的理性假设

3.2.1 理性假设的分类

理性假设的分类关系到模型中的人是什么人性，也关系到数学模型的构建，还关系到分析出来的结论的学术价值和政策价值。理性假设太接近真实的人，则会出现无数个理性假设，因为人与人不同，这样就无法构建数学模型。从经济学思想史来看，理性假设主要有完全理性、好像理性（as-if rationality）、生态理性、有限理性 – 满意、有限理性 – 最优。采用什么假设，取决于建构模型者的价值观、数学模型建构的容易程度。

其一，完全理性假设利于构建数学模型，但是结论有可能脱离实际。完全理性假设中的"理性人"追求利益最大化，比较容易构建数学模型。但是，完全理性假设因为不考虑人的情感，长期以来一直被心理学家，甚至经济学家质疑。而在政策应用中，完全理性假设对于预测经济危机等社会关键事项能力有限，也一直不被政府决策部门采纳。

其二，好像理性假设是完全理性假设的改进版，不强调假设的真实性而强调假设的预测能力。费里德曼和萨维奇 1948 年的文章对此进行了经典辩护，在这篇文章的第 298 页："个人在做出一系列特定决策时，他们的行为好像（as if）计算和比较了不同决策的预期效用，并且他们好像知道每种结果发生的概率。这一假设的有效性不取决于个人是否知道每种结果发生的概率，不取决于个人是否说他们计算和比较了预期效用或者认为他们这样做了，不取决于是否在他人看来他们这样做了，也不取决于是否心理学家能够发现证据证明个人确实这样做了，而是仅仅取决于这一假设是否能够对人们的决策做出十分准确的预测"[5]。他们认为只有预测是错误时，才能宣称好像理性假设对于解释这一特定行为无效，但是如果没有更好的假设来替代好像理性假设，这个假设就一直是有效的假设[5]。

其三，生态理性假设也是完全理性假设的修订版，强调时间变量可以使人回归完全理性假设。这主要是阿尔钦、史密斯、吉仁泽采取的研究假设。这种理性假设有时会用来质疑现代行为经济学的研究方法，焦点就在于生态理性假设考虑了人在时间变量影响下的学习、适应能力，也就是只要时间足够，市场力量和进化会通过优胜劣汰留下符合完全理性的决策个体。但是，慢性病为什么随着时间演进、市场越来越发达，反而会成为社会问题呢？凯恩斯经常被引用的名言"从长远来看，我们都会死"（in the long run we are all dead）可以解释这个问题。为了更好地理解这句话以及生态理性假设的缺陷。我们需要看看凯恩斯这句话的语境，这句话最早出现在他 1923 年的著作《货币改革论》（A Tract on Monetary Reform）："长期对于当前的事务具有误导。长远来看，我们都会死。当困境出现时，经济学家给自己设定了太容易、太无用的任务。经

济学家仅仅能够告诉我们，当暴风雨过去，海洋自然会变平"[6-7]。换到慢性
病语境，这种病是迫在眉睫的问题，"长期"对于解决这个问题是没有意义的，
研究者不应该借"长期"来回避慢性病问题。

其四，有限理性－满意假设对完全理性假设的颠覆比较大。从行为健康经
济学思想史来看，有限理性假设源于哈耶克，而由赫伯特·西蒙正式提出，后
来的现代行为经济学家也采用了有限理性假设。但是，与西蒙意义上的有限理
性不一样，本书称西蒙的有限理性为"有限理性－满意"假设。这种假设认为
人在计算和预测能力方面受制于内在的生物及心理限制，行为研究应该寻找与
人在其生活的环境中的信息和计算能力相适应的理性假设，这种理性假设不能
解决最优化问题，可以解决满意问题[4]99, 100。但是，有限理性－满意假设与
完全理性假设相比，构建数学模型的技术难度较大，因此有限理性－满意假设
在经济学中后来逐渐势微。但是，这条研究路线的研究者会用这个研究假设质
疑现代行为经济学的研究。

其五，有限理性－最优假设是对完全理性假设比较大的修正，可以通过
前景理论和跨期选择构建数学模型。这种研究假设注重于研究人的行为如何偏
离最优行为，而不关注最优行为是什么，通过这样的研究路径揭示人在运用概
率、统计或逻辑规则时的非直觉的或反直觉的心理和思维过程，从而描述人的
直觉在决策中的作用，并通过前景理论来评价这种判断和决策[4]101。在此基
础上，穆来纳森和塞勒反驳了套利、竞争、进化、学习可以达到完全理性的观
点，并将有限理性扩展为有限理性（判断和选择能力）、有限意志（难以达到
最优）、有限自私（社会规范影响考虑公平）[8]。

可见，新古典经济学假设人是神，无所不知无所不能；行为经济学则假设
人是普通人，包括专家在内，也是普通人，在判断和决策方面存在有限理性会
偏离期望效用模型，在自制力方面意志力有限难以达到最优化目标，同时受制
于社会规范影响要考虑他人的利益，并且不同环境下的人会表现出不同的有限
理性。比如塔勒姆等人[9]的研究发现中国南方种大米地区相比北方种小麦地
区的人更具有相互依赖和整体思维。而在健康领域，慢性病不同患者的思维对
其健康管理影响很大，这正是行为健康经济学研究的优势所在。

3.2.2 进化心理学与有限理性假设

尼克·威尔金森（Nick Wilkinson）在教材《行为经济学》中指出，行为经济学的心理学解释浓缩为统一框架有一定难度；但是，进化心理学可以关联行为经济学的各种研究成果。基本思想是，人类的决策是在进化过程中不断适应过去的环境而产生的心理或思维模式，但是这种心理或思维模式在现代社会有可能是障碍[10]20-21。比如行为经济学中的参照点依赖、损失厌恶、敏感度递减、过度自信、社会规范等都可以从进化心理学角度来解释。

其一，"现在"在人类进化史中所占据的时间很短，这决定了"过去"进化出来的心理机制会影响"现在"的决策。人类从400万至700万年前开始进化，而形成接近"现代"意义上的大脑则是在15万至20万年前。而这个过程主要处于狩猎采集社会，直到1.3万年前这种社会才向农业社会过渡，而到了1万年前农业社会才开始发展。如果把400万年人类进化史压缩成24小时，其中99%是狩猎采集社会，农业社会出现于23时55分后[11]。而"现在"只是其中的一个点，时间太短，不足以改变人脑的结构，这导致人在狩猎采集社会稀缺资源环境下形成的心理机制仍然会控制现代社会人的行为。

其二，狩猎采集社会的稀缺环境造就了人类大脑的应对心理机制。随着人类数量的增多，狩猎采集社会的资源越来越稀缺，有可能出现狩猎猎物、采集野果的极端不确定性。人类大脑只有对确定性更为喜欢才有利于生存，而参照点依赖就是借助参照点来产生确定性的。人类大脑只有对坏事的敏感程度要高于好事[12]，才能避免资源的减少，这种心理机制就是现代行为经济学所说的损失厌恶。人类只有过度自信，才敢去试错来减少稀缺资源的约束。而对于猎物、野果的欲望要有所控制，否则资源一旦消耗殆尽，就会难以生存。人还会通过选择食物来应对稀缺环境。比如糖类和脂肪有利于储存能量，狩猎采集社会的人食用糖类和脂肪有利于减轻稀缺资源的影响。但是，在现在资源丰裕的环境下，这种喜好就容易导致肥胖、糖尿病、心脑血管疾病等慢性病[13]。可见，这些应对稀缺环境产生的心理机制在狩猎采集社会对人的生存意义重大，但是现在却对人的生存是有害的，并且这种心理机制很难消灭。

其三，人类主动创造心理机制来应对狩猎采集社会的稀缺环境，这进一步改造了人类大脑。比如情绪反应（恐惧、害怕）导致的战斗或逃跑，有利于寻找更多资源；探索有利于人的好奇心发现更多资源；目标有利于为寻找什么资源和寻找的原因找到参照点[14]。在这个过程中，形成了互惠、模仿和权威三种心理机制。第一种心理机制是互惠，也就是你对我好，我对你好，你对我不好，我对你不好，通过这种方式来促进合作解决资源稀缺。这种机制最后进化成了亏欠感，也就是他人帮助自己后，自己不回报，就会面临他人将来不帮助自己的强烈的损失厌恶心理，这慢慢就进化成了一种社会规范[15]78-80。第二种心理机制是模仿，主要看与自己相似的人怎么应对稀缺环境，自己也怎么应对，因为别人这么可以生存，自己也有可能生存，这种追求确定性的心理就演化出来了社会规范。第三种心理机制是权威，狩猎采集社会可以借助模仿来将应对稀缺的做法传播出去，但是一些具有创新性的做法掌握在某些有经验的人手中，尊重权威才利于生存。

可见，从进化心理学角度来说，人类很难达到完全理性，主要原因是人靠理性生存的进化时间太短了，而靠直觉生存的进化时间则很长。也就是人很难避免情绪等直觉判断的影响，是有限理性、有限意志、有限自私的。漫长的进化已经将物质资源的稀缺性内化到人的认知中了，并且这种对物质资源稀缺性的认知很敏感，这种敏感在狩猎采集社会对人类生存有利，而在现代社会则很可能是不利于人的健康的。

3.2.3 有限理性与认知资源的稀缺性

经济学的逻辑起点是稀缺性，也就是人的无限欲望与有限资源之间的矛盾。人类最先认知到物质资源的稀缺性，然后认知到资本稀缺性、人力资本稀缺性、信息资源稀缺性。而这些资源是不是稀缺，决定因素之一是决策者是怎么认知的。新古典经济学假设人的认知能力无限完美，而行为经济学则认为认知能力有限，也就是"有限理性"。"有限理性"表示理性是有限的，也就是理性是稀缺的，具体来说就是认知资源是稀缺的。

"经济人"（homo economicus）假设是完全理性的，进入模型的人无所不知、无所不能，然后以此为前提推演模型。这就等同于假设古典经济学、新古典经济学模型中相对主观的人保持不变，从而分析相对客观的物质资源的稀缺性。而行为经济学既分析认知决策资源的稀缺性，也分析客观资源的稀缺性，并且更侧重于分析认知决策资源的稀缺性[16]1-2。认知决策资源的稀缺性需要从人的认知、心智中寻找，这就需要求助于心理学了[17]。从心理学角度来说，认知资源的稀缺性主要包括人在获取信息、记忆信息、提取利用信息方面的能力不足。如何分配这些认知能力才能"帮助人做出更好的选择"，这是行为健康经济学的研究问题。

其一，认知在接受信息能力方面的稀缺性。一方面，这种稀缺来自于人的大脑神经系统处理信息的能力。每秒大约有上千万比特的信息会涌入人的大脑，而人的大脑每秒处理的信息只有126比特，理解一个人说话的意思需要处理40比特信息[18]。这决定了有大量信息无法被处理，因为带宽已经被占用了。另一方面，"哪种信息会优先处理"取决于信息的显著性（Salience）或简化程度。显著性有利于抓住人的注意力，减少信息处理系统启动的时间[19]。简化可以节省处理信息的带宽资源，从而有利于提高对信息的处理效率。比如阅读书籍，表面看是书的作者在给读者输入信息，其实是读者在根据自己的目的筛选信息。这种情况下，书籍展示信息的显著性、简化程度，将直接影响读者接收到的信息。

其二，认知在记忆信息能力方面的稀缺性。人对接收到的信息处理后，有的可以记住，有的记不住。人的记忆能力主要决定于人的联想能力，也就是人更容易记住与以前记住的东西有关联的东西。这主要是因为人脑处理信息的能力有限，人只能将注意力集中在熟悉的地方，减轻认知资源的消耗，然后再对注意力聚焦的信息进行解码，才能充分地用好认知资源[20]。还有，时间长度对记忆的影响不大，而经历的最高兴或最痛苦以及结束时的感受更容易让人记住，这就是"峰终定律"（Peak-End Rule）[21]。换言之，由于人脑处理信息能力有限，人会选择性记忆。

其三，认知在提取利用信息能力方面的稀缺性。人提取利用信息的目的是帮助选择和决策，而这种能力主要和模式匹配有关。所谓模式匹配就是，把当前选择与数据库中的选择模式对比，检索出最接近的可以用于当前选择的模式；然后，决定提取利用的信息[22]138, 139。这个能力需要训练（学习）或经验（适应）积累，也就是人脑储备的模式越多，认知资源的越不稀缺。这其实和奈特、哈耶克、特沃斯基关注的相似性非常像，相似性是把真实世界的现象与理论世界的模型对比，从有推理无，从已知推理未知。另外，人对信息的重要性的判断也会决定其提取或利用什么信息。而这里面"近视"（Myopia）对重要性的判断影响很大，人更在乎眼前的事，对眼前的事给予的权重更大。

可见，人的认知在获取、记忆、提取利用信息方面均存在能力稀缺，并且认知资源的这种稀缺性受到决策主体的情绪、社会规范、环境信息等各种因素的影响。也就是信息多而复杂的情况下，人的大脑信息处理系统会满负荷运转，会造成带宽不足，出现无法选择、错误选择或选择质量下降的情况。这称之为选择超负荷（Choice Overload）[23]。还有，人的大脑处理信息需要花费力气、付出成本，如果长时间工作，则无法有效调用认知资源，从而出现决策疲劳（Decision Fatigue）[24]。因此，二八法则、市场集中度的出现，可能是人的认知资源稀缺在社会或市场上的外在反应。因为人的有限理性，人只会关注对他最重要的事，从而出现最重要的事所占比例就会比较高。也就是 20% 的投入产生了 80% 的产出、市场上最大的四家或八家企业的市场份额会比较高。另外，人对选择积累的决策模式越多，模式匹配或相似性判断的能力会越强，人的有限理性对决策质量的负面影响会减轻。

3.2.4 本书的理性假设

本书的研究目的是实现行为健康经济学模型的构建，因此理性假设是否有利于数学模型的建立是重要考虑。同时，行为健康经济学模型还要能够解决慢性病等健康管理决策中出现的问题。这就要求本书模型采用的理性假设既要能反映慢性病进化心理学中的心理机制，又要能利于构建数学模型。

本书在第 2 章发现有效市场假说、跨期选择假说均采用了异质理性的假说，有效市场假说假设有的人对市场完全理性、有的人非理性；跨期选择假说假设人的计划自我完全理性，执行自我非理性。另外，心理学中也存在多重自我模型。因此，本书认为人或慢性病患者适用异质理性假说，也就是人或慢性病患者存在三种理性：完全理性、有限理性和无理性，但是大部分人或慢性病患者表现出来有限理性。

有限理性具体来说就是有限理性、有限意志、有限自私。这里的"有限"就是稀缺，并且不是物质资源稀缺，而是认知资源稀缺。物质资源稀缺也是需要认知资源来识别的。其中有限理性、完全理性都可以数学模型化，无理性没法模型化，同时完全理性是有限理性的特例。因此，关键是基于有限理性这个人性假设，如何构建行为健康经济学模型。另外，表 3-3 表明人的一切行为源于认知能力，不同稀缺状态的认知能力将决定人的不同行为，这可以用来指导行为健康经济学的研究和政策设计，并且实现在调查研究中对人群进行精准分类、精准施策。

表 3-3　行为健康经济学的理性假设

理性假设	稀缺性	分析焦点	政策落脚点
完全理性	认知资源无限，对物质资源稀缺性"全知"并"全能"解决	价格	政府不干预，市场自由选择
有限理性	认知资源有限，对物质资源稀缺性"部分知道"并"部分能"解决	交易	制度安排、助推、助力、行为设计、行为公共政策
无理性	认知资源极少，无法认知和解决物质资源稀缺性	认知	强制

3.2.5　本书的研究问题

在上述理性假设基础上，本书认为人或慢性病患者的行为偏差是指决策者期望的结果与实际出现的结果之间的差异，也就是非预期结果（Unanticipated Consequences）。这种差异或非预期结果是系统性的，总是在一个方向出现[22] 150。就好比计算机软件设计，设计者按自己的预期逻辑来设计和编程，其中会有一些默认设置，但是软件使用后，使用者会发现很多与设计不一致的问题。这些问题经过研究，都是可以预测且可以减少的。

因此，本书研究的主要是人的行为与预期的不一致（Inconsistency）、不匹配（Mismatch）或异象（Anomaly），"预期"就是期望效用理论，"不一致、不匹配或异象"主要指与期望效用最大化、冯·诺伊曼－摩根斯坦行为公理其中的某一项或某几项存在差异。本书所处理的研究问题主要包括三类问题。

（1）理论问题：人或慢性病患者实际决策行为与期望效用理论为什么不一致？这类问题主要是在学术上解释"异象"为什么会出现，主要通过实验室实验来解答。针对这类问题，本书主要通过第 2 章分析了思想史，第 3 章分析了主要的理论逻辑。

（2）政策或执行问题：人或慢性病患者实际决策行为与政府、企业或其他组织的预期为什么不一致？这类问题主要是在政策上解决助推为什么出问题，或者在执行上解决慢性病医疗服务项目或药品为什么不被患者接受？针对这类问题，本书主要通过第 5 章分析了说服、助推、助力、行为设计和行为公共政策应用的逻辑。

（3）跨期选择问题：人或慢性病患者认为自己愿意做出的行为与最终做出的行为为什么不一致？这类问题主要理解人或慢性病患者为什么会出现偏好反转，以便更好地理解人的偏好的构建过程。针对这类问题，本书主要通过第 2 章分析了跨期选择问题的历史演变，第 3 章分析了跨期选择问题的模型逻辑，第 4 章分析了跨期选择问题的实证研究逻辑。

3.3 行为健康经济学模型的心理学基础与判断错误

行为健康经济学与传统健康经济学的区别就是行为健康经济学会侧重考虑决策主体的心理学因素或认知资源的稀缺性。因此，理解心理机制如何决定健康管理中供方和需方的直觉偏差就非常重要。

3.3.1 人脑处理信息的心理透镜模型

行为健康经济学的研究结论之所以与传统健康经济学不一致，是因为前者将人脑处理信息的过程作为了分析的一部分，而后者则将人脑处理信息的过程作为黑箱来处理，从而输出就出现了偏差。行为健康经济学的关注点是这些偏差为什么产生，而并不关注真实值在哪里，因为真实值不容易找到。基于上述考虑，以及埃贡·布伦斯威克提出的透镜模型（Lens Model）[22] 129，本书构建了图 3-1 所示的模型。

这个模型左侧是健康决策者所处的真实世界中的情景，中间是人脑处理信息的心理过程，右侧是健康决策者经过多重心理处理路径后的结果。人在认知信息中，先要"认"出来这个信息，也就是要感觉到，还要能够判断出来；然后，才能"知"这个信息，也就是经过评价来理解这个信息。同一个数值，通过不同形式甚至相同形式的输入，经过不同的"认"（感知、判断系统）和"知"（评价系统）这个透镜后，输出的数值就不一样了。换句话说透镜给数值增加了权重，但是不同人、不同时间、不同地点、不同情景下权重不同，就会出现看到的是一个事，结果其实是另外一个事，这种认知方面的不一致。

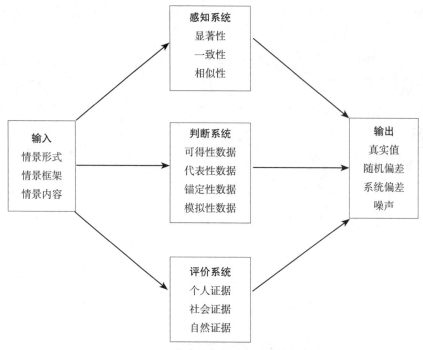

图 3-1　人脑处理信息的心理透镜模型

3.3.2 人脑处理信息的判断错误分类

　　判断是人脑对同一事物的看法可以达成一致，如果无法达成一致，那就是判断错误。人脑的判断错误等于随机偏差、系统偏差、噪声三者的总和。随机偏差是围绕真实值出现的随机波动，有规律，是可以通过样本数量增加而消除的。系统偏差是整体偏离真实值，但是偏离的方向和模式一致，这种偏差可以由行为经济学的理论和模型来预测。噪声则是无规律的偏离真实值，并且无法通过样本量增加来消除，也无法预测。基本规律就是哪里有判断，哪里就有噪声[25]1-8。比如不同医生对于同一名患者高血压、糖尿病、精神疾病等慢性病做出了完全不同的判断，这就是噪声。尤其精神疾病由于诊断主要靠主观判断，噪声更大。另外，医生对患者的放射、CT、核磁共振影像解读也存在大量噪声。

　　噪声可以进一步分为水平噪声、模式噪声、情景噪声。水平噪声是做出判断的人与人之间的差异。比如对慢性病患者诊断的医生之间的判断差异。模式噪声反映了做出判断的人比较固定的偏好。比如有的医生对流感患者喜欢直接开输液。情景噪声则和判断者的情绪、疲劳、天气状况、顺序效应有关，不同时间、不同地点和不同情景下，判断者的判断不一样，这种噪声很不稳定。比如三甲医院的某个医生在一天的不同时间、患者数量的多少等不同情景下，会做出不同的判断[25]88。

系统噪声主要由水平噪声和模式噪声组成。水平噪声和模式噪声都反映了人与人对同一事物判断的不一致，而情景噪声主要反映了判断者自己与自己相比的不一致，但是因为今天的自己更像昨天的自己，这种噪声是可以测量的，因此不是系统噪声的主要成因[25]113。

理解了判断错误中的噪声后，再看系统性偏差。也就是在不同情景下、不同时间、不同地点、不同人出现的同一方向的不一致性。这种不一致性主要表现为决策行为不按期望效用最大化来行动或者违反期望效用理论的行为公理。只要出现其中一项相悖，就可以认定出现了"异象"。

（1）完备性。如表 3-4 所示，在 A 和 B 之间做选择时，被试需要有明确偏好或中立态度。但是，如果选择过多，被试反映不知道选择哪个；或者选择提供的信息过多，被试不能表达偏好。这时就违背了行为公理的完备性[22]39-40。

（2）传递性。如表 3-4 所示，被试偏好的相对优势应该可以传递，但是如果考察被试的偏好大于 2 项属性时，就容易出现不可传递的现象。出现不可传递时，就容易进入死循环，选项之间偏好的相对优势会一直变化，这会使得被试纠结，无法做出选择。比如孔多塞悖论，也就是多数人的偏好是不可传递的[26]163。因为大家偏好的相对优势都不一样，众口难调。

（3）替代性。如表 3-4 所示，两个选项去掉共同特征概率 p 和 q 后，不影响两个选项的相对优势。阿莱悖论就是针对替代性行为公理出现的反常现象而开发的。另外，替代性也是取消原则的基础，前景理论中编辑阶段删除相同内容就是以此为根据的[22]40-41。

（4）独立性。如表 3-4 所示，$0 < p < 1$ 时，若 $pA+（1-p）C \geqslant pB+（1-p）C$，可得 $A \geqslant B$。也就是，两个选项的相对优势不会因为第三个选项的出现而改变[26]165。而实际行为决策中，决策者往往因为第三个选项的出现，比较的参照点发生了改变，从而改变了原来两个选项的相对优势，也就是会出现偏好反转。

（5）一致性。如表 3-4 所示，$0 < p < 1$ 时，如果 $pA+（1-p）B$ 是选项

A 和选项 B 之间的偏好，则表示选项 A 的偏好相比选项 B 的偏好具有相对优
势。也就是，在保证选项 A 和选项 B 之间的偏好一致的情况下，才能说选项
A 相比选项 B 具有相对优势。而事实上，概率 p 的出现，意味着风险偏好出
现了新的参照点，选项 A 和选项 B 之间的相对优势有可能改变。

（6）连续性。如表 3-4 所示，两个选项的相对偏好确定后，它们之间可
以分解出来一个选项 B，使得 $1 \cdot B = pA + (1-p)C$。也就是选项 B 相对于选项
A 和选项 C 的加权平均数无差异或者具有相似性[26]164。这个理念对于行为健
康经济学的问卷设计比较关键，也就是阿莱悖论中的问题设计的规范性假设是
"确定性、不确定性选项无差异"，但是被试实际选择后出现了差异，也就是悖
论。这主要是因为概率 p 作为风险参照点影响了对选项 A 和选项 C 偏好的评
价，从而容易出现合取和分离谬误。所谓合取谬误，是两个选项合在一起的
概率大于两个选项之一的概率。合取谬误会高估概率，最著名的问题是琳达问
题。所谓分离谬误，正好和合取谬误是相反的，认为两个选项之一的概率和合
在一起的整体一样，这样会低估概率。因此，连续性行为公理为分解决策为多
个决策点、解释合取与分离谬误提供了理论基础。

表 3-4　人脑与期望效用理论不一致的系统判断偏差

公理	公理涵义	系统偏差举例
完备性（可比性）	若 A 和 B 属于选择集 S，它们之间要么 A ≥ B，要么 A ≤ B，要么 A＝B	慢性病患者面对病痛，可以找全科医生，也可以到县医院，但他（她）因为选择信息过多无法做出就诊选择
传递性	若 A ≥ B 且 B ≥ C，那么 A ≥ C	禀赋效应（慢性病患者认为药物 A 比药物 B 好，药物 B 比药物 C 好，但是购买了药物 C 后，认为药物 C 最好）
替代性（取消原则）	若 A 和 B 属于选择集 S，则（ApB）qB 等价于 ApqB	心理账户（慢性病患者认为治疗高血压、日常花销的钱不能替代使用）
独立性	若 A、B 和 C 同时在选择集 S，当且仅当（ApC）≥（BpC）时，A ≥ B	慢性病患者有甲、乙全科医生可选时喜欢甲，但是丙进入选择名单后，他换成了乙医生
一致性	对选择集 S 所有结果，当且仅当结果 A ≥（ApB）≥ B 时，A ≥ B	慢性病患者对未来的发病概率不敏感，导致现在不健康的生活

公理	公理涵义	系统偏差举例
连续性（可分解性）	对于选择集 S 中所有结果，如果结果 A ≥ B ≥ C，则存在一个概率 p，使 B 等价于 ApC	慢性病患者对作为决策权重的概率判断比较主观，按这个决策生活出现了意料之外的结果

注：公理涵义来源于著作"雷德·海斯蒂，罗宾·道斯. 不确定世界的理性选择：判断与决策心理学［M］. 第 2 版. 谢晓非，李纾，译. 北京：人民邮电出版社，2018：254-264."。

3.3.3 人脑处理信息的情景分类

人在健康管理中会处于各种情景，情景形式、框架和内容均会影响人的选择。情景形式主要包括文本、图像、视频、语音等。情景框架主要包括获得框架、损失框架、中性框架，获得框架是情景有给人带来好处的信息，损失框架是情景有给人带来坏处的信息，中性框架是情景信息对人无所谓好坏。情景内容则主要是措辞、措辞的排列顺序将影响信息展示的显著性，从而影响人的行为。

3.3.4 人脑处理信息的感知系统

人对自己熟悉的东西或事物更容易感觉到、认识到。而熟悉的东西或事物主要取决于显著性（salience）、一致性（consistency）和相似性（similarity）。显著性是情景中有比较突出的关键词或关键信息，这可以激发心理学中的关联原理，使人更容易想到与这个关键词或关键信息相关的事。一致性和相似性则是根据心理学中的对比原理来发挥作用。相似性是自己与他人对比来寻找确定性，包括通过身体上的相似性（黄种人、白种人等）、物理上的接近性（老乡等）来决定自己的行为。一致性则是自身前后对比保持行为一致，也就是通常所说的"言行一致"。

关于相似性研究，特沃斯基有一本著作《偏好，信念和相似性：选集》。他还提出了随机偏好理论。即"如果一个个体对 A 的偏好只是稍微强于 B，那么他（她）可能并不总能够正确地感知这种细微差别，从而可能会错误地选择 B。这种差别实在太小，导致个体不能有意识地感知到，结果认为 A 和 B 是无差异的。尽管如此，如果这种选择被重复很多次，个体选择 A 的次数将超过 B。因此可以说个体随机地偏好 A 强于 B。按照行为心理学家的理解，随机偏好排除了无差异的概念"[27]83。可见，特沃斯基的随机偏好理论是从相似性角度研究随机偏差。

特沃斯基在相似性研究基础上，还提出了逐项删除模型："假设每一个选项都包含一系列特性，在选择过程的每一阶段，某一特性（来自可供选择的选项包含的特性）被选择出来的概率是与它的权重成比例的。选择某个特性就要删除不包含该特性的所有选项，该过程一直持续到只剩下某选项时为止。如果选择的某个特性在所有选项中都存在，则不删除任何选项，但是需要选择一个新的特性。因而，正在考察的所有选项共有的特性不会影响选择概率"[27]101。可见，相似性或共性简化了选择过程。

另外，相似性和一致性在现代行为经济学中最终研究的都是实际决策行为与期望效用模型不一致的异象。最典型的例子就是偏好反转。一致性可以由心理学中的认知失调理论来解释。这个理论由里昂·费斯廷格提出，主要研究个体态度或行为方面内在的一致性。他对于认知失调提出了两个假设：①失调会导致心理不舒服，这会使人努力减少失调，达到协调；②除了努力减少失调，人们还会主动避免增加失调的情境和信息[28]。比如慢性病患者在线预约医生能保证患者按预约时的承诺来就诊；慢性病患者就诊时感觉医患关系好，他也会认为这名医生的医疗质量高；医生在治疗中征求慢性病患者的意见，让患者有参与治疗的感觉，患者会对治疗更满意。这些都属于运用一致性来改善慢性病患者就诊体验的例子。

3.3.5 人脑处理信息的判断系统

感知系统通过感觉和认知测量情景后，抽取出来数据，移交判断系统判断。判断系统的心理机制是启发式（Heuristics）。启发式最早由乔治·波利亚（George Polya，1887—1985）在 1945 年最先用于指导如何解题[29]。启发式与算法（algorithm）不同，算法解题情景很清晰，有明确的解题步骤可以操作；而启发式则没有清晰的解题情景，需要试着采用问问题或画图等手段简化题目获得解法。卡尼曼、特沃斯基将启发式用在了概率判断偏差研究中，他们发现人们在判断时与概率论（尤其是贝叶斯概率）并不一致，决策者主要借助启发式来简化判断[30]。这些启发式主要包括可得性、代表性、锚定性、模拟性。表

3-5 整合了《思维的发现》[31]《行为金融学》[32]92-101《行为经济学教程》[33]52-56《判断与决策心理学课》[34]75《最后一英里》[22]48 的相关内容，可以帮助整体上认识启发式在判断中的作用。

表 3-5　人脑判断系统的直觉偏差的内涵和外延

直觉偏差	内涵	外延
可得性	人越容易回忆起某个情景，就越容易被这个情景扭曲判断。这个和感知系统的显著性、一致性有关系	①例子生动易于回忆；②易搜索易于提取；③想象力偏差；④相关性偏差；⑤现状偏倚（即使有更好的选择，人仍然喜欢现在）；⑥禀赋效应（对拥有财产权的物品认为更有价值）；⑦损失厌恶（人内生于大脑的进化心理机制对损失比获得更敏感）；⑧选择超载；⑨信息超载；⑩双曲贴现
代表性	人们判断事物时习惯与思维定式进行相似性比较，也就是人们倾向根据样本代表总体的情况来判断概率	①对先验（基础）概率不敏感；②对样本大小不敏感；③小数定律（The Law of Small Numbers），比如热手现象、赌徒谬误；④对可预测性不敏感；⑤有效性幻觉；⑥均值回归；⑦合取谬误
锚定性	人们的思维会被与待解决问题毫不相关的信息所锚定。这个和感知系统的显著性有关系	①锚定调整（根据参照点来调整评估）；②菜单依赖；③诱导效应；④证实偏倚（对证实自己的信息更易接受）；⑤合取和析取事件偏差；⑥后见之明和"知识诅咒"；⑦过度自信；⑧社会认同（从众）；⑨心理账户（钱分配到不同的心理会计账户，账户之间的钱不能替代使用）
模拟性	无法实现的可能性对人的思维的影响	反事实偏差

3.3.6　人脑处理信息的评价系统

人脑判断的质量取决于优质信息的获取和评价情况，不能从太少的证据解读太多，也不能错误解读证据迎合已有的假设。在这个过程中，人脑的评价系统关系到证据的解读，而证据的分类和解读证据的算法都将影响评价系统的运行。

评价系统所用的证据包括个人证据、社会证据和自然证据，这三种证据是否属于优质信息是由感知系统、判断系统决定的。比如西奥迪尼在《影响力》中举例：一架飞机在落地时，对于天气这种物理证据考虑并不全面，而按照飞行惯例这种社会证据来操作，结果酿成空难[15]199。比较保险的方法是让个人证据、社会证据和自然证据之间互相验证来降低风险。因为个人证据即使是专家的，也难以消除对证据的误用，更不要说人们容易被专家这种权威观点锚定，从而发生判断错误了。另外，解读证据时人脑中已有的假设也会造成误选证据。如果第一印象形成的假设太深，后面遇到类似的事情，会忽视新信息，而更多的去注意证实这个假设的信息。这种情况焦点不是误读证据，而是忽视了新证据。

评价系统的算法主要由期望效用理论、非期望效用理论等。期望效用理论（行为公理）是根据事件发生的概率、效用值来计算期望效用。而非期望效用理论的代表是前景理论。前景理论主要是比较规范性的人的行为与实际行为之间的差距，也就是人按照逻辑学、概率学、贝叶斯概率学、统计学、期望效用等计算出来的行为，与实际选择之间会出现偏差或悖论（表3-6）。

表3-6　行为经济学规范性与描述性结果之间的悖论

悖论名称	悖论举例	悖论解释
圣彼得堡悖论（尼古拉·伯努利，1713）	假定掷出硬币正面为赢，如果第一次就掷出正面，赢得2元奖金，游戏结束；第一次没赢，可以继续掷硬币，如果第二次赢，得奖金4元，游戏结束；按此规律可以反复掷硬币，掷到第n次赢，得奖金 2^n，游戏结束。问题是，应该出少钱来参加这个游戏？	①规范性（期望值理论）：支付无穷大 ②描述性（边际效用递减）：支付数额有限
鲍莫尔悖论（威廉·鲍莫尔，1951）	选a还是选b？ a：以5/6的可能赢得600效用，如果输了，可以获得60效用安慰奖 b：以1/6的可能赢得600效用，如果输了，可以获得420效用安慰奖	①规范性（期望效用理论）：选项a的期望效用 $=600\times5/6+60\times1/6=510$；选项b的期望效用 $=600\times1/6+420\times5/6=450$；选项a期望效用值大，应该选择选项a ②描述性（规避风险）：实际选择b
阿莱悖论（莫里斯·阿莱，1952）	选a还是选b？ a：以100%的概率获得1亿法国法郎 b：以89%的概率获得1亿法国法郎；以1%的概率什么都得不到；以10%的概率得到5亿法国法郎	①规范性（期望效用理论）：选项a的期望效用 $=1\times100\%=1$；选项b的期望效用 $=1\times89\%+0\times1\%+5\times10\%=1.39$；选项b的期望效用值大，应该选择选项b ②描述性（规避风险、边际效用递减）：实际选择a

续表

悖论名称	悖论举例	悖论解释
艾尔斯伯格悖论（艾尔斯伯格，1961）[33] 176-179	假设丹给你一个壶，里面有 90 个球，颜色是红、黑和黄色。已知其中有 30 个红色球，剩下的 60 个不知道黑色和黄色球的数量。丹请你随机从中选择球的颜色，会有四种赌局，从 a 和 b 间如何选择？从 c 和 d 间如何选择？ a：选择的球是红色时，得到 100 美元 b：选择的球是黑色时，得到 100 美元 c：选择的球是红色或黄色时，得到 100 美元 d：选择的球是黑色或黄色时，得到 100 美元	①规范性（确定事件原则）：选项 a 是红色 100，黑色 0，黄色 0；选项 b 是红色 0，黑色 100，黄色 0；选项 c 是红色 100，黑色 0，黄色 100；选项 d 是红色 0，黑色 100，黄色 100。这样 a 和 b 间选择时，黄色都是 0，是确定的，不用考虑；c 和 d 间选择时，黄色都是 100，是确定的，不用考虑；从而选项 a 等价于选项 c，选项 b 等价于选项 d，也就是要么选择 a 或 c，要么选择 b 或 d ②描述性（模糊厌恶）：很多人选择 a（肯定赢的概率为 1/3）的同时，也选择了 d（肯定赢的概率为 2/3），出现了选择不一致
前景理论（卡尼曼、特沃斯基，1979）[35] 479-480	选 a 还是选 b？（卡尼曼、特沃斯实验 82% 选择 b） a：以 33% 概率获得 2500 美元，66% 概率获得 2400 美元，1% 概率获得 0 美元 b：以 100% 概率获得 2400 美元 选 c 还是选 d？（卡尼曼、特沃斯实验 83% 选择 c） c：以 33% 概率获得 2500 美元，67% 概率获得 0 美元 d：以 34% 概率获得 2400 美元，66% 概率获得 0 美元	①假设 a 和 b 之间的描述性符合规范性：选项 a 的期望效用 =0.33U（2500）+0.66U（2400）+0.01U（0）=0.33U（2500）+0.66U（2400）；选项 b 的期望效用 =U（2400）；假设选择符合期望效用理论，则 U（2400）> 0.33U（2500）+0.66U（2400），从而 0.34U（2400）> 0.33U（2500） ②假设 c 和 d 之间的描述性符合规范性：选项 c 的期望效用 =0.33U（2500）+0.67U（0）=0.33U（2500）；选项 d 的期望效用 =0.34U（2400）+0.66U（0）=0.34U（2400）；从而 0.33U（2500）> 0.34U（2400） 可见，选项 a 与 b 之间选择与选项 c 与 d 之间选择矛盾

续表

悖论名称	悖论举例	悖论解释
亚洲疾病悖论（卡尼曼，1981）[36]	假设美国正在为一场大规模爆发的亚洲疾病做准备，据估计，该疾病有可能夺走 600 人的生命。人们提出了两种应对方案，但两种方案会带来不同的后果。 第一组（样本 152 人）：你赞同哪一种方案？（72% 选择了方案 a） 假设采纳方案 a，将有 200 人得救。 假设采纳方案 b，那么三分之一的可能是 600 人全部得救，有三分之二的可能是无人能得救。 第二组（样本 155 人）：你赞同哪一种方案？（78% 选择了方案 d） 假设采纳方案 c，400 人会丧生。 假设采纳方案 d，那么有三分之一的可能是无人丧生，有三分之二的可能是 600 人全都会死	假设第一组和第二组选择没问题。方案 a 和方案 c 均等于 200 人得救，400 人失去生命。方案 b 和方案 d 均等于三分之一可能救 600 人（无人死亡），三分之二可能无人得救（死亡 600 人）。也就是如果第一组选择 a，第二组就应该选择 c，而事实上由于第一组是获得框架，第二组是损失框架，人的选择发生了根本性改变

3.3.7 行为健康经济学的决策准则

行为健康经济学规范性分析、描述性分析之间出现偏差后，如何下结论？换句话说，如何判断行为健康经济学的结论是改进了社会福利？也就是行为健康经济学需要一个判定谁处境变得更好或更差的决策准则[33]270。这些准则属于行为福利经济学的范畴，主要包括帕累托最优、非对称家长制度[37]、最小福利的最大化[4]117、最大后悔值的最小化[4]118。

表 3-7　行为健康经济学的决策准则

决策准则	涵义
帕累托最优	任何改变都不可能使一个人福利状况变好的同时而使另一个人的福利状况不变坏的资源配置状态
非对称家长制度	如果某项规则能够（通过纠偏、补偿）给产生行为偏差的人带来巨大利益，而又不会给完全理性的人带来危害，或只带来很少的成本，那么这项规则是非对称家长式制度

续表

决策准则	涵义
最小福利的最大化	评估某方案可能产生的最小福利，选择使最小福利最大的方案
最大后悔值的最小化	计算每个方案在所有可能状态中的最大后悔值，选择使最大后悔值最小的那个方案

3.4 行为健康经济学的理论模型和行为模型

3.4.1 理论模型

行为经济学发展过程中提出了区别于传统经济学的方法论规范 – 描述分析框架，主要是用贝叶斯统计学来实现规范性分析，再由问卷实验来描述人的实际行为。比如，贝叶斯公式可以实现通过先验概率来计算后验概率，可以将经验或直觉认识的概率通过证据一步一步修正推理出来接近于真实世界的概率。也就是贝叶斯定律的运作原理与直觉、推理这种双系统理论是比较相似的。在双系统理论中，理性为规范性分析提供基础，直觉为描述性分析提供数据。

从思想史来看，双系统理论可以追溯到"奥德修斯与塞壬"理性与情感的神话故事[38]。柏拉图后来将理性比喻为驭手，而马是情感，有的好驾驭，有的不好驾驭[39]。这个比喻后来由乔纳森·海特（Jonathan Haidt, 1963—）用象与骑象人理论化，情感是"心"这头放任的大象，理智是指挥方向的骑象人。这个比喻是建立在心理和身体、理性与感性、左脑和右脑、控制化和自动化多重自我的基础上[40]。关于多重自我，托马斯·谢林在《选择与结果》（Choice and Consequence）中指出，有时候人像两个人："一个人想要干净的肺，延年益寿，而另一个则嗜烟如命；一个人想要苗条的身材，而另一个则想吃甜点"[41]。马克斯·巴泽曼（Max Bazerman, 1955—）在《判断与决策心理学课》一书将其总结为下列异象：①烟草公司和帮助人戒烟的公司共存；②减肥成为时尚与肥胖人群增多共存；③饮酒和戒酒共存；④毒品与戒毒共存；⑤拖延行为与自我管理书籍或商业活动共存等[34]128-130。可见，乔纳森·海特、托马斯·谢林、马克斯·巴泽曼均是沿着人的自我控制来观察多重自我。

　　在上述基础上，塞勒提出了经济学意义上人的委托代理的两面性，也即个人长期是计划者（planner）、短期是执行者（doer），这两者在心理上形成了委托代理关系，而这种关系需要自我进行控制[42]。计划者主要由理性决定，执行者则受情感影响。而作为心理学家的卡尼曼回到了心理学，提出了快思（系统1）、慢想（系统2）的双系统理论[21]。2002年，卡尼曼获得诺贝尔奖后，他又将双系统理论发展成了三个认知系统理论（感知系统、直觉系统1、推理系统2）[43]。2005年，卡默勒又回到双系统理论提出了神经运行的两种维度，也就是将认知与情感、可控与自动关联成了四个象限来研究人寻求理性方案与即时满足的行为[44]。

　　可见，卡默勒通过跨期选择和双系统理论的结合，把规范性分析内化为人的理智系统，把描述性分析内化为人的情感系统，也就是双系统理论本质上是将行为经济学研究方法的规范性、描述性分析融为一体，理智系统负责规范性，情感系统负责描述性，两者竞争操纵人的行为[27]192。基于上述理论基础，本书提出了表3-8这样的行为健康经济学理论模型，试图对于健康问题的行为经济学提出一个统一的理论框架。

　　正如贾斯特所说寻找行为经济学的统一分析框架是有必要的[16]1-2，同时也如威特金森所说，想找到整合行为经济学各种研究的统一分析框架是比较有难度的[10]20-21。因此，本书提出的理论模型也只是一种探索。我们提出的假设前提是：动物之所以主要依靠自动化反应，是因为缺少认知能力，而人类则是因为自己创造了一个非常复杂的世界，面对的事情很多，认知资源变稀缺了。人所面临的关系包括人与自己的关系、人与他人的关系、人与环境的关系，分别对应行为经济学中的自我控制、依从性、参照点依赖（默认选项）。面对这么复杂的关系，人有再高的认知能力也无法对每件事深思熟虑，就需要借助自动化决策节省稀缺的认知资源，把有限的认知资源进行分配，将注意力集中在最重要的事情上。

表3-8　行为健康经济学的理论模型

	理智（规范性）	情感（描述性）
可控 ①动机 ②能力 ③提醒	设计健康问题的理性主动干预、"助力"、行为设计解决方案	通过说服激发不健康行为的情感因素

	理智（规范性）	情感（描述性）
自动化 ①习惯 ②默认选项 ③本能反应	慢性病患者健康生活习惯的养成、助力措施干预健康行为	慢性病患者接近动物的本能反应（吸烟、喝酒、饮食）、助推干预健康行为

3.4.2　行为模型

行为健康经济学模型包括期望效用模型、非期望效用模型。自从阿莱悖论提出之后，大量研究者希望开发出替代期望效用模型的非期望效用模型。这些模型主要包括前景理论、参照点效用依赖理论、后悔理论、失望理论、多属性效用理论、广义效用理论、等级依赖效用理论、随机占优决策理论等[45-47]。但是，真正形成影响力并且进入研究应用的是前景理论。

从表 3-9 中的函数形式来看，期望值理论、期望效用理论、主观期望效用理论、前景理论具有相似的数学结构，区别仅在于概率权重、价值赋值有没有包含心理学因素。又因为客观概率、主观概率均是决策权重的特殊情况，客观值、效用值也是价值的特殊情况，因此，期望值理论、期望效用理论、主观期望效用理论是前景理论的特殊情况。这四种模型都会在健康问题中得到应用，只不过需要看具体条件下如何给重要性赋予权重。比如瑞尔等人[48]研究蜜蜂的认知与选择行为之间的关系时，发现蜜蜂的行为与期望效用理论是一致的。期望效用理论对动物有效，是因为动物的认知和他们所处的情境（框架）相对简单，不像人的认知和情境那么复杂，需要更多的判断。但是，斯威斯等人[49]的研究发现，老鼠和人一样对沉淀成本是敏感的。也就是前景理论更适用于主观因素较多的健康决策情景。

进一步来看，前景理论与期望效用理论的区别：①前景理论描述了健康决策者的真实行为，期望效用理论定义了健康决策者的理性行为。②前景理论的价值函数是以实验数据为基础的，并且是以个体为参照点的，反映了个体的损失厌恶心理；而期望效用理论的效用是以行为公理定义为基础测量的，没有反映相对变化，也没有反映心理学因素的影响。③前景理论的决策权重函数也是以实验数据为基础的，并且反映了人对低概率高估、中高概率低估以及敏感度

递减的心理变化，因此决策权重函数之和小于 1；而期望效用理论的概率之和
等于 1，没有容纳心理学因素。

表 3-9　行为健康经济学的行为模型

模型名称	提出者	函数公式	适用条件
期望值理论	费马、帕斯卡（1654）	$E(x,p;y,q)=p·x+q·y$	客观因素很多
期望效用理论	伯努利（1738）、冯·诺依曼-摩根斯坦（1947）	$U(x,p;y,q)=p·u(x)+q·u(y)$，p、q 是客观概率	客观因素偏多，主观因素偏少
主观期望效用理论	萨维奇（1954）	$U(x,p;y,q)=p·u(x)+q·u(y)$，p、q 是主观概率	客观因素偏少，主观因素偏多
前景理论	卡尼曼、特沃斯基（1979）	$V(x,p;y,q)=\pi(p)v(x)+\pi(q)v(y)$，$\pi(\ )$ 是决策权重，$v(\ )$ 是价值函数	客观与主观因素兼具

可见，前景理论与期望效用理论的区别，一方面是价值函数和决策权重函
数引入了心理学因素，另一方面是借助可控实验（真实世界数据、田野实验、
电脑模拟、脑成像等）获得证据来解释发现的现象[17]。除此之外，行为健康
经济学还有一系列方法将心理学因素纳入模型[50]，见表 3-10。

表 3-10　行为健康经济学的心理学因素纳入模型的方法

理性（规范性）原则	行为（描述性）原则	心理学基础
期望效用 $\sum_i P_i u(X_i)$	前景理论 $\sum_i \pi(P_i) u(X_i\text{-}r)$	心理物理学，适应：损失厌恶、镜像、心理账户、决策权重函数非线性
均衡（供需最佳反应）	学习，进化	广义强化、适应度复制
贴现效用 $\sum_t \delta^t u(X_t)$	双曲贴现 $u(X_0)+\sum_{t=1} \beta\delta^t u(X_t)$	即时性偏好（诱导）
自身效益最大化（零和博弈）	社会效用（非零和博弈）	给他人花钱（互惠、不喜欢不公平）

资料来源：Camerer C. Behavioral economics: Reunifying psychology and economics [J].
PNAS, 1999, 96（19）: 10575-10577.

3.5 行为健康经济学数学模型的构建

3.5.1 前景理论数学模型的构建

前景理论本质上是为了解决决策行为与期望效用理论出现的不一致，而构建的一种描述不确定情景下行为的理论。这种理论融合了心理学和经济学元素，不要求偏好完备、传递、独立[35]477。前景理论数学模型的构建主要包括前景理论下健康问题的决策过程模型、参照点的识别与测量、估价函数构建、价值函数构建、决策权重函数构建。

（1）健康问题的决策过程模型

前景理论认为人是有限理性，面对健康这种复杂性问题会通过经验规则或拇指规则（rules of thumb）来简化决策问题、评估不确定情况下的结果。具体步骤是编辑、评价，编辑简化决策过程，评价是选择简化后最高价值的选项[35]488。影响因素主要有个体因素、环境因素。个体因素主要指决策者的年龄、性别等社会人口学特征，环境因素则包括物理环境、社会环境和政策环境，这些均会影响判断情景，从而通过编辑形成判断框架，进一步影响对方案的评价，最终影响决策（图 3-2）。

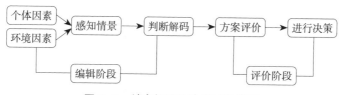

图 3-2 健康问题的决策过程模型

图 3-2 编辑阶段的心理机制是特沃斯基"逐项删除模型"的扩展，是对人的决策行为的模拟。编辑阶段主要通过表 3-11 这样的操作方法来对各选项的信息进行重新组织描述，以简化后续的评价和决策，使决策变容易。编辑阶段是以决策者有限认知能力为基础的，目的在于描述决策者的实际动机和所思所想[16]183-185。但是，表 3-11 中的简化、删除、合并、解码会造成健康决策者在面对健康问题时决策行为与期望效用理论不一致。并且表 3-11 第一列中认知操作的顺序不一样，决策也会有区别。本书采用的是杰伊·巴塔查里亚在

《健康经济学》中重新整理的顺序[35]489，这个顺序更符合健康问题的研究。

表 3-11　编辑阶段的认知操作

操作	描述	举例
简化	将概率和结果取整	以 49% 的可能性获得生命质量调整生命年 101 年→以 50% 的可能性获得生命质量调整生命年 100 年
发现劣势	删除明显的劣势选项	选项 A 和 B 概率分布相同，但选项 B 每个事件获得健康收益更高→删除选项 A
删除	删除不同选项中的相同事件	选项 A 和 B 均含有"以 30% 的可能性获得生命质量调整生命年 100 年"的成分→比较选项 A 和 B 时删除这个共同成分
合并	同一选项中相同结果合并在一起	某选项以 25% 的可能性获得健康效用 100，以 15% 的可能性获得健康效用 100→该选项以 40% 的可能性获得健康效用 100
隔离	将同一选项中的风险成分和无风险成分隔离开	某选项以 75% 的可能性获得健康效用 150，以 25% 的可能性获得健康效用 200→健康效用 150 无风险，且 25% 的可能性获得健康效用 50
解码	确定参照点，将结果解码为获得或损失	最终结果是 100000 元→对富人来说是损失，对穷人来说是获得

资料来源：根据"杰伊·巴塔查里亚，蒂莫西·海德，彼得·杜.健康经济学［M］.曹乾，译.桂林：广西师范大学出版社，2019：489"重新整理。

（2）参照点的识别与测量

前景理论中，参照点将直接影响编辑、评价阶段的结果。但是，卡尼曼、特沃斯基的前景理论并没有对参照点进行明确测算，这造成了运用前景理论构建相关行为模型的困难[51-52]。因此，本书在建构价值函数、决策加权函数前先探讨"参照点来自什么信息，信息是如何通过认知形成参照点的，参照点的影响因素有什么，参照点的测量方法是什么，参照点有什么用"。

其一，参照点来自什么信息？为了回答这个问题，先要定义参照点。从数学上来说，参照点就是坐标系的零点。从心理学上来说，参照点是在某种情景下为了寻找确定性的心理依赖点。卡尼曼和特沃斯基[53]44-45 在他们的经典论文《前景理论》中指出参照点有可能是现状，也有可能是期望或渴望水平。彼得·沃克[54]在他的著作《前景理论：风险和模糊性》曾经指出参照点可以是财富的起始或最终水平（收入水平、价格、议价、绩效）等。在此基础上，斯达默[52]将参照点的信息来源总结为历史现状或近期现状（Historical or recent status quo）、渴望水平或目标（Aspirations level/Goal）、期望（Expectations）、社会比较和社会偏好（Social comparison and social preferences）、历史峰值（Historical peaks）、规范和理想（Norms and ideals）、自尊（Self-esteem）和最小要求（Minimum requirements）。

可见，参照点的信息主要来自时间、人类自身。时间包括静态、动态两个方面，静态方面包括过去、现在、未来。克里斯蒂安·施密特[55]主编的《经济学思想中的不确定性》中文版封底有一句话揭示了三者的区别"如果把过去和现实视为两个点构成的一条线，那么，未来并非是这条线的延长线，而是各种可能性的集合"。换句话说，过去无法改变，现在一旦改变就会消失，未来改变后具有多种可能性，也就会出现风险。风险是在时间进程中塑造出来的，这就是时间的动态方面，比如心理学中的定型心态参照点是固定的，成长心态参照是动态适应的[56]165-166。人类自身主要包括自己、他人。人们对自己的东西（拥有财产权的东西）更喜欢，认为更有价值，也就是禀赋效应。这是长期进化过程中，人脑形成的直觉系统。人们更喜欢自己，更喜欢现在，更喜欢用自己的视角观察现在的世界。面对选择，人如果无法深入思考时，对付这种不确定性的方法是模仿，要么看自己以前怎么做的，要么看别人怎么做的，找一个参考信息作为决策根据[15]354。比如打哈欠、望天空，甚至肥胖，都会出现人传染人的情况，这都是因为人在不确定情况下需要参照点产生的。

因此，詹姆斯·马奇的话可以总结参照点的信息来源。他将人的决策模式分为结果模式和认同模式。结果模式在不确定情况下通过期望效用理论来计算成本和收益，而认同模式主要基于"我是谁？现在处于什么状况？像我这样的人在这种状况下该怎么做？"这三个问题总结了参照点的信息来源[56]155。

其二，信息源是如何经过认知处理成参照点的？参照点的认知机制第一种解释是1964年研究颜色认知的哈里·赫尔森出版的著作《适应水平理论》，其中提到了类似于前景理论的心理学理论[57]。这个理论与参照点适应有类似的心理机制[58]。参照点的认知机制的第二种解释与生物学中的体内稳态（homeostasis）和稳态应变（allostasis）有关。体内稳态是生物体各种系统会在体内形成最佳稳态点，当系统的状态偏离稳态点时，系统会通过负反馈恢复到稳态；稳态应变则是允许生物体系统状态变化，但是要求维持在一个健康范围内。比如血压、血糖可以波动，但是如果一直超出健康范围，那就是高血压和糖尿病了。参照点的认知机制的第三种解释与心理物理学有关，最有名的是冰水实验，也就是同一个人一只手放在冷水，另一只手放在热水中，然后同时放到温水中，同一个温度，两只手感觉不一样[10]81-85。可见，人处理信息无论从生物学、心理学角度都有参照点依赖的倾向。

其三，参照点的影响因素有什么？斯达默[52]综合已有研究，将参照点的影响因素总结为框架（Framing）、个人差异（Individual differences）、情景或环境（Context/Environment）：①框架主要包括风险选择框架、属性框架和目标框架，风险选择框架中主要突出风险的不同，属性框架中主要突出决策对象特点不同，目标框架则突出决策的目标不同，比如在框架中设置目标为发现疾病、确认健康。这些框架均会影响参照点的选择。②个人差异主要表现为个人习惯、个人特点和行为准则，这些可以作为中介变量影响参照点的选择。③情景或环境在健康领域的表现，就是政策环境、就诊环境、就诊流程等等，这些均会影响健康决策者的参照点选择。

其四，参照点的测量方法有什么？参照点测量的数学方法是画出价值函数曲线，然后找曲线的拐点。同时，参照点也可以采用一些技术来测量。斯达默[52]44-46曾经用一张表格总结了行为决策领域参照点测量的直接方法和间接方法。在此基础上，左根永提出了参照点测量的绝对位置法和相对位置法[59]。绝对位置法主要有标准博弈法（standard gamble，SG）和生命年等值博弈法（life-year certainty equivalent gamble）。其基本思路是假设相对参照点 x_0 患者面临两种选择：①在完全健康状态下生活 t 年，概率为 $w(p)$；或者立即死亡，概率为 $w(1-p)$。②在某种慢性病状态下生活 t 年。随着概率 p 的不断变化，两种健康状态会达到一致，此时就是两者的效用一样，从而可以用总价值来反推参照点[60]。相对位置法主要是应用参照点适应的方法来测量参照点的[58]。可见，参照点测算方法可以更准确地测算参照点的位置信息。

其五，参照点有什么用？参照点可以产生确定性、协调行为、计算收益和损失：①参照点产生确定性方面，西奥迪尼以参照点社会认同为例，说明了其适用的三个条件：当我们不确定怎么做最佳时（不确定性）；当最佳做法的证据来自大量其他人时（从众）；当证据由跟我们类似的人产生时（相似性）[15]150, 151。可见，参照点可以增加确定性，最容易想到的参照点是自己和他人。不确定就想找个信息参考，人越多可以参考的信息越多，而这些人与自己越相似，越会感觉这些信息可信。②参照点之所以可以协调行为，是因为自利是以自己为参照点，利他以他人为参照点。行为设计的路径可以引导自利产生有益社会的结果，也可以使利他产生有害社会的结果。婚姻就是一种将参照点从自我转换为他人的行为设计。另外，对人自身来说，每一个参照点决定一个心理账户，也可以协调个人的行为。③最重要的是计算收益（获得）和损失。收益（获得）与损失是一种心理学概念，是相对参照点而言的。参照点是价值尺度的基准，感觉比参照点差就是损失，感觉比参照点好就是收益（获得），这与收入和成本并不一样，收入和成本是相对参照点的特殊情况零点而言的。

（3）估价函数构建

明确了参照点后，现在就可以进行评价、建构估价函数了。估价函数所评价的是经编辑阶段简化后的新结果集合。

假设健康问题的前景为 $(x,p;y,q)$，也就是出现健康结果 x 的概率为 p，出现健康结果 y 的概率为 q，另外有 $1-p-q$ 的概率不会得到任何健康结果，故 $p+q\leqslant1$。当 $x,y>0$ 且 $p+q=1$ 时，前景严格为正；当 $x,y<0$ 且 $p+q=1$ 时，前景严格为负；如果前景要么 $p+q<1$，要么 $x\geqslant0\geqslant y$，要么 $x\leqslant0\leqslant y$，前景为常规前景[10]81-85。对于常规前景，有公式3.1这样的估价函数（参照点为 r）。

$$V(x,p;y,q)=\pi(p)v(x\text{-}r)+\pi(q)v(y\text{-}r) \tag{3.1}$$

（4）价值函数构建

为了保持与卡尼曼、特沃斯基前景理论方面论文的一致性，公式3.2的参照点假设是零点。卡尼曼、特沃斯基测算了公式3.2中参数的中位数，$\alpha=\beta=0.88$，$\lambda=2.25$[53]64。2021年，卡默勒等研究者对损失厌恶的系统综述表明 $\lambda=1.8\text{\textasciitilde}2.1$[61]。这个公式中的 x 指的是某个情景下的获得或损失值。比如情景"以33%概率获得2500元"中，$x=2500$，可计算出 $v(2500)=977.66$。在某情景下的一系列 x 形成的价值函数曲线为图3-3。

$$v(x)=\begin{cases}x^a & (x\geqslant0)\\-\lambda(-x)^\beta & (x<0)\end{cases} \tag{3.2}$$

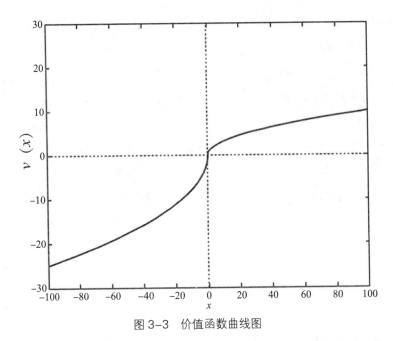

图 3-3　价值函数曲线图

资料来源：Barberis N. Thirty Years of Prospect Theory in Economics: A Review and Assessment [J]. Journal of Economic Perspectives,2013, 27（1）: 173-196.

其一，参照点依赖。也就是健康是获得还是损失取决于与参照点的比较。比如身体健康时，体检查出来小问题，就会感觉天快塌下来了；而身体感觉很差时，体检查出来的也是同样的小问题，就会感觉自己赚了。温特等人[62]的研究调查了美国养老院的老人，问他们如果失能或痴呆，他们愿意活多长时间，结果发现虚弱者愿意活的时间更长。也就是"好死不如赖活着"。另外，特雷德韦尔等人[63]的研究也发现，健康者的参照点高，往往会低估治疗的效用，而虚弱者的参照点低，往往会高估治疗效用。

其二，损失厌恶。收益（获得）与损失不对称，同一个数量的变化在收益（获得）情况下和损失情况下，给人的感觉不一样。人对同样数值的损失和收益（获得）的评价，前者约是后者的 2 倍。损失厌恶和禀赋效应有关，人对自己拥有的东西评价更高。也就是同一个健康问题，如果感觉是损失（自己不能拥有）时的心理估值是获得的 2 倍左右。另外，"正象限"中曲线为凹，也就是对健康获得（拥有健康）回避或厌恶风险；"负象限"中曲线为凸，也就是对健康损失（失去健康）追求或喜欢风险。

（5）决策加权函数构建

决策加权函数又名概率加权函数（probability weighting function），表示人对健康问题的重视程度。卡尼曼和特沃斯基测得公式 3.3 中参数的中位数为 γ =0.61，δ =0.69[53]36。比如情景"以 33% 概率获得 2500 元"中，p=0.33，可以计算 w^+（0.33）=0.3342。函数图形为图 3-4。

$$w^+ (p) = \frac{p^\gamma}{\{p^\gamma + (1-p)^\gamma\}^{1/r}} \quad w^- (p) = \frac{p^\delta}{\{p^\delta + (1-p)^\delta\}^{1/\delta}} \tag{3.3}$$

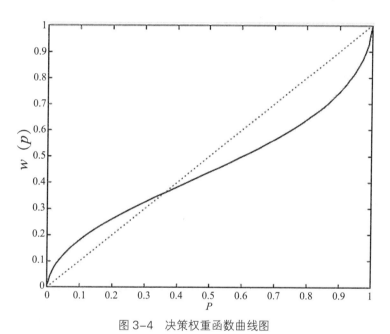

图 3-4　决策权重函数曲线图

资料来源：Barberis N. Thirty Years of Prospect Theory in Economics: A Review and Assessment [J]. Journal of Economic Perspectives,2013, 27（1）: 173-196.

其一，决策权重有"类别边际效应"或"敏感度递减"。也就是决策者在同等变化下，对不可能事件变成可能事件、可能事件变成确定事件的变化的评价要大于一个可能事件变成另一个可能事件。也就是图 3-4 中曲线两端出现了跳跃，即人对两端的变化更敏感。比如在一个黑屋子中，如果门慢慢打开，人对第一丝光很敏感，对把门完全打开那一刻也很敏感，中间则相对不敏感。正如卡尼曼和特沃斯基所说的，"许多感知和认知尺度都有一个共同特性，就是心理反应是物理变化的凹函数。例如，感知室温变化 3 度和变化 6 度的差别要比感知 13 度和 16 度变化之间的差别更容易。我们认为这个原则尤其适用于评估金钱方面的变化。所以，收益 100 和收益 200 之间的价值差异，要大于收益 1100 和收益 1200 之间的价值差异。类似地，损失 100 和损失 200 之间的差异，看上去要比损失 1100 和损失 1200 之间的差异大，除非后者是无法容忍的"[53] 36。乔纳森·拜伦（Jonathan Baron，1944—）也曾指出，人不习惯以数值来理解概率，他们更习惯将概率直觉判断为"肯定发生"（p=1）、"不可能发生"（p=0）以及"有可能发生"（0 < p < 1）[64] 106。因此，决策权重与边际效用、边际价值函数一样都有随着数量增加而估值递减的趋势。因此，把多个决策点合并在一起进行决策时，可以降低敏感度，对于决策者有利的行为利于持续；把一个决策分解为多个决策点时，则可以提高敏感度，对于决策者有害的行为利于规避，形成好的决策习惯或默认选择。

其二，小概率事件高估及劣可加性（subadditivity）。图 3-4 中虚线是 45°线，可见客观概率小于 0.35 时，决策权重高估客观概率（上述例子中 p=0.33 时，w（p）=0.3342，也证实了这一结果）。而在客观概率大于 0.35 时，决策权重低估客观概率。另外，劣可加性也可以证明同样的结论，也就是当概率 p 很小时，决策权重函数是客观概率的劣可加函数，即 π（rp）> rπ（p），0 < r < 1。比如彩票收益高但是概率低，人们的决策权重会高估中奖概率，从而会购买彩票；而保险收益低但是概率高，人们的决策权重会低估发生的概率，从而不买保险。即人在未必有收益（获得）的情况下追求风险，而在未必有损失的情况下回避风险[32] 82-83。

3.5.2 跨期选择模型的构建

前景理论是相对静态的模型，可以测量某一时刻某一情景的估价。而真实世界中，人是在一定时间内生活的，而每一天的生活有获得，也有损失，并且获得或损失还有各种可能性。人并不满足于某一时刻的生活估值，更关注的是某一时间段内的生活估值。这就是跨期选择问题（intertemporal choice）。构建跨期选择模型需要明确跨期选择的研究问题、模型分类及用途、双曲贴现模型的构建。

（1）跨期选择模型的研究问题

唐代诗人刘希夷有一首诗《代悲白头翁》，其中有一句"年年岁岁花相似，岁岁年年人不同"。意大利刑法学家贝卡利亚也曾说过类似的话"我们的知识和我们的观点是相互联系的，知识和观念愈是复杂，人们获得它们的途径以及考虑问题的出发点就愈多。每个人都有自己的观点，在不同的时间里，会从不同的角度看待事物。因而，法律的精神可能会取决于一个法官的逻辑推理是否良好，对法律的领会如何；取决于他感情的冲动；取决于被告人的软弱程度；取决于法官与被侵害者间的关系；取决于一切足以使事物的面目在人们波动的心中改变的、细微的因素"[65]。在经济学中，塞勒基于委托代理关系将贝卡利亚的意思转变成了多重自我，个人长期是计划者、短期是执行者[42]。但是承担执行任务的自我有可能违反做计划的自我的意图。也即，跨期选择是将双系统理论中的理性、情感融合到人的内心，理性是计划者，情感是执行者，情感有时会违反理性。就好比有人一直喊戒烟，但是每天还在吸烟，这是情感战胜了理性。

可见，跨期选择问题是指获得或损失的决策时间点分离的选择问题。离现在越近的决策点，"计划"自我作用越大；离现在越远的决策点，"执行"自我作用越大。在这个过程中，分离的决策点使决策者容易出现近视型偏好，同时新的决策点的出现也有提醒作用，还会增加交易成本，这会迫使决策者采用理性思维，但是，"执行"自我将减轻理性这种审慎思维的影响。

回到健康领域的跨期选择问题。前提假设是决策者是为了一辈子都健康地活着，从而对自己的健康进行计划，他们不只关心某一时点的健康问题，更关注某一时段的健康问题。但是，决策者为了眼前较小的利得（多喝一根烟、多喝一杯酒、多吃一点肉等），会放弃未来较大的利得（身体健康），也就是决策者自我控制能力比较差，经常对自己的决策翻来覆去。如何防止"计划得好变化得快"，管理好人一生的健康问题，这是跨期选择模型在行为健康经济学中的研究问题。因此，健康的总效用等于现在的效用（估价）和未来效用（估价）的加权之和[35]501：

$$V_{总} = aV_{今天} + bV_{明天} + cV_{后天} + \cdots \tag{3.4}$$

a、b、c 表示人对今天、明天、后天等各个时期重视程度不一样，也就是权重或者贴现函数。一般情况下是 a > b > c > ⋯⋯即现在最重要。主要原因是：①现在的东西能直接用，而未来的东西现在没法用，好比远亲不如近邻。②未来具有不确定性，"一鸟在手，胜过两鸟在林"。③从现在来看延迟获得或延迟消费，就是损失，损失厌恶使人喜欢现在。④德里克·帕菲特（Derek

Parfit，1942—2017）认为可以把"现在的自己"和"未来的自己"当作不同的人，时间越远，两个人的关系越疏远，"未来的自己"越不会重视"现在的自己"的计划。⑤同一个东西（收藏品除外），人在心理上会认为未来不如现在价值大，也就是人没有耐性、性子比较急，但是"心急吃不了热豆腐"，这种是现状偏差（present bias）[64] 183。⑥参照点不同，人的心理感觉不同。塞勒在研究中举了苹果的例子，让人们在"今天得到一个苹果"和"明天得到两个苹果"之间选择，有人会选择"今天得到一个苹果"；但是，如果让人们在"一年后得到一个苹果"和"一年后零一天得到两个苹果"，则不会有人选择"一年后得到一个苹果"[66]。这就是参照点不同，会使人对这一天等待的价值感觉不一样，甚至有可能出现偏好反转。比如小时候我们都盼着过年，当年龄越来越大，越感觉过年没啥意思。还有，和朋友约好了要到外地旅游，结果快到约定时间了，感觉麻烦，就可能会取消约定。

（2）跨期选择模型的分类及用途

跨期选择模型最重要的是指数贴现（exponential discounting）、双曲贴现（hyperbolic discounting）模型。两种模型均有心理学因素，指数贴现模型的心理学因素就是贴现率，费雪称之为不耐，也就是时间一致偏好；双曲贴现模型的心理学因素不只是贴现率，还有现时偏差，也就是时间不一致偏好。

指数贴现、双曲贴现模型主要的区别是时间偏好。指数贴现模型是时间一致偏好（time-consistent preferences），这种模型所有时间点的自我偏好是一样的，未来自我不会改变以前自我的计划。双曲贴现模型是时间不一致偏好（time-inconsistent preferences），也称近视型偏好（myopic preferences），这种模型所有时间点的自我偏好并不一致，未来自我会改变以前自我的计划[35] 503-505。

下面用眼睛看远物的例子来进一步理解指数贴现、双曲贴现模型的区别。人用眼睛看远处，越远越看不清楚，并且清晰程度是逐渐下降的。但是，如果往前走近一点，走近的远处和刚刚的近处一样清晰了，并且这种清晰程度是一致的。这是指数贴现。但是，如果我们的远处有一座大楼，我们本来在远处还能看到大楼后面的东西，但是因为我们走近了大楼，反而被大楼挡住了大楼后面的东西。也就是，我们看到的东西和在之前看到的不一样了。这就是近视型偏好。

近视型偏好会蒙蔽人的眼镜，使人看不到事物的全景，容易发生误判。就好比，我们从远处看森林，可以看到整片森林，但是走到森林内时，我们只能见到眼前的树木了。可见，近视型偏好和参照点关系很大。相对论的发现者爱因斯坦曾经说过，如果把手放到火上烤，一分钟就感觉是一小时；而如果和漂亮女生在一块，一小时感觉是一分钟[64] 210。同理，考试时，我们感觉 10 分钟过得真快；而等公交车时，感觉 10 分钟过得真慢。也就是人的记忆是相对参照点而言的。

近视型偏好并不只是对人的决策有负面影响，也可以服务人类。《小房子变大房子》讲了这样一个故事：老太太抱怨房子太小，老先生让她把各种动物都抱进房子，结果鸡飞狗跳，老太太受不了，把动物放出去后，感觉房子变大了[67]。这就是利用近视型偏好改变人的感觉，使人的心态发生了变化，协调了家庭关系。在健康管理方面，雷德梅尔和卡尼曼对于结肠癌筛查的研究发现，患者对于筛查中最痛苦时刻和最后几分钟记忆最深，对于筛查的总痛苦记忆不深。这意味着，如果筛查结束前，在体内停留三分钟，患者的筛查体验会更好[68]。这也是在利用近视型偏好来优化结肠癌筛查的医疗程序。

（3）跨期选择模型的构建

跨期选择模型构建的关键是选择权重和估价函数（公式 3.4）。权重可以采用指数型贴现函数，也可以采用双曲贴现函数，估价可以采用期望效用理论中的效用函数，也可以采用前景理论中的估价函数，也可以用卡尼曼后来研究的经验效用。

最常采用的是 $\beta-\delta$ 贴现。这个函数形式最早由普尔普斯和波拉克提出[69]，戴维·莱布森将其发挥光大了[70]。以公式 3.4 为基础的 $\beta-\delta$ 贴现公式是 3.5。

$$V_{总} = \delta^0 V_{今天} + \beta\delta^1 V_{明天} + \beta\delta^2 V_{后天} + \cdots = V_{今天} + \beta\left[\delta^1 V_{明天} + \delta^2 V_{后天} + \cdots\right] \quad （3.5）$$

其中：β 是现时偏差参数，将所有非现在的估价贴现，反映的是近视偏好心理因素。δ 是贴现率参数，将每个后来时间的估价加速贴现[35] 502。V 可以用效用函数、估价函数、经验效用，根据研究目的来确定。

可见，当 $\beta=1$ 时，公式 3.5 是指数贴现模型。此时，计算相邻两期之间的比值均为 δ，也就是时间偏好是一致的。当 $0<\beta<1$ 时，公式 3.5 是双曲贴现模型。此时，明天之后的时间和今天之间计算比值，多了 β，并且明天和今天之间的比值等于 $\beta\delta$。也就是时间偏好不一致了，人把今天看得更重了。这

样就会出现莱布森所说的"杀鹅取金蛋"现象[70]。也就是中国谚语中的"杀鸡取卵"。

但是，双曲贴现模型遭到了鲁宾斯坦的批评，他认为这个模型过于注重数学化，而纳入心理学因素有缺陷[71]。勒文斯坦等人也指出，跨期选择的关键不是贴现函数，而是多元心理解释路径的发现[72]。伯恩海姆等人提出了不依赖双曲贴现假设的时间不一致偏好模型。这种模型建立于"发热大脑"（热脑）和"冷静大脑"（冷脑）多重自我基础上，冷脑知道主人的真实效用函数（指数贴现模型），热脑想实现不同于冷脑的目标时，就会干扰冷脑的计划（双曲贴现模型）[73]。

3.5.3 结构方程模型的构建

在行为健康经济学领域还有一种构建模型的思路，主要是借助"人脑处理信息的心理透镜模型"（图3-1）来构建结构方程模型。构建的关键是将中间这一列作为中介变量。比如国内学者王晨力[74]用参照点依赖、风险偏好作为中介变量来研究自变量与因变量之间的关系（图3-5）。

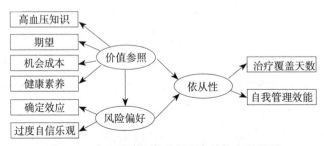

图3-5　高血压患者依从性研究结构方程模型

注：根据文献（Wang Chenli, Wang Peilong, Dong Hengjin, Zhang Liang ,Wu Tao. The influence of value reference point and risk preference on adherence in hypertensive patients in a low-income area of China［J］. Postgraduate Medicine,2020,133（2）:132-140）改编。

3.6 行为健康经济学模型的研究设计与研究方法

3.6.1 研究设计

行为健康经济学的研究设计主要是运用实验技术来测量人的心理学变量

以便解释健康领域的非理性问题。其中，实验技术是模拟人在健康决策中的行为，这些行为有可能出现，也有可能不出现，也就是出现与否存在一定概率；还有出现后，要么有获得，要么有损失。基于这种思路来设计博弈游戏，从事实验或调查。非理性问题需要规范性（期望效用理论或贝叶斯统计学计算结果）、描述性（实际实验结果）之间进行对比才能发现。而对比则需要遵循实验心理学的研究设计。

（1）行为健康经济学的实验范式

弗农·史密斯曾经指出经济学有两种实验范式，一种是最大化范式，一种是参照系描述范式。最大化范式预测时间变量介入下市场均衡的表现比较好，但是对于短期行为预测方面不是很理想。这种范式也就是通常所说的实验经济学。而参照系描述范式测量被试的心理反应、短期决策方面表现比较好，但是这种范式缺少动态预测能力[75]。参照系研究范式虽然有参照点适应这类研究，但是也没有根本解决长期决策行为的预测问题。因此，最大化范式与参照系描述范式两者是互补的。

最大化实验范式在健康经济学中的应用可以追溯到约瑟夫·纽豪斯（Joseph P. Newhouse，1942—）在 1981 年的兰德实验[76]。以此为基础，艾米·芬克尔斯坦（Amy Finkelstein，1973—）2012 年进行了俄勒冈医疗保险实验[77]。总的来说，最大化实验范式或实验经济学在健康经济学的应用主要表现在医药分开、医生薪酬激励、医疗保险的影响、器官捐赠激励等方面[78]475-499。

参照系统描述范式是本书重点研究的领域，这种研究范式主要可以追溯到雷德梅尔、巴巴拉·麦克内尔与卡尼曼、特沃斯基从事的一系列关于医生决策的研究，还有很多研究者对信息框架影响医生和患者决策行为的研究。采用的技术主要是观察法、问卷试验方法。

（2）规范性与描述性结合的"异象"研究思路

行为健康经济学的主要研究思路是寻找健康领域的"异象"，也就是实际健康决策行为与期望效用理论存在的不一致。这种"异象"可以是供方（医生）的行为，也可以是需方（患者）的行为。健康领域供方的"异象"包括医生为什么会出现与临床指南不一致的临床决策行为、医疗机构内为什么会出现大家意识不到的医疗保险违规用药行为、护士或药师为什么对于医生的临床决策失误视而不见等等。健康领域需方的"异象"包括为什么不健康行为对患者明明有害他们还不改变这种不健康的生活习惯、为什么患者对于长远的疾病风险视而不见却对眼前小小的皮肤伤害有切肤之痛、为什么高血压患者说卫生院治疗水平还行而发病后直接到县医院等等。

为了解答上述"异象"问题，基本研究思路是运用期望效用理论或贝叶斯统计学、临床指南等推理健康决策理论的行为逻辑，然后用实验方法调查人在模拟出来的决策情景中的实际反映，然后对比实际决策与理论逻辑之间的偏差，通过偏差来描述人的健康决策行为。

（3）行为健康经济学的实验设计

行为健康经济学的实验设计主要借鉴了实验心理学或行为科学研究的被试间研究设计、被试内研究设计。

被试间研究设计是研究者采用随机的方法产生出同质的不同的独立被试组；然后操纵自变量，设计出不同的处理条件对不同被试组进行干预，观察因变量的变化，并分析不同组的因变量的组间差异。这种研究设计的优点是被试只会接受一项测量，可以控制其他处理因素的影响，缺点是需要的样本量比较大，很难保证不同被试组之间的同质性，也就是个体差异不好控制[79]195-231。比如获得信息框架、损失信息框架、中性信息框架分别对三组同质的患者进行干预，然后看他们对于健康决策的不同反应，这就是被试间研究设计。

被试内研究设计是只用一组被试，将需要比较的所有处理条件用于被试，观察、测量他们的反应。这种研究设计本质上是一种重复测量设计，所有被试接受了所有处理，但处理变量干预的顺序有可能会不同。这种研究设计的优点是被试的个体差异被控制住了，同时需要的样本量也比较小，但是研究设计本身产生的情景（顺序效应）有可能干扰研究结果[79]195-231。比如获得信息框架、损失信息框架、中性信息框架对同一群患者进行干预，然后看他们对于健康决策的不同反应，这就是被试内研究设计。

3.6.2 研究方法

行为健康经济学的研究方法主要包括问卷实验、田野实验、模拟仿真、脑成像技术、观察法、真实世界数据法。

（1）问卷实验

行为健康经济学中的问卷试验主要有虚拟情景问卷实验、多价格列表法等。这种研究方法的主要逻辑是，我们生活在这个世界上，每一次选择都会产生获得或损失，并且这种选择在发生之前只是可能性。也就是我们的每一次选择或行为都在制造行为经济学所需要的数据。

其一，虚拟情景问卷法。虚拟情景问卷法主要由卡尼曼和特沃斯基奠定了基础。这种实验方法的逻辑是：如果人连想都不想，就不可能去做，因此我们只测量想，只要没想，就不会做；但是如果想了，是不是做，需要另外的方法来研究。换句话说，这种方法不期望揭示真实的情况是什么样的，而是要从逻辑上证明这个事会出错。

虚拟情景问卷实验需要先通过人类学等质性研究方法理解被试的行为逻辑，然后抓住行为的根本逻辑来设计实验。比如卡尼曼和特沃斯基主要是通过人判断和决策中的概率试验从逻辑上证明，人会出现直觉判断和决策偏差。另外，卡尼曼和特沃斯基提出了虚拟情景问卷实验数据分析的理论基础前景理论，这个我们在前面"3.5.1 前景理论数学模型的构建"部分已经提供了问卷转换成前景理论变量的赋值方法，可以在此基础上进行数据分析。

另外，圣彼得堡悖论是无限次博弈游戏组成的一系列行为经济数据，跨期选择是分布在一系时间点上面的行为经济数据，也就是圣彼得堡悖论和跨期选择均是卡尼曼和特沃斯基问卷问题的无穷版本。

其二，多价格列表法。为了测量不同情景下的风险偏好，韦伯等人[80]开发了适用于健康领域的风险尝试量表。而更为复杂的方法则是多价格列表法（multiple price list method，MPL），这种方法是让被试从不同彩票组合中二选一，这个程序会进行多次。比如第一对彩票是选项 A "1/10 概率获得 2 元；9/10 概率获得1.60 元"，选项 B "1/10 概率获得3.85 元；9/10 概率获得0.10 元"。然后，第二对彩票以及后面的彩票，选项 A 和选项保持获得不变，依次调整概率。这种方法除了测量风险偏好外，还可以测量时间偏好，但是这种方法要求被试对概率有一定理解能力，测量的稳健性会受到一定影响[78]475-499。

（2）田野实验

2019 年，诺贝尔经济学奖阿比吉特·班纳吉、艾斯特·迪弗洛[81, 82]、迈克尔·克雷默以及 2002 年麦克阿瑟天才奖塞缪尔·穆来纳森[83]都是将行为经济学应用于田野实验的高手。这种方法主要是在真实世界开展行为干预的随机实地实验或者问卷实验，研究结果的外部效度比较高，有利于成果转化为人的行为或政策。

随机实地实验的相关理论和方法可以参见陆方文[84]的《随机实地实验：理论、方法和在中国的运用》以及陈叶烽等人[78]274-325编著的《实验经济学讲义：方法与应用》的"第七讲 实地实验方法"。

（3）模拟仿真

行为健康经济学的模拟仿真法主要起源于西蒙所代表的古典行为经济学，方法就是建立数学模型，然后用计算机编程模拟真实世界中的组织行为。后来，桑塔费学派在研究复杂性、进化时，进一步发展了这种模拟仿真技术。这种技术的优点是可以预测超长时期的行为发展逻辑[85]。

（4）脑成像技术

行为健康经济学可以采用脑成像技术与脑科学结合来研究健康领域的行为决策问题。这种方法的逻辑起点是为了更客观地测量人的心理感受，最好的方法就是测量脑部的变化。行为经济学在跨期选择领域比较早地采用了脑成像技术，后来发展成了神经元经济学。用来获取数据的脑成像技术主要有计算机 X 线断层摄影（CT 扫描）、正电子发射断层扫描术（PET）、磁共振成像（MRI）、功能磁共振成像（fMRI）等。

（5）观察法

行为健康经济学的观察法主要起源于行为经济学中的一些观察研究。比如观察篮球比赛中到底存不存在"热手现象"，体育赛场中金牌、银牌和铜牌颁奖时的高兴程度。后来雷德梅尔也曾经把这种方法用于医疗领域，也就是观察如果医院对无家可归者进行医疗救助对无家可归者是有利还是有害。这种方法可以先有理论提出规范性假设，然后观察验证假设。也可以将政策预期干预行为有可能对结果变量的影响作为假设，然后观察获取数据来验证假设。

（6）真实世界数据法

行为健康经济学的真实数据法主要是寻找满足健康领域"异象"问题的真实世界数据。因为这种数据没有人为的干预，如果数据满足自然实验的要求，就能够分析出来结果可信的"异象"。比如卡默勒等人曾经用出租车司机出勤的数据来研究出租车司机的工作时间，得出了非常有意思的结论：从理性角度来说，工作时间越长收入会越多，但是事实上出租车司机在心中每天有一个工作时间，他们到了工作时间就不会再工作了[86]。这种逻辑同样可以用来研究医生的临床诊疗行为，也就是医生会不会为了更高收入而更多出诊或做手术。

总之，从实验变量的可控程度和与现实的接近程度来说，实验室假设选择实验变量最可控，但是实验情景离现实最远；随机对照田野实验变量最不可控，但是实验情景离现实最近；从变量控制由好到差、与现实接近程度由差到好来看，实验类型依次为实验室真实选择实验、真实世界数据、自然实验、现场实验[22]125。上述方法可以独立使用，也可以进行联合使用，这主要取决于研究问题是什么、研究问题的复杂程度。

3.6.3 研究伦理

行为健康经济学主要研究人类行为，采取的方法涉及实验心理学，伦理审查至为关键，这可以避免侵犯被试的人身权益。另外，还要注意参加实验的物质激励、欺诈手法的采用、真实世界数据的质量检查、抄袭也是非常重要的问题。

（1）伦理审查

伦理审查方面应该参考比较成熟的行为科学研究方法[79]54-73。如果研究助推，还要注意参考 OECD 国家已经发展出来的助推伦理审查框架[87]。然后，要按照伦理审查委员会的要求准备有关材料，并且通过伦理审查重新考虑研究逻辑的科学性和对被试的影响。

（2）物质激励的影响

实验经济学一般要给予物质激励，认为只有这样，才能真正测量出来人的偏好。而行为经济学则不是这样。鲁宾斯坦认为，人擅长想象假设情景，没有提供经济激励时的实验结果和提供经济激励时非常相似[88]。因此，行为健康经济学研究中并不一定要给予被试经济激励，给予经济激励反而有可能改变实验的真实情景，影响实验结果。

（3）欺诈手法的采用

心理学研究中有时为了观察到真正的反应，会出现表面做一个实验，但是实质上是另外一个实验。但是，行为经济学不赞同使用欺诈手法，因为经济学家经常质疑心理学研究用欺诈手法让被试得出来研究者想得到的反应[27]182-193。也就是反对欺诈手法是行为经济学与心理学的区别之一。

（4）真实世界数据的质量检查

真实世界数据的劣势是数据不是研究者自己调查出来的，数据质量的可控性是问题。如果稍不注意，有可能构成捏造数据这种学术不端问题。行为经济学领域非常有名的研究者丹·艾瑞里、马克斯·巴泽曼曾经利用真实世界数据合作了一篇文章，这篇文章的编辑是卡尼曼。主要研究在表格上面填写伦理声明，有利于减少报告的不诚实行为[89]。但是，这篇文章后来被人质疑数据造假，作者解释是数据公司有问题，这篇文章已经被撤稿。

（5）抄袭

行为健康经济学由于内容比较新颖，国内研究基础相对薄弱。在写作时，就容易出现抄袭有关文献的理论和研究方面的句子或者研究思路。解决这个问题，一方面要加强研究，提高思考深度。另外一方面也要注意训练规范地引用、注释习惯。

本章小结

行为健康经济学是不同于实验经济学、离散选择模型的一种研究理论和方法，其特点是运用心理学来增强健康经济学的解释能力。行为健康经济学研究认知这种稀缺的心理资源的分配，同时也研究客观环境中稀缺的物质资源的分配。

行为健康经济学的心理学基础主要是透镜模型，这个模型通过感知系统、判断系统、评价系统将输入信息转化为输出信息，在这个转化过程中，同一个数值在不同情景中输出的值存在差异。也就是实际决策行为出现了与期望效用值最大化或行为公理（完备性、传递性、替代性、独立性、连续性）任一项不一致的异象。

研究异象的行为健康经济学模型主要有前景理论、跨期选择模型。这两个模型本质上是将人的行为进行模拟，也就是人在某一时点有可能（概率）会做出某种行为（获得或损失）。这种行为可以用前景理论来评价。如果是某一时间段内的一系列行为，那就可以采用跨期选择模型来处理。如果人更倾向于喜欢现在（近视型偏好），那就采用双曲贴现模型。

为了获取数据构建模型，常采用的研究方法主要有问卷实验、田野实验、模拟仿真、脑成像技术、观察法、真实世界数据法。这些方法要么是用实验情景来模拟出来一系列概率、获得或损失数据，要么就是观察真实世界来获得相关数据，甚至测量人脑来观察更深的数据。实验类型从变量控制由好到差、与现实接近程度由差到好来看，依次为实验室假设选择实验、实验室真实选择实验、真实世界数据、自然实验、现场实验、随机对照实验。这些方法调查工具设计的理论基础是期望效用理论行为公理中的完备性、传递性、替代性、独立性、一致性与连续性，调查结果可以用前景理论来实现对人的健康决策行为的描述。

行为健康经济学在研究决策者的健康行为时，要注意伦理审查，金钱激励、欺诈、真实世界数据质量检查、抄袭等都要进行风险评估和特殊关注。

参考文献

［1］Hennig-Schmidt H, Selten R, Wiesen D. How payment systems affect physicians' provision behaviour—An experimental investigation［J］. Journal of Health Economics, 2011, 30:637-646.

［2］Hennig-Schmidt H, Wiesen D. Other-regarding behavior and motivation in health care provision: An experiment with medical and non-medical students［J］. Social Science & Medicine, 2014, 108:156-165.

［3］Wang J, Iversen T, Hennig-Schmidt H, et al. Are patient-regarding preferences stable? Evidence from a laboratory experiment with physicians and medical students from different countries［J］. European Economic Review, 2020, 125: 103411.

［4］查尔斯·曼斯基. 不确定世界中的公共政策：分析和决策［M］. 魏陆, 译. 上海：格致出版社, 2018.

［5］Friedman M, Savage L. The Utility Analysis of Choices Involving Risk［J］. Journal of Political Economy, 1948, 56（4）：279-304.

［6］ Keynes J. A tract on monetary reform［M］. New York: Cambridge University Press, 2013: 65.

［7］ Beranek W, Kamerschen D. Examining Two of Keynes's Most Popular Statements—Wasteful Public Spending Can Be Acceptable, and, In The Long Run We Are All Dead—Yields Some Surprising Implications［J］. The American Economist, 2016, 61（2）: 263–267.

［8］ Mullainathan S, thaler R. Behavioral Economics［M］// Smelser N, Baltes P. International Encyclopedia of the Social Behavioral Sciences. Oxford: Pergamon, 2001:1094–1100.

［9］ Talhelm T, Zhang X, Oishi S, et al. Large–scale psychological differences within China explained by rice versus wheat agriculture［J］. Science, 2014, 344（6184）: 603–608.

［10］尼克·威尔金森. 行为经济学［M］. 贺京同，那艺，等译. 北京：中国人民大学出版社，2012.

［11］ Bevelin P. Seeking Wisdom: From Darwin to Munger［M］. 3rd Edition. Malmo, Sweden: PCA Publications L.L.C., 2007:19–20.

［12］ Baumeister R, Bratslavsky E, Finkenauer C, Vohs K. Bad Is Stronger Than Good［J］. Review of General Psychology, 2001, 5（4）: 323–370.

［13］戴维·巴斯. 进化心理学：心理的新科学［M］. 第4版. 张勇，蒋柯，等译. 北京：商务印书馆，2020: 52.

［14］史蒂芬·科特勒. 跨越不可能［M］. 李心怡，译. 北京：中信出版集团，2021: 5–8.

［15］罗伯特·B. 西奥迪尼. 影响力［M］. 全新升级版. 闾佳，译. 北京：北京联合出版公司，2021.

［16］大卫R. 贾斯特. 行为经济学［M］. 贺京同，高林，译. 北京：机械工业出版社，2017: 1–2.

［17］ Sent E. Behavioral Economics: How Psychology Made Its（Limited）Way Back into Economics［J］. History of Political Economy.2004, 36（4）: 735–760.

［18］ Csikszentmihalyi M. Flow – The Psychology of Optimal Experience［M］.

New York: HarperCollins Publishers, 2008:28–30.

［19］Uddin L. Salience Network of the Human Brain［M］. San Diego: Academic Press, 2016:1–3.

［20］提勃尔·西托夫斯基. 无快乐的经济：人类获得满足的心理学［M］. 修订版. 高永平，译. 北京：中国人民大学出版社，2008：25-49.

［21］康纳曼. 快思慢想［M］. 洪兰，译. 台北：天下远见，2012：490-491.

［22］迪利普·索曼. 最后一英里：影响和改变人类决策的行为洞察力［M］. 北京：中国人民大学出版社，2018.

［23］Chernev A, Böckenholt U, Goodman J. Choice overload: A conceptual review and meta–analysis［J］. Journal of Consumer Psychology, 2015, 25（2）: 333–358.

［24］Behavioral Science Solutions Ltd. Decision fatigue［EB/OL］.［2022–02–06］. https://www.behavioraleconomics.com/resources/mini–encyclopedia–of–be/decision–fatigue/.

［25］丹尼尔·卡尼曼，奥利维耶·西博尼，卡斯·桑斯坦. 噪声：人类判断的缺陷［M］. 李纾，汪祚军，魏子晗，译. 北京：中信出版社，2021.

［26］乔治·斯皮罗.300年经济决策史：风险、选择和不确定性［M］. 秦传安，译. 上海：东方出版中心，2021.

［27］弗洛里斯·霍伊克卢姆. 行为经济思想史［M］. 贺京同，赵雷，译. 北京：中国人民大学出版社，2020.

［28］里昂·费斯廷格. 认知失调理论［M］. 郑全全，译. 杭州：浙江教育出版社，1999：1-3.

［29］G·波利亚. 怎样解题：数学思维的新方法［M］. 涂泓，冯承天，译. 上海：上海科技教育出版社，2011.

［30］Szenberg M, Ramrattan L. The Oxford Handbook of Behavioral Economics and the Law［M］. Oxford: Oxford University Press, 2014:10–11.

［31］迈克尔·刘易斯. 思维的发现［M］. 钟莉婷，译. 北京：中信出版集团，2018：304.

［32］饶育蕾，彭叠峰，盛虎. 行为金融学［M］. 第2版. 北京：机械工业出版社，2018.

［33］埃里克·安格内尔. 行为经济学教程［M］. 夏纪军，沈新凤，译. 上海：三联书店，2019.

［34］马克斯·巴泽曼. 判断与决策心理学课［M］. 原书第8版. 戴俊毅，姜静雅，张旭晖，译. 北京：中国青年出版社，2020.

［35］杰伊·巴塔查里亚，蒂莫西·海德，彼得·杜. 健康经济学［M］. 曹乾，译. 桂林：广西师范大学出版社，2019.

［36］Tversky A, Kahneman D. The framing of decisions and the psychology of choice［J］. Science, 1981:211（4481）: 453–458.

［37］Camerer C, Issacharoff S, Loewenstein G, et al. Regulation for Conservatives: Behavioral Economics and the Case for Asymmetric Paternalism［J］. University of Pennsylvania Law Review, 2003,（151）: 1211–1254.

［38］荷马. 荷马史诗·奥德赛［M］. 王焕生，译. 北京：人民文学出版社，1997: 225–229.

［39］柏拉图. 柏拉图全集：菲德罗篇［M］. 增订版5. 王晓朝，译. 北京：人民出版社，2016: 110.

［40］乔纳森·海特. 象与骑象人：幸福的假设［M］. 李静瑶，译. 杭州：浙江人民出版社，2017: 10–24.

［41］Schelling T. Choice and consequence: Perspectives of an errant economist［M］. Cambridge, MA: Harvard University Press, 1984:58.

［42］Shefrin H, Thaler R. An Economic Theory of Self‑Control［J］. Journal of Political Economy, 1981, 89（2）: 392‑406.

［43］Kahneman D. Maps of Bounded Rationality: Psychology for Behavioral Economics［J］.The American Economic Review, 2003, 93（5）: 1449–1475.

［44］Camerer C, Loewenstein G, Prelec D. Neuroeconomics: How Neuroscience Can Inform Economics［J］. Journal of Economic Literature, 2005, 43（1）: 9–64.

［45］王首元. 圣彼得堡悖论新解——比例效用理论溯源经典［J］. 西安交通大学学报（社会科学版），2017, 37（6）: 9–17.

［46］Starmer C. Developments in Non–expected Utility Theory: The Hunt for a Descriptive Theory of Choice under Risk［J］. Journal of Economic Literature, 2000, 38（2）: 332–382.

［47］ Widekind S. Evolution of Non-Expected Utility Preferences［M］. Verlag Berlin Heidelberg: Springer, 2008.

［48］ Real L. Animal Choice Behavior and the Evolution of Cognitive Architecture ［J］. Science, 1991, 253（5023）: 980–986.

［49］ Sweis B, Abram S, Schmidt B, et al. Sensitivity to "sunk costs" in mice, rats, and humans［J］. Science, 2018, 361, 178–181.

［50］ Camerer C. Behavioral economics: Reunifying psychology and economics［J］. PNAS, 1999, 96（19）: 10575–10577.

［51］ Barberis N. Thirty Years of Prospect Theory in Economics: A Review and Assessment［J］. Journal of Economic Perspectives, 2013, 27（1）: 173–196.

［52］ Stommel E. Reference-Dependent Preferences: A Theoretical and Experimental Investigation of Individual Reference-Point Formation［M］. Springer Gabler, 2013:1–63.

［53］ 丹尼尔·卡尼曼, 阿莫斯·特沃斯基. 选择、价值与决策［M］. 郑磊, 译. 北京: 机械工业出版社, 2020.

［54］ Wakker P. Prospect Theory: For Risk and Ambiguity［M］. New York: Cambridge University Press, 2010:234–242.

［55］ 克里斯蒂安·施密特. 经济学思想中的不确定性［M］. 刘尚希, 陈曦, 译. 北京: 人民出版社, 2020.

［56］ 奇普·希思, 丹·希思. 行为设计学: 零成本改变［M］. 姜弈辉, 译. 北京: 中信出版集团, 2018.

［57］ Edwards J. Harry Helson's Adaptation-Level Theory, Happiness Treadmills, And Behavioral Economics［J］. Journal of the History of Economic Thought, 2018, 40（1）: 1–22.

［58］ Arkes H, Hirshleifer D, Jiang D, et al. Reference point adaptation: Tests in the domain of security trading［J］. Organizational Behavior and Human Decision Processes, 2008, 105（1）: 67–81.

［59］左根永. 健康决策行为的参照点测量方法及应用［J］. 中国卫生经济，2022，41（2）：6-8.

［60］Osch S, Hout W, Stiggelbout A. Exploring the reference point in prospect theory: gambles for length of life［J］. Medical Decision Making, 2006, 26（4）: 338-46.

［61］Munich Society for the Promotion of Economic Research – CESifo GmbH. Meta-Analysis of Empirical Estimates of Loss-Aversion［R］. Munich: Munich Society for the Promotion of Economic Research, 2021.

［62］Winter L, Parker B. Current health and preferences for life-prolonging treatments: an application of prospect theory to end-of-life decision making［J］. Social Science & Medicine, 2007, 65（8）: 1695-707.

［63］Treadwell J, Lenert L. Health values and prospect theory［J］. Medical Decision Making, 1999, 19（3）: 344-52.

［64］友野典男. 有限理性［M］. 谢敏怡，译. 台北：大牌出版，2019.

［65］切萨雷·贝卡利亚. 论犯罪与刑罚［M］. 黄风，译. 北京：北京大学出版社，2004：13.

［66］Thaler R. Some empirical evidence on dynamic inconsistency［J］. Economics Letters, 1981, 8（3）: 201-207.

［67］朱莉亚·唐纳森，阿克塞尔·舍夫勒. 小房子变大房子［M］. 任溶溶，译. 北京：外语教学与研究出版社，2005.

［68］Redelmeier D, Katz J, Kahneman D. Memories of colonoscopy: a randomized trial［J］. Pain, 2003, 104（1-2）: 187-194.

［69］Phelps E, Pollak R. On Second-Best National Saving and Game-Equilibrium Growth［J］. The Review of Economic Studies, 1968, 35（2）: 185-199.

［70］Laibson D. Golden Eggs and Hyperbolic Discounting［J］. The Quarterly Journal of Economics, 1997, 112（2）: 443-477.

［71］Rubinstein A. Economics and psychology? The case of hyperbolic discounting［J］. International Economic Review, 2003, 44（4）: 1207-1216.

［72］Frederick S, Loewenstein G, O'Donoghue T. Time Discounting and Time Preference: A Critical Review［J］. Journal of Economic Literature, 2002, 40

（2）：351–401.

［73］Bernheim D, Rangel A. Addiction and Cue–Triggered Decision Processes ［J］. The American Economic Review, 2004, 94（5）：1558–1590.

［74］Wang Chenli, Wang Peilong, Dong Hengjin, et al. The influence of value reference point and risk preference on adherence in hypertensive patients in a low–income area of China ［J］. Postgraduate Medicine, 2020, 133（2）：132–140.

［75］Smith V. Theory, Experiment and Economics ［J］. The Journal of Economic Perspectives, 1989, 3（1）：151–169.

［76］Newhouse J. Free for All? Lessons from the RAND Health Insurance Experiment ［M］. Cambridge: Harvard University Press, 1996.

［77］艾米·芬克尔斯坦. 医疗保险中的道德风险 ［M］. 朱凤梅, 译. 北京: 中信出版集团, 2018.

［78］陈叶烽等. 实验经济学讲义: 方法与应用 ［M］. 北京: 北京大学出版社, 2021.

［79］弗雷德里克·格拉维特, 罗妮安·佛泽诺. 行为科学研究方法 ［M］. 第四版. 邓铸, 译. 上海: 上海教育出版社, 2020.

［80］Weber E, Blais A, Betz N. A domain–specific risk–attitude scale: measuring risk perceptions and risk behaviors ［J］. Journal of Behavioral Decision Making, 2002, 15（4）：263–290.

［81］阿比吉特·班纳吉, 艾斯特·迪弗洛. 贫穷的本质 ［M］. 景芳, 译. 北京: 中信出版社, 2013.

［82］阿比吉特·班纳吉, 艾斯特·迪弗洛. 好的经济学 ［M］. 张缘, 蒋宗强, 译. 北京: 中信出版集团, 2020.

［83］塞德希尔·穆来纳森, 埃尔德·沙菲尔. 稀缺: 我们是如何陷入贫穷与忙碌的 ［M］. 魏薇, 龙志勇, 译. 杭州: 浙江人民出版社, 2014.

［84］陆方文. 随机实地实验: 理论、方法和在中国的运用 ［M］. 北京: 科学出版社, 2020.

［85］董志强. 行为和演化范式经济学 ［M］. 上海: 格致出版社, 2019.

［86］Camerer C, Babcock L, Loewenstein G, et al. Labor Supply of New York City

Cabdrivers: One Day at a Time [J]. The Quarterly Journal of Economics, 1997, 112（2）: 407–441.

[87] OECD. Tools and Ethics for Applied Behavioural Insights: The BASIC Toolkit [R]. Paris: OECD Publishing, 2019:37–40.

[88] 阿里尔·鲁宾斯坦. 经济学寓言 [M]. 李佳楠，译. 桂林：广西师范大学出版社，2019: 52–75.

[89] Shu L, Mazar N, Gino F, et al. Signing at the beginning makes ethics salient and decreases dishonest self–reports in comparison to signing at the end [J]. PNAS, 2012, 109（38）: 15197–15200.

第 4 章

行为健康经济学在慢性病管理中的实证研究

　　行为健康经济学针对慢性病管理的实证研究主要包括慢性病的信息框架、治疗依从性行为、自我控制行为、跨期选择行为、助推偏好。这五个研究方向解决的慢性病管理的问题分别是"慢性病管理如何受所展示信息的影响""慢性病患者为什么不遵从医嘱治疗""慢性病患者如何控制自己的不健康行为""慢性病患者为什么相比长期健康利益更看重眼前的健康利益""慢性病患者对于助推政策的偏好有什么差异，这种差异有什么影响"。本章将分析这五个研究方向研究的意义、具体的研究方法以及对未来研究的启发。

4.1 信息框架对慢性病患者决策行为的影响研究

4.1.1 研究方向的意义

信息框架对慢性病决策行为的影响具有学术意义和政策价值，也就是这条研究路线既可以顶天验证学术逻辑，又可以立地探究慢性病患者健康决策行为的思维或心理障碍。

这个研究方向的学术意义主要源于卡尼曼和特沃斯基的前景理论，在一定信息框架下，会出现正向（获得）信息框架、负向（损失）信息框架，而损失厌恶会导致人在损失信息框架下对同一件事情的评价是获得信息框架下的两倍以上[1-2]。沿着这条研究路线，罗斯曼等研究者[3]在研究健康行为时发现获得框架和损失框架主要取决于健康行为是作为确认健康的功能，还是发现疾病的功能，在这个过程中，认知会成为信息框架和行为之间的中介变量。他们后续的研究证明了获得信息框架有利于推广确认健康的就诊行为，损失信息框架有利于推广发现疾病的就诊行为[4]。之所以出现上述行为，是因为信息框架会引起决策者的情绪反应，那么在这个过程中，是情绪影响大，还是信息框架影响大呢？盖伦德等研究者[5]研究了情绪和信息框架对健康行为影响的交互效应。可见，无论是从理论上，还是在研究方法上，信息框架对慢性病决策行为的影响研究都值得尝试。

同时，这个研究方向也有政策价值。在我国健康中国战略和慢性病管理中，如何促进慢性病患者的筛查、就诊和治疗行为，一直是不容易解决的问题。筛查慢性病属于发现疾病的公共卫生行为，此时如果采用损失信息框架（比如展示高血压转归为严重疾病的图片）给筛查人群看，要比给他们讲筛查有什么好处，会更有效。并且这种信息传播促进健康行为的方式成本还不高，也没有给当事人增加成本。另外，慢性病管理本质上是对慢性病患者健康风险的管理，而行为经济学信息框架研究路径对风险管理具有重要作用。可见，从慢性病防控政策角度来说，信息框架的研究路径可以提供慢性病防控的证据，也可以为慢性病健康风险管理提供思路。

4.1.2 具体实证研究解析

信息框架对慢性病决策行为影响研究的问题是获得信息框架有利于促进确认健康的慢性病管理手段的推广，而损失信息框架则有利于促进发现疾病的慢性病管理手段的推广。而在不同的情景下，研究变量、研究方法或模型会有一定区别，在研究过程中，还有可能涉及中介效应、调节效应、交互效应来更好地发现影响路径（表4-1）。

表 4-1　信息框架对慢性病决策行为的影响研究解析

研究题目	研究问题	变量	方法	发现	文献来源
The effect of message framing on breast self-examination attitudes, intentions, and behavior	不同信息背景下乳腺自我检查（BSE）的动机如何？	①因变量：实验后BSE态度、意图和行为、对手册内容回忆、对手册的情绪反应、对乳腺癌威胁的认知、对BSE的评价 ②自变量：获得信息、损失信息、中性信息	实验心理学方法（获得信息组、损失信息组、中性信息组）	读了损失语言手册的受试相比读了获得语言、中性语言手册的受试对于BSE的态度、意图和行为更积极	Beth Meyerowitz（1987）
Message framing and the use of incentives - are they effective in increasing participation rates in disease management programs?	信息框架和激励能否提高慢性病风险管理保险项目的参加率？	①因变量：保险参加率 ②自变量：信息框架（正向、负向），激励（有10美元体育运动礼券，无礼券）	田野实验方法（邮件组、电话组、对照组）	邮件相比电话、负向信息相比正向信息、有激励相比无激励更能提高参与率，但无统计学意义	Christina Hoang（2006）
Examining the Influence of Self-Efficacy on Message-Framing Effects: Reducing Salt Consumption in the General Population	推动低盐的信息框架与信息接收、行动意图和行为之间的关系如何被自我效能中介变量影响？	①因变量：信息接收度、食用低盐的意愿、三周后随访低盐行为 ②自变量：信息框架（正向、负向） ③中介变量：自我效能（高、低）	组间设计：2（自我效能）×2（信息框架）	对于高自我效能的人群，损失信息框架比获得信息框架在推动低盐饮食行为方面现有用	Robert A. C.Ruiter（2010）

续表

研究题目	研究问题	变量	方法	发现	文献来源
Gain Versus Loss Framing in Adherence-Promoting Communication Targeting Patients With Chronic Diseases: The Moderating Effect of Individual Time Perspective	信息框架与治疗依从性意图、态度之间的关系如何被时间偏好中介变量影响？	①因变量：治疗依从性意图、态度 ②自变量：信息框架（无、获得、损失），信息主题（需要、关心、交叉） ③中介变量：时间偏好	析因设计：3（信息框架）×3（信息内容）	未来倾向的慢性病患者，获得框架比损失框架有效；现在倾向的慢性病患者，上述关系模糊	Xiaoquan Zhao （2012）
Incorporating Behavioral Trigger Messages Into a Mobile Health App for Chronic Disease Management: Randomized Clinical Feasibility Trial in Diabetes	远程医疗应用软件以福格模型等为基础的信息框架对糖尿病自我效能、知识与自我照护有什么影响？	①因变量：自我效能、知识、自我管理 ②自变量：行为触发信息	组内设计	理论为基础的信息框架有利于触发慢性病患者的健康行为	Scott Sittig （2020）

4.1.3 对未来研究的启发

表 4-1 对相关研究的解析对于信息框架与慢性病决策行为之间关系的研究具有启发意义，这些文献详细列出了研究的步骤、文献的最后也列出了信息框架的具体内容，这为国内研究者从事相关研究提供了思考的起点。比如如何设计慢性病研究的获得、损失框架，如何利用中介效应来研究自我效能、时间偏好等中介变量与信息框架和慢性病决策行为之间的影响路径。

另外，值得关注罗斯曼的研究，他提出了如何将信息框架对慢性病患者影响的逻辑转化成研究和政策。他和相关研究者的三篇文章提出了很多信息框架设计的例子，值得反复研究[11-13]。但是，奥凯弗等研究者[14]对于获得框架和损失框架的荟萃分析表明，获得框架和损失框架的作用有可能和疾病种类有关，并且两种框架对疾病预防行为的影响不是很显著。拉蒂默等研究者[15]认为这不能说明获得框架、损失框架的研究方向没有意义，而在于告诫后面的研究者要更好地设计信息框架，才能发现前景理论框架下更有现实意义的发现。韩文婷等研究者[16]采用眼动实验的方法研究了获得和损失框架下受试对信息的关注度，结果发现损失框架信息比获得框架信息更容易受到关注，但是短期和长期框架信息之间的关注没有统计学意义，感知风险、感知收益以及自我效能可以增强健康信息对健康行为意愿的影响。

　　总之，未来慢性病的信息框架与慢性病决策行为之间关系的研究可以关注获得和损失信息框架的影响，信息框架的语言和核心词的设计，慢性病筛查、诊断和治疗行为对信息框架的不同反应，自我效能、时间偏好、健康素养等的中介作用等等。

4.2 慢性病患者治疗依从性的行为经济学研究

4.2.1 研究方向的意义

慢性病治疗依从性的行为经济学研究既有学术意义，也有政策价值。治疗依从性有两个层面，其一是治疗团队内部的依从，也就是医生、护士、药师这个治疗团队内部医嘱的依从性；另一个层面是患者对医生医嘱的依从性。

　　从学术意义来说，治疗团队内部的依从性更偏向于依从负作用的研究。主要涉及医学思维之间的审核，这在卡尼曼等研究者的著作《噪声》中进行了分析，这类研究涉及医学思维的随机偏差、系统可预测偏差、噪声[17]。而患者对于医生医嘱的依从性，则涉及"为什么慢性病患者不按医嘱治疗"这个学术问题。这在国际上已经形成研究方向，宾夕法尼亚大学行为经济学与健康激励研究中心的研究方向就有慢性病管理，其中治疗依从性是研究的重点领域[18]。2007 年，巴杰[19]曾经针对"按医嘱用药可以降低再次中风概率，但是很多患者难以严格按医嘱用药"进行了激励机制研究。针对这个研究，《行为经济思想史》一书提出了"现实中经常可以发现需要按时吃药的人真正去执行的时候很不严格。即便风险很大而且用健康衡量的成本很高"[20]。这个难题需要创新思路来解决。2013 年，哈佛大学教授穆来纳森[21]168 出版的著作《稀缺》提到了糖尿病用药依从性不仅是药理学意义上，更大程度是心理学意义上的。2014 年，智库"idea42"的达塔和哈佛大学的穆来纳森[22]认为行为设计可以解决用药依从性（inadequate drug adherence）存在的问题。而行为设计正是行为经济学与政策评估两种技术的结合。可见，诺贝尔经济学奖获得者卡尼曼、塞勒以及麦克阿瑟天才奖获得者穆来纳森均认为慢性病治疗依从性具有重要学术意义，也就是慢性病治疗依从性的行为经济学研究是国际前沿。

从政策价值来说，治疗团队内部的依从性思维审核有利于减少医疗失误、减少不合理用药，从而节省医疗保险资源。西奥迪尼的《影响力》的各种版本中均引用了"肛门耳痛"的例子：某美国医院医生开具处方时没有把"right ear"（右耳）写完整，写成了缩写"Rear"，而护士、药剂师并没有质疑医生的医嘱，结果出现了患者耳痛结果却对肛门用药[23]。若在医疗保险中出现这种医疗错误，就意味着浪费医疗保险资源。为了解决这个问题，丹·艾瑞里[24]曾经提出行为经济学解决用药依从性的方案。塞勒[25]也在《不当行为》中分享了他在制药企业担任短期顾问期间的发现，制药企业主要将精力用来控制研发风险，但是忽视了患者的用药依从性，有些药物如果在心脏病发作前服用，可以使患者更健康，医疗支出也会减少，制药企业也会因为患者依从性变好而增加销量，从而出现三赢局面。还有穆来纳森的《稀缺》发现用药依从性最难做到的是穷人，这不利于他们健康管理的"最后一公里"[21]252。这主要和他们的认知资源的稀缺有关，而这个问题用行为经济学研究才能解决问题。可见，慢性病治疗依从性行为经济学研究可以使患者、医疗保险、制药企业三方获利，这对于医疗保险慢性病相关品种的管理具有重要政策价值。同时，用药依从性也对慢性病患者的健康管理以及公平性具有现实意义。

4.2.2 具体实证研究解析

慢性病治疗依从性的行为经济学研究所要解决的问题是慢性病健康管理的"最后一公里"问题，该问题的产生主要是因为慢性病患者的思维或心理障碍造成的与不遵医嘱行为。这种行为会造成医疗资源浪费。比如表 4-2 中，菲利普·格罗登等研究者[30]的研究背景是如何控制医疗费用，因为美国医疗体系中花费比较多的是少数人，对这些人进行行为经济学干预来使他们增加重症监护的预约依从率，既可以提高患者的健康结果，也可以通过早期的低成本医疗干预来避免将来的高成本医疗服务过度利用。另外，慢性病治疗依从性的行为经济学研究有可能与信息框架、跨期选择进行关联。

表 4-2　慢性病的治疗依从性的行为经济学研究解析

研究题目	研究问题	变量	方法	发现	文献来源
Randomised Trial of Text Messaging on Adherence to Cardiovascular Preventive Treatment（INTERACT Trial）	短信能否提高心血管疾病预防的用药依从率？	①因变量：用药依从率 ②自变量：短信	临床试验：短信组、非短信组	短信提高了心脑血管预防中降压药和降脂药的用药依从率	David S. Wald（2014）
Adherence to Self-Care Behaviors among Patients with Type 2 Diabetes-The Role of Risk Preferences	风险厌恶在成人糖尿病自我管理依从性中的作用程度如何？	①因变量：自我管理依从性 ②自变量：风险厌恶	截断面调查研究	追求风险的糖尿病患者依从性比较低	Tzahit Simon-Tuval（2016）
A behavioral economics-based telehealth intervention to improve aspirin adherence following hospitalization for acute coronary syndrome	以行为经济学为基础的远程医疗干预措施能否提高急性冠状动脉综合征的阿司匹林用药依从？	①因变量：阿司匹林用药依从率 ②自变量：基于行为经济学的九十用药依从推进项目 ③控制变量：基本人口学变量、临床信息、再住院信息	试点随机临床试验	以损失厌恶为基础的远程医疗干预可以提高急性冠状动脉综合征的阿司匹林用药依从	Barbara Riegel（2020）

续表

研究题目	研究问题	变量	方法	发现	文献来源
The influence of value reference point and risk preference on adherence in hypertensive patients in a low-income area of China	高血压患者的价值参照点和风险偏好能否影响依从性？	①因变量：治疗依从率（PDC）、自我管理效能 ②自变量：高血压知识、期望、机会成本、健康素养、确定效应、过度自信	截断面调查研究、结构方程模型	改变高血压患者的价值参照点和认知有利于提高依从性	Wang Chenli（2020）
The success of behavioral economics in improving patient retention within an intensive primary care practice	行为经济学能否提高患者对重症监护预约的依从？	①因变量：重症监护预约依从率 ②自变量：包含行为经济学信息的预约提醒卡	单臂前后对比试验	在高成本患者群体中，低成本和临床为基础的行为经济学干预可以提高预约依从	Phillip Groden（2021）

4.2.3 对未来研究的启发

由上述分析，可以看出，这类研究对于医疗保险、制药企业和患者均有意义。勒文斯坦[31]的研究指出，如果对患者治疗依从性用经常性的小额货币支付，这要比把激励用的货币打入患者账户或减少每个月的缴费更有用。诸如此类的行为经济学设计，可以提高患者参与具有成本效果的治疗过程。迪利普·索曼[32]在他的研究中指出，他有一次生病，医嘱是让他在早、中和晚餐各服一次药。他某天中午没有吃药，咨询医生，医生告诉他在任何时间吃药都没有问题。医嘱之所以规定早、中和晚餐各服药一次，一方面是出于血药浓度的考虑，另外一方面是形成包含三个决策点的用药时间模型，这样更能保证依从性用药。

另外，从表4-2以及有关综述来看，慢性病治疗依从性的行为经济学研究对于糖尿病[33]、精神病[34]以及其他慢性病[35-36]均具有学术价值和政策价值。还要注意与其他健康行为理论的结合[37]。尤其值得注意的是王晨力是在前景理论的基础上，用结构方程模型来探索行为经济学变量与依从性变量之间的影响路径[29]。王晨力的博士论文[38]，也值得关注。

　　未来的慢性病治疗依从性研究可以考虑治疗手段（预约依从、治疗依从）依从性以及用药依从性。采用的方法可以是试验设计，干预手段主要是基于行为经济学的信息干预。也可以采用田野调查，但是这类研究可能与信息框架的设计密切相关。还有可以考虑与时间偏好结合来研究慢性病治疗依从性的跨期选择问题。另外，也可以考虑采用结构方程模型探究参照点、风险偏好等行为经济学变量与用药依从性的关系。

4.3　慢性病患者自我控制的行为经济学研究

4.3.1　研究方向的意义

　　慢性病自我控制的行为经济学研究主要针对成瘾性的不健康行为，比如吸烟、喝酒、高糖高盐高脂饮食等。这类研究既具有学术意义，也具有政策价值。

　　从学术意义角度来说，慢性病自我控制的行为经济学研究不同于传统的自我管理、自我照护方面的研究，因为后者主要是靠量表来测量慢性病患者的自我管理、自我照护能力，还没有运用行为经济学理论深入研究慢性病患者的心理或思维障碍，而这些心理或思维障碍可能对慢性病患者更重要。行为经济学中的自我控制可以追溯到塞勒[39]1981 年发表在《政治经济杂志》上面的文章《自我控制的经济理论》，他们认为个人长期是计划者（planner）、短期是执行者（doer），这两者在心理上形成了委托代理关系，而这种关系需要自我进行控制。2002 年，德拉维尼亚等研究者[40]通过研究健身房产业发现，办理健身卡的人高估了自己的自我控制能力，从而出现了现在和未来的行为在时间上的不一致，这导致他们在健身房健身的收益低于他们投入的成本。2003 年，鲁迪·武奇尼奇和尼克·希瑟[41]主编了著作《选择，行为经济学和成瘾》，主要介绍了物质滥用和成瘾的行为经济学研究思路。可见，自我控制虽然与跨期选择有一定交叉，但是由于其侧重研究成瘾方面的不健康行为，因而在学术上已经成为独立的研究方向。

从政策价值角度来说，自我控制行为关系到健康的自我管理，从而关系到慢性病防控以及医疗保险费用的使用。也就是如果能够从行为经济学角度研究出来慢性病患者自我控制行为的高风险人群、高风险影响因素，就可以进行干预，从而以很小的成本投入换来很大的医疗保险费用和患者医疗支出的节省。可见，慢性病自我控制的行为经济学研究不仅对健康中国建设，也对医药卫生体制改革都具有现实意义。

4.3.2 具体实证研究解析

慢性病自我控制的行为经济学研究问题是"慢性病患者的不健康行为明明对自己不利，为什么他们就控制不住自己的行为"，也就是为什么慢性病患者行为出现了和理性的不一致。研究方法包括纵向研究、横断面研究、田野实验等方法（表 4-3）。

表 4-3　慢性病自我控制的行为经济学研究解析

研究题目	研究问题	变量	方法	发现	文献来源
Joint Trajectories of Smoking and Depressive Mood: Associations With Later Low Perceived Self-Control and Low Well-Being	从 14 岁到 32 岁吸烟和抑郁的共存会不会造成成年后的低自我控制和低幸福感	①因变量：自我控制、幸福感 ②自变量：吸烟、抑郁情绪	纵向研究	降低吸烟和抑郁情绪有利于提高自我控制与幸福感	David W. Brook （2014）
Self-Control and Demand for Preventive Health: Evidence from Hypertension in India	不同类型的以行为经济学理论为基础的承诺协议能不能提高印度农村高血压患者拜访公共卫生医生？	①因变量：就医依从性 ②自变量：不同类型的承诺协议	田野实验	对自我控制能力的过度自信造成了承诺协议的效果下降	Liang Bai （2021）

研究题目	研究问题	变量	方法	发现	文献来源
Effect of self-control on health promotion behavior in patients with coronary heart disease: mediating effect of ego-depletion	冠心病患者的自我控制行为如何通过自我损耗影响其健康促进行为？	①因变量：健康促进行为 ②自变量：自我控制 ③中介变量：自我损耗	截断面调查研究	冠心病患者的自我控制行为通过自我损耗作为中介变量间接地对健康促进有正向影响	Xiaomin Li（2021）

4.3.3 对未来研究的启发

慢性病自我控制的行为经济学研究主要集中于关注吸烟、喝酒、滥用物质等容易成瘾的行为。其理论基础是人既有计划的一面，也有执行的一面，但是人思维和心理中内在的委托代理关系有可能失灵，也就是执行的一面有可能不按计划的一面来做事。这一理论基础也是跨期选择的前提，因此慢性病的自我控制研究与跨期选择研究有一定关系。

另外，慢性病会对患者的决策行为产生什么影响，尤其是对患者的自我控制行为产生什么影响，也值得研究。比如慢性病患者的价值参照点、风险偏好、时间偏好会不会和普通人不一样，这种不同会不会进一步影响他们的判断和决策行为。

4.4 慢性病患者跨期选择的行为经济学研究

4.4.1 研究方向的意义

跨期选择在行为经济学数学模型的构建过程中发挥了重要作用，并且它是拉塞尔·塞奇基金会行为经济学项目的三大研究方向之一。勒文斯坦是这个研究方向的负责人。跨期选择在慢性病管理中具有重要的学术意义和政策价值。

从学术意义来说，慢性病管理的跨期选择已经成为国际前沿。从勒文斯坦在宾夕法尼亚健康激励和行为经济学研究中心主页上的简历可以看到,他的研究领域包括慢性病管理、临床决策、临终关怀决策、治疗依从性、肥胖和食物选择、体育运动、戒烟、远程医疗和可穿戴设备[46]。也就是跨期选择的研究思路对于慢性病管理非常有学术价值。

从政策价值来说,慢性病患者病情持续时间长,决策点多,获得和损失在不同时点不一样,是典型的跨期选择问题。尤其从行为经济学角度来研究,可以理解不同慢性病患者在不同时间点的判断和决策的不一致,这有利于识别不同风险的慢性病患者,也有利于理解不同时间点慢性病患者在筛查、诊断和治疗中面临的心理或思维障碍,从根本上解决如何启动慢性病患者的筛查、诊断和治疗行为,这有利于健康中国建设和慢性病防控策略的实施。

4.4.2 具体实证研究解析

跨期选择是在一定时间内不同时间点分布了一系列可行的选择,这些选择有不同的成本和收益[47]。如何选择?这就好比在"确定发生的现在时点的成本和收益"与"未来有一定发生概率的同样或不同数值的成本和收益"之间进行选择[48]。换成慢性病管理领域的语言,慢性病跨期选择行为经济学的研究问题是慢性病患者在病情持续期间在不同时点会出现筛查、诊断和治疗等一系列选择,在做出这些选择过程中,心理或思维障碍是什么?

由表4-4可以看出,慢性病跨期选择研究与脑科学、医学关系紧密,有不少研究是跨学科的,采用的研究方法有脑成像技术、跨期选择问卷试验、现场调查。

表4-4　慢性病跨期选择的行为经济学研究解析

研究题目	研究问题	变量	方法	发现	文献来源
Dopaminergic function and intertemporal choice	病理状态下受损的多巴胺功能是否影响跨期选择?	①因变量:跨期选择 ②自变量:多巴胺功能 ③中介变量:病理状态	正电子发射断层摄影术实验	纹状体多巴胺功能与时间折扣的关系受到病理状态的影响	J Joutsa (2015)

续表

研究题目	研究问题	变量	方法	发现	文献来源
Intertemporal choice in Parkinson's disease and restless legs syndrome	冲动控制障碍会不会提高跨期选择的折现率？	①因变量：折现率 ②自变量：神经心理变量	神经心理测试、54个跨期选择实验	未经治疗的帕金森患者相比对照组有更高的折现率	Mohamed Al-Khaled（2015）
Utilizing Behavioral Economics to Understand Adherence to Physical Activity Guidelines Among a Low-Income Urban Community	低收入城市社区居民的时间偏好会不会影响他们坚持体育锻炼？	①因变量：体育锻炼的依从性 ②自变量：时间偏好（货币储蓄行为）	横断面调查	低收入城市社区居民未来的时间偏好会提高坚持锻炼身体	Kerem huval（2015）
Self-Control in Intertemporal Choice and Mediterranean Dietary Pattern	地中海饮食习惯与时间折现率之间是否存在关系？	①因变量：地中海饮食模式的依从 ②自变量：时间偏好折现率	横断面调查	对地中海饮食模式高依从（自我控制能力强）和不太陡峭的时间贴现相关	María José Muñoz Torrecillas（2018）
Amount and delay insensitivity during intertemporal choice in three neurodegenerative diseases reflects dorsomedial prefrontal atrophy	老年性痴呆等相关疾病会不会减弱他们的跨期选择能力？	①因变量：跨期选择能力 ②自变量：诊断的固定效应和每个选择试验三个属性的随机效应	基于电脑的跨期选择实验、脑成像	老年性痴呆相关疾病会造成他们跨期选择能力的失灵	Alexander J. Beagle（2021）

4.4.3 对未来研究的启发

未来的研究方向可以从勒文斯坦等研究者[53]早期的著作《时间中的选

择》的目录获得启发，跨期选择的研究主题主要包括双曲贴现（Hyperbolic Discounting）、冲动（Impulsiveness）、延迟满足（Delay in Gratification）、短视（Myopia）、自我控制（Self-Control）、成瘾（Addiction）等。斯蒂欧等研究者[54]对于拖延（Procrastination）的本质进行了荟萃分析和理论梳理，双曲贴现是其中的理论之一，这些理论之间的关系值得关注。

可见，跨期选择主要是"现在的自己"与"未来的自己"之间的博弈，也就是"现在的自己"是计划者，"未来的自己"是执行者，"现在的自己"能不能委托"未来的自己"来按现在的想法做事？慢性病患者的成瘾行为是"现在的自己"不想让"未来的自己"持续做不健康的事，而"未来的自己"不听这个命令。慢性病患者的拖延行为则是"现在的自己"想让"未来的自己"做某事，而"未来的自己"不听这个命令。"现在的自己"与"未来自己"之间的利益权衡，可以采用行为经济学中的双曲贴现模型来研究。

4.5 慢性病管理助推偏好研究

4.5.1 研究方向的意义

慢性病管理的助推措施有很多，但是这些不同的助推措施，在社会中推行时，被干预对象的态度或偏好并不一致；甚至会出现，同一种助推措施在不同国家或地区、不同的语境下，被干预对象的态度和偏好也不一致。这个问题既具有学术意义，也具有政策价值。

从学术意义来说，助推措施运行的机制需要理解。桑斯坦[55]27-29在他的著作《助推：快与慢——人类动因与行为经济学》分析了不同情况下教育型助推、非教育型助推、系统1助推、系统2助推的不同偏好。这种研究思路有利于丰富行为公共政策的研究内容。

从政策价值来说，民众对助推措施的态度将决定这些措施能否落地，也关系到这些措施对于民众的公平性。桑斯坦曾经分析了戒烟在中性条件下，偏好系统1助推的有45%；而在告知受试系统1助推"显著高效"时，这一比例上升到了57%；而当进一步给出了"显著高效"的定量证据时，这一比例只上升到了58%[55]73。这对于推进助推策略意义重大。另外，这个还可以进一步分析不同类型民众对助推措施的态度，了解哪些民众可能会被助推措施伤害，以便采取补救措施。

4.5.2 具体实证研究解析

专门针对慢性病助推措施偏好的研究还比较少见，这类研究的问题是不同条件下，人们对助推措施的态度有什么差异（表 4-5）？

表 4-5　慢性病管理助推偏好研究解析

研究题目	研究问题	变量	方法	发现	文献来源
Decisional enhancement and autonomy: public attitudes towards overt and covert nudges	助推用于公开决策比用于秘密决策更容易被接受吗？	①因变量：对助推措施的态度 ②自变量：助推的不同情景	情景剧本对比技术（contrastive vignette technique）	人们更喜欢有意识情况下的助推	Gidon Felsen （2013）
Public Views on Policies Involving Nudges	公众对于不同诉求的助推的态度到底怎么样？	①因变量：对助推措施的态度 ②自变量：注重私人福利的助推、注重社会福利的助推	情景剧本对比技术	相比注重社会福利的助推，瑞典人和美国人更接受注重私人福利的助推	William Hagman （2015）
Do Europeans like nudges?	欧洲人是否喜欢助推？	①因变量：对助推措施的态度 ②自变量：15 种助推措施	丹麦、法国、德国、保加利亚、意大利、英国六国线上或线下问卷调查	大多数人支持或在严肃考虑助推，但是丹麦和保加利亚的支持水平比较低	Lucia A. Reisch （2016）

4.5.3 对未来研究的启发

表 4-5 中的研究包括了部分慢性病不健康行为（戒烟、肥胖）助推措施态度的研究，采用的技术主要是情景剧本对比技术，调查方法主要是问卷调查。

研究设计有时采用被试间研究设计，有时采用被试内研究设计。这些研究思路都值得未来在专门研究慢性病助推措施的偏好中借鉴使用。

本章小结

慢性病行为经济学研究主要包括信息框架、依从性、自我控制、跨期选择、助推措施偏好五个方面。

信息框架是其余四个研究方向的基础，这主要是因为信息框架与前景理论的关系最紧密。研究获得框架和损失框架下慢性病患者选择的不一致时，如果将风险偏好、时间偏好、自我效能作为中介变量，有利于识别慢性病患者选择不一致性表现比较强烈的群体。然后，在此基础上，可以对这些群体进行干预，这样可以用更少的成本来达到慢性病管理的目的，这对于健康中国建设以及医疗保险费用的控制都有政策价值。

慢性病依从性的行为经济学研究是为了解决医生委托慢性病患者用药这一委托代理关系中的行为失灵。这是慢性病管理中的"最后一公里"，解决这一问题，不仅对于患者本人的健康重要，有利于控制病情，还可以节省医疗保险资源，甚至有利于促进制药企业依从性产品的销售，并且这种销售对慢性病患者是有利的，也就是管理好慢性病的依从性可以实现三赢局面。

慢性病自我控制和跨期选择的行为经济学研究有密切关系，本质上是慢性病患者内心的计划者、执行者决策行为的失灵。为了处理这一关系，应该研究行为经济学中的双曲贴现问题。尤其值得注意的是跨期选择问题还和脑科学、医学进行跨学科研究。

慢性病助推措施偏好研究，有利于更好地理解行为公共政策的运行逻辑，也有利于慢性病各类助推措施能够在实践中真正发挥作用，还可以减轻推进助推措施过程中产生的不公平现象。

参考文献

［1］ Kahneman D, Tversky A. Prospect Theory: An Analysis of Decision under

Risk［J］. Econometrica, 1979, 47（2）: 263–292.

［2］ Tversky A, Kahneman D. Advances in prospect theory: Cumulative representation of uncertainty［J］. Journal of Risk and Uncertainty, 1992, 5:297–323.

［3］ Rothman A, Salovey P. Shaping perceptions to motivate healthy behavior: The role of message framing［J］. Psychological Bulletin, 1997, 121（1）: 3–19.

［4］ Rothman A, Martino S, Bedell B, et al. The Systematic Influence of Gain–and Loss–Framed Messages on Interest in and Use of Different Types of Health Behavior［J］. Personality and Social Psychology Bulletin, 1999, 25（11）: 1355–1369.

［5］ Gerend M, Maner J. Fear, anger, fruits, and veggies: Interactive effects of emotion and message framing on health behavior［J］. Health Psychology, 2011, 30（4）: 420–423.

［6］ Meyerowitz B, Chaiken S. The effect of message framing on breast self–examination attitudes, intentions, and behavior［J］. Journal of Personality and Social Psychology, 1987, 52（3）: 500–510.

［7］ Hoang C, Jones S. Message framing and the use of incentives – are they effective in increasing participation rates in disease management programs?［EB/OL］.［2022–02–09］. https://ro.uow.edu.au/hbspapers/76.

［8］ Riet J, Ruiter R, Smerecnik C, et al. Examining the Influence of Self–Efficacy on Message–Framing Effects: Reducing Salt Consumption in the General Population［J］. Basic and Applied Social Psychology, 2010, 32（2）: 165–172.

［9］ Zhao X, Villagran M, Kreps G, et al. Gain Versus Loss Framing in Adherence–Promoting Communication Targeting Patients with Chronic Diseases: The Moderating Effect of Individual Time Perspective［J］. Health Communication, 2012, 27（1）: 75–85.

［10］ Sittig S, Wang J, Iyengar S, et al. Incorporating Behavioral Trigger Messages into a Mobile Health App for Chronic Disease Management: Randomized Clinical Feasibility Trial in Diabetes［J］. JMIR Mhealth Uhealth, 2020, 8

（3）：e15927.

[11] Rothman A, Bartels R, Wlaschin J, et al. The Strategic Use of Gain-and Loss-Framed Messages to Promote Healthy Behavior: How Theory Can Inform Practice [J]. Journal of Communication, 2006, 56（S1）: S202-S220.

[12] Rothman A, Wlaschin J, Bartels R, et al. How persons and situations regulate message framing effects: The study of health behavior [M] //Elliot A. Handbook of approach and avoidance motivation. Mahwah, NJ: Elbaum, 2008:475-486.

[13] Bartels R, Kelly K, Rothman A. Moving beyond the function of the health behavior: The effect of message frame on behavioural decision-making [J]. Psychology and Health, 2010, 25（7）: 821-838.

[14] O'Keefe D, Jensen J. The Relative Persuasiveness of Gain-Framed Loss-Framed Messages for Encouraging Disease Prevention Behaviors: A Meta-Analytic Review [J] .Journal of Health Communication, 2007, 12（7）: 623-644.

[15] Latimer A, Salovey P, Rothman A. The Effectiveness of Gain-Framed Messages for Encouraging Disease Prevention Behavior: Is All Hope Lost? [J] .Journal of Health Communication, 2007, 12（7）: 645-649.

[16] 韩文婷，韩玺，朱庆华. 信息框架对健康行为意愿改变的作用研究——眼动实验与启示 [J/OL]. 数据分析与知识发现. （2021-12-08）. [2022-02-09]. https://kns.cnki.net/kcms/detail/10.1478.g2.20211206.1959.009.html.

[17] 丹尼尔·卡尼曼，奥利维耶·西博尼，卡斯·桑斯坦. 噪声：人类判断的缺陷 [M]. 李纾，汪祚军，魏子晗，译. 北京：中信出版社，2021.

[18] Center for Health Incentives and Behavioral Economics, University of Pennsylvania. Chronic Disease Management [EB/OL]. [2021-12-26]. https://chibe.upenn.edu/research/chronic-disease-management/.

[19] Badger G, Bickel W, Giordano L, et al. Altered states: The Impact of Immediate Craving on the Valuation of Current and Future Opioids [J].

Journal of Health Economics, 2007, 26: 865–876.

［20］弗洛里斯·霍伊克卢姆. 行为经济思想史［M］. 贺京同，赵雷，译. 北京：中国人民大学出版社，2020：178.

［21］塞德希尔·穆来纳森，埃尔德·沙菲尔. 稀缺：我们是如何陷入贫穷与忙碌的［M］. 魏薇，龙志勇，译. 杭州：浙江人民出版社，2014.

［22］Datta S, Mullainathan S. Behavioral Design: A New Approach to Development Policy［J］. Review of Income and Wealth, 2014, 60（1）：7–35.

［23］罗伯特·B. 西奥迪尼. 影响力［M］. 全新升级版. 闾佳，译. 北京：北京联合出版公司，2021：216–217.

［24］Joep Lange Institute. Insights from Dan Ariely: Applying behavioral economics to treatment adherence［EB/OL］.（2017–10–01）［2022–02–03］.https://www.joeplangeinstitute.org/wp–content/uploads/2017/10/Workshop–9nov2016–Dan–Ariely–helps–doctors–change–behaviors.compressed.pdf.

［25］理查·塞勒. 不当行为［M］. 刘怡女，译. 台北：先觉，2016：255–256.

［26］Wald D, Bestwick J, Raiman L, et al. Randomised Trial of Text Messaging on Adherence to Cardiovascular Preventive Treatment（INTERACT Trial）［J］. Plos One, 2014, 9（12）：e114268.

［27］Simon–Tuval T, Shmueli A, Harman–Boehm I. Adherence to Self–Care Behaviors among Patients with Type 2 Diabetes–The Role of Risk Preferences［J］. Value in Health, 2016, 19（6）：844–851.

［28］Riegel B, Stephens–Shields A, Jaskowiak–Barr A, et al. A behavioral economics–based telehealth intervention to improve aspirin adherence following hospitalization for acute coronary syndrome［J］. Pharmacoepidemiology and drug safety, 2020, 29（5）：513–517.

［29］Wang Chenli, Wang Peilong, Dong Hengjin, et al. The influence of value reference point and risk preference on adherence in hypertensive patients in a low–income area of China［J］. Postgraduate Medicine, 2020, 133（2）：132–140.

[30] Groden P, Capellini A, Levine E, et al. The success of behavioral economics in improving patient retention within an intensive primary care practice [J]. BMC Family Practice, 2021, 22:253.

[31] Loewenstein G, Asch D, Volpp K. Behavioral Economics Holds Potential to Deliver Better Results for Patients, Insurers, And Employers [J]. Health affairs (Project Hope), 2013, 32 (7): 1244-1250.

[32] 迪利普·索曼. 最后一英里：影响和改变人类决策的行为洞察力 [M]. 北京：中国人民大学出版社，2018：103.

[33] Kullgren J, Hafez D, Fedewa A, et al. A Scoping Review of Behavioral Economic Interventions for Prevention and Treatment of Type 2 Diabetes Mellitus [J]. Current Diabetes Reports, 2017, 17:73.

[34] Guinart D, Kane J. Use of Behavioral Economics to Improve Medication Adherence in Severe Mental Illness [J]. Psychiatric Services, 2019, 70 (10): 955-957.

[35] Roseleur J, Harvey G, Stocks N, et al. Behavioral economic insights to improve medication adherence in adults with chronic conditions: a scoping review protocol [J]. JBI Database System Rev Implement Rep. 2019, 17 (9): 1915-1923.

[36] Roseleur J, Harvey G, Stocks N, et al. Behavioral economic insights to improve medication adherence in adults with chronic conditions: a scoping review [J]. Patient. 2019, 12 (6): 571-592.

[37] Nili M, Mohamed R, Kelly K. A systematic review of interventions using health behavioral theories to improve medication adherence among patients with hypertension [J]. Translational Behavioral Medicine, 2020, 10 (5): 1177-1186.

[38] 王晨力. 基于前景理论的患者就医行为决策研究——以重庆市黔江区高血压患者为例 [D]. 武汉：华中科技大学，2017.

[39] Shefrin H, Thaler R. An Economic Theory of Self‐Control [J]. Journal of Political Economy, 1981, 89 (2): 392‐406.

[40] DellaVigna S, Malmendier U. Overestimating self-control: evidence from

the health club industry［R］. NBER Working Paper（10819）. Cambridge, MA: National Bureau of Economic Research, 2004.

［41］Vuchinich R, Heather N. Choice, Behavioural Economics and Addiction ［M］.Oxford: Elsevier, 2003.

［42］Brook D, Brook J, Zhang C. Joint Trajectories of Smoking and Depressive Mood: Associations with Later Low Perceived Self–Control and Low Well–Being［J］. Journal of Addictive Diseases, 2014, 33（1）: 53–64.

［43］Bai L, Handel B, Miguel E, et al. Self–Control and Demand for Preventive Health: Evidence from Hypertension in India［J］. The Review of Economics and Statistics, 2021, 103（5）: 835–856.

［44］Li X, Gao Q, Sun L, et al. Effect of self–control on health promotion behavior in patients with coronary heart disease: mediating effect of ego–depletion［J/OL］. Psychology, Health & Medicine, 2021. DOI: 10.1080/13548506.2020.1867316.

［45］ZU Bhatti, MS Salek, AY Finlay. Chronic diseases influence major life changing decisions: a new domain in quality of life research［J］. Journal of the Royal Society of Medicine, 2011, 104（6）: 241–250.

［46］Center for Health Incentives and Behavioral Economics, University of Pennsylvania. George Loewenstein, PhD［EB/OL］.［2021–12–27］.https:// chibe.upenn.edu/faculty–members/george–loewensteinphd/.

［47］Loewenstein G, Thaler R. Anomalies: Intertemporal Choice［J］. Journal of Economic Perspectives, 1989, 3（4）: 181–193.

［48］Hess T, Strough J, Löckenhoff C. Aging and Decision Making: Empirical and Applied Perspectives［M］. London: Academic Press, 2015:45.

［49］Joutsa J, Voon V, Johansson J, et al. Dopaminergic function and intertemporal choice［J］. Translational Psychiatry, 2015, 5: e491.

［50］Al–Khaled M, Heldman M, Bolstorff I, et al. Intertemporal choice in Parkinson's disease and restless legs syndrome［J］. Parkinsonism and Related Disorders, 2015, 21（11）: 1330–1335.

［51］Shuval K, Si X, Nguyen B, et al. Utilizing Behavioral Economics to Understand

Adherence to Physical Activity Guidelines Among a Low–Income Urban Community [J]. Journal of Physical Activity and Health, 2015, 12（7）: 947–953.

[52] Torrecillas M, Rambaud S, akahashi T. Self–Control in Intertemporal Choice and Mediterranean Dietary Pattern [J]. Frontiers in Public Health, 2018, 6:176.

[53] Elster J, Loewenstein G. Choice Over Time [M]. New York: Russell Sage Foundation, 1992.

[54] Steel P. The nature of procrastination: a meta–analytic and theoretical review of quintessential self–regulatory failure [J]. Psychological Bulletin, 2007, 133（1）: 65–94.

[55] 卡斯·桑斯坦. 助推: 快与慢——人类动因与行为经济学 [M]. 王格非, 路智雯, 译. 北京: 中国人民大学出版社, 2021.

[56] Felsen G, Castelo N, Reiner P. Decisional enhancement and autonomy: public attitudes towards overt and covert nudges [J]. Judgment and Decision Making, 2013, 8（3）: 202–213.

[57] Hagman W, Andersson D, Västfjäll D, et al. Public Views on Policies Involving Nudges [J]. Review of Philosophy and Psychology, 2015, 6: 439–453.

[58] Reisch L, Sunstein C. Do Europeans like nudges? [J]. Judgment and Decision Making, 2016, 11（4）: 310–325.

第 5 章

行为健康经济学在慢性病管理中的应用研究

　　传统慢性病干预措施对人的心理影响考虑较少，而行为经济学可以为慢性病经济、心理等干预措施的使用提供逻辑和证据支持。行为经济学涉及的应用逻辑主要有五种：说服、助推、助力、行为设计、行为公共政策。慢性病管理如何从这些应用逻辑中获得启发，是本章要回答的问题。

5.1 说服方法在慢性病管理中的应用

5.1.1 说服方法的基本思想

根据第 2 章对于行为经济学理论演进的梳理，西奥迪尼与塞勒同岁，1980 年塞勒发表他第一篇行为经济学论文《消费者选择的实证理论》，1984 年西奥迪尼出版了《影响力》第一版，这本书是说服领域最权威的著作。2006 年，英国建立行为洞察力小组前，英国政府曾经咨询过西奥迪尼，西奥迪尼指出了与公众交流，有效传递信息的重要性[1] 24-25。因为这次咨询，英国对后来的行为洞察力小组并没有排斥，塞勒的行为经济学思想也很快被英国人接受了。因此，说服、行为经济学之间有很深的内在关联。

说服关心的问题是"为什么有的事本来对当事人有益，却无法说动他去做这件事？而有的事明明对当事人不利，却无法说服他们不去做这件事？"也就是，人们为什么要么不信，要么迷信？这在慢性病管理领域也有很深刻的表现，医生试图说服慢性病患者不要吃高盐食物、不要吸烟、不要喝酒、要多锻炼身体、保持良好心情，但是很多患者很难做到；而与此同时，医生试图说服老年慢性病患者不要买保健食品，却几乎劝不动。

与说服研究的问题相比，行为经济学关心的问题是人为什么和理性行为发生了偏离，人的行为为什么前后不一致。把行为经济学的研究逻辑与说服的框架结合，可以得出很多慢性病管理的策略。由表 5-1 可以看出，西奥迪尼的说服框架主要是利用了人的损失厌恶心理，从互惠[2] 76、喜好[2] 131、社会认同[2] 202、权威[2] 244、稀缺[2] 291、承诺和一致[2] 363、联盟[2] 439 等方面设立参照点，使人保持行为一致。这种慢性病管理的策略对于参与公共卫生工作的医疗机构、医生具有参考价值。

表 5-1 西奥迪尼的说服框架与行为经济学的关系

原则	涵义	参照点	一致性	慢性病管理例子
互惠	只要我们亏欠了别人，我们就想法补偿	别人的帮助	与别人的帮助保持一致	向拟进行慢性病筛查的人群发放小礼品或免费体检

原则	涵义	参照点	一致性	慢性病管理例子
喜好	人倾向于听自己认识或喜欢的人的话	喜欢或相似的人	与喜欢或相似的人一致	通过受人喜欢的村民或当地明星进行健康教育
社会认同	根据他人做什么事和怎么做来模仿决定自己的做法	确定的做法	与确定性保持一致	对慢性病自我管理比较好的村民进行事迹宣传
权威	按知识或职权权威的指示去做	权威人士	与权威人士保持一致	慢性病患者相信治病效果好的医生的指示
稀缺	机会或信息越难以获得，价值越高	竞争对手	与竞争对手保持一致	慢性病智能穿戴设备限量、限期使用
承诺和一致	人愿意按先前承诺的来做事	自己的承诺	与自己承诺的保持一致	医生给慢性病患者下医嘱后让患者承诺按医嘱服药
联盟	人更愿意答应自己团队成员的请求	团队内成员	与团队内成员保持一致	建议慢性病患者建立交流群

5.1.2　慢性病管理说服策略的主要类型

慢性病管理中的说服对象主要包括供方、需方，对供方说服的目的是让他们按照慢性病管理政策做事（政策依从），而对需方说服的目的是让他们按慢性病管理的要求来管理自己的健康（治疗依从）。

（1）针对慢性病管理供方的说服策略

针对慢性病管理供方的说服主要包括让医疗机构按政策要求从事慢性病管理、医疗机构让医生按政策要求从事慢性病管理。也就是，如何知道别人有没有按自己的意图做事？这是慢性病管理中绩效考核关心的问题。

其一，针对医疗机构的说服策略。可以让医疗机构对于慢性病管理进行书面承诺，并且要求医疗机构建立慢性病管理的联盟，联盟要定期召开会议交流经验，并且针对承诺看看实际行动是不是一致，来促进慢性病管理工作。

其二，针对医生的说服策略。最为关键的是如何让医生发自内心的愿意从事这份工作，除了让医生书面承诺慢性病管理工作、组成慢性病管理团队以外，还要注意医生在慢性病管理中的成长。这可以用加里·哈默的能力金字塔来解释。在对医生的慢性病管理中，第 1 层是服从，第 2 层是勤奋，第 3 层是专业技能，第 4 层是主动性，第 5 层是创造力，第 6 层是激情[3]。也就是第 1 层到第 3 层主要是靠指令来实现慢性病管理，而第 4 层到第 6 层则主要靠自我管理来实现慢性病管理。想达到这样的管理效果，就必须对从事慢性病管理的相关人员有职业生涯规划，从而将行动的参照点变成未来的职业生涯，而不是眼前的工作。

其三，医生比较容易被商业策略说服，这将影响慢性病管理。JAMA 曾经发表过了一篇文章，指出"有一种治疗心脏病的药叫钙通道阻滞剂，围绕它的安全性曾引发过许多争议。有人做了研究，对这种药，凡是持支持态度，并发表了正面文章的科学家，100% 都接受过医药公司从前给的好处，如免费旅行、研究资金或是工作机会；而对这种药持批评态度的科学家里，只有 37% 的人曾接受过好处"[4]。西奥迪尼在《影响力》一书中也指出"制药公司的礼物不光影响科学家对药物效力的研究结果，还会影响医生对这些药开具处方的偏好。制药公司向医生支付的诸如教育培训费、演讲费、差旅费、咨询费、会议注册费等费用，跟医生对赞助药物开具处方的频率相关。哪怕是一顿便宜的午餐，也足以对此产生影响——当然，更昂贵的套餐跟更高的处方率相关"[2]41-42。医生之所以被商业推广影响这么大，主要是因为互惠产生的说服力。吉仁泽在《风险认知：如何精准决策》中也指出，医生接受了制药公司的差旅、会议资助后，为了还人情会更多开具这家制药公司的药品。德国为了治理此类事情，曾经规定制药公司的培训不允许在五星宾馆召开，而五星宾馆自己把星级降下来，仍然可以承担这种培训会[5]。那么，医疗机构举办这样的培训能不能竞争过制药公司呢？答案是无法竞争。原因是制药公司说服医生和患者用自己的药非常重要，他们有足够动力把这类培训办好，这样制药公司才能获得足够的利润。

（2）针对慢性病管理需方的说服策略

慢性病管理中，针对慢性病患者说服的目的是让患者顺从医生的医嘱，说服的策略可以分为自动化、非自动化策略。这样可以组合出来三种说服路径。所谓自动化说服策略即慢性病管理者不需要过多干预慢性病患者，只需要设计好慢性病患者所处的外部环境。而非自动化策略则需要慢性病管理者干预慢性病患者的行为。

其一，自动化的说服策略得到顺从的结果。这主要靠互惠、稀缺来激发人在进化中形成的损失厌恶心理，通过喜好、权威所产生的确定感，再借助社会认同产生的同侪压力形成传染效应来达到慢性病管理的目的。

其二，非自动化的说服策略得到顺从的结果。这需要靠医生借助承诺和一致来使慢性病患者产生依从行为，还有通过慢性病患者联盟来进一步促进慢性病患者依从。

其三，自动化、非自动化说服策略联合使用得到顺从的结果。现实中，慢性病患者的说服工作既需要提前做好外部环境的设计，也需要对慢性病患者进行行为干预。也就是说，这条路径是现实中通常采用的说服路径。

5.2 助推、助力在慢性病管理中的应用

5.2.1 助推、助力的基本思想

助推（nudge）是非规制、非货币激励的一种干预政策。根据朗文词典，助推（nudge）的意思是"用胳膊肘轻轻推某人以引起他们的注意"（to push someone gently, usually with your elbow, in order to get their attention）。在行为科学中，助推是塞勒和桑斯坦在 2008 年出版的著作《助推》中明确提出的，理论依据可以追溯到卡尼曼和特沃斯基 1974 年发表在《科学》杂志上面的《不确定情况下的判断：启发式与偏差》。也就是"助推"属于"启发式与偏差"（Heuristics and Biases，H&B）范式的政策干预措施[6]。助推是通过选择设计来使人们摆脱存在于人脑中的判断和决策偏差，"在这种选择体系的任何一方面都不采用强制的方式，而是以一种预言的方式去改变人们的选择或者改变他们的经济动机及行为"[7]。戴维·哈尔彭[1] 11 在《助推（实践版）》中认为"助推本质上是一种鼓励或引导行为的方式，但是没有指令和规定，在理想状态下，也不需要丰厚的金钱刺激或者奖惩措施"，它就好比生活中的眼色、暗示或建议。可见，助推是通过鼓励、引导、暗示使人的行为回到经济理性的轨道上，也就是使人的"情感 – 理性"双系统结构中的理性部分更好地发挥作用。

而助力（boost）与助推不同。根据朗文词典，助力（boost）的意思是"提高某个东西使它更成功"（to increase or improve something and make it more successful）。助力是吉仁泽在 1999 年的著作《简明启发式》（Simple heuristics that make us smart）中提出的[8]，称之为简明启发（Simple Heuristics，SH）范式的政策干预措施[6]。这种干预措施更强调提高决策者的能力使他们自己能够做出满意的决策。可见，助力并不强调最优化的理性，而是强调认知与环境交互作用下形成的适应能力所生产的生态理性，也就是随着时间进行，人终究会培养出来适应环境的理性。

总之，"助推"与"助力"的区别如表 5-2 所示。"助推"需要干预对象的配合较少，对于慢性病患者比较适合。因为慢性病患者的一些生活习惯很难改变，靠"助力"不但成本高，慢性病患者也不一定会配合工作。最好的方法就是让他们在不知不觉间就完成了慢性病管理的政策目标。另外，这种方法也是可逆的，即使干预措施存在问题，取消后也对慢性病患者的影响不大。

对于从事慢性病管理工作的医生、护士和药师则可以考虑通过助力来提升他们适应环境解决慢性病问题的能力。这种情况下，一定要注意将"助力"与"教育培训"区分开来。"助力"是建立在慢性病管理人员认知能力不足的前提下，需要提供提高认知能力的信息给慢性病管理人员[9]。也就是"助力"的目的是改造慢性病管理人员的统计学和认知思维，而不是单纯的知识培训。

表 5-2　助推与助力在公共政策中的区别

区别角度	助推	助力
干预类别	"启发式与偏差"政策干预	"简明启发式"政策干预
理论来源	启发式与偏差（卡尼曼、特沃斯基，1974）	简洁启发式（吉仁泽，1999）
理性假设	有限理性	生态理性
主要思想	决策者的认知和动机缺陷是系统性偏差但可预测	承认理性有限，但是认为人的能力可以适应环境
干预对象	人的行为（behavior）	人的能力（Competences）
干预目标	设计政策"收买"或"利用"认知系统偏差助推个人行为产生有益结果	设计政策拓展人的决策能力产生满意结果
认知结构的假定	"情感－理性"双系统结构	可塑的认知结构

区别角度	助推	助力
因果路径	让认知和动机缺陷与外在的选择结构协同作用	通过技能、知识、决策工具、外在环境来培养能力
干预可逆性	一旦干预措施取消，可以回到干预前状态	即使干预被成功取消，干预效果仍然会持续存在
干预对象的主动性	相对被动	相对主动
干预对象的教育性	教育作用较小	教育作用较大
伦理问题	可能侵犯自主权和透明性	必须透明，需要合作

注：本表格是两篇文献的总结：① Grüne-Yanoff T, Hertwig R. Nudge Versus Boost: How Coherent are Policy and Theory？［J］.Minds and Machines,2016,26:149–183. ② Hertwig R, Grüne-Yanoff T. Nudging and Boosting: Steering or Empowering Good Decisions［J］. Perspectives on psychological science,2017, 12（6），973–986.

5.2.2 慢性病管理的助推类型

桑斯坦认为助推的结果具有"蝴蝶效应"，也就是可以通过微小变化的积累形成巨大社会变化[10]。他认为助推的目的既要控制人向政策预期的方向移动，也允许人们掌控自己的生活。为了实现这一目的，桑斯坦将助推按教育型、非教育型以及系统 1、系统 2 进行了分类[11]。本书结合桑斯坦的助推分类以及慢性病助推系统综述中的干预措施[12-14]，将慢性病管理中的"助推"分为四类，并将相应的干预措施进行了表 5–3 这样的归类。

第一类，自动化 – 教育型助推。这类助推策略是在信息提供的方法和环节进行干预设计，一般是利用慢性病患者的损失厌恶心理，来引导他们采取符合他们健康的行为。这里面尤其要注意游戏化的干预措施。这种干预措施主要将慢性病管理所需要的信息设计成游戏情景，慢性病患者在玩游戏中，就能自动获取情景中的教育型信息。

第二类，自动化 – 非教育型助推。这类助推策略主要是利用了人行为的一致性，不只是和自己保持一致（行为契约或承诺），还要与他人保持一致（提醒、计划提示），还可能与惯例保持一致（默认选项、菜单）。这样做的好处就是可以有确定性的结果。特别提醒，简化包括慢性病患者双向转诊政策的简化、互联网医院系统的简化、实体医院就诊流程的简化，都可以减少慢性病患者的就诊成本，有助于他们改变行为。

第三类是非自动化－教育型助推。这一类助推策略接近助力，也就是目的是改善系统2的非自动化理性体系，改善途径包括增加能力、提供信息。尤其是统计学思维的科普对于慢性病患者非常重要。

第四类是非自动化－非教育型助推。这类助推策略中的经济激励，成本比较高，但是可以通过金钱引导人的理性，是一种有效的方式，但是一旦金钱没有了，就又回到了以前状态。而思维审核，主要是慢性病管理者之间的审核，这种审核可以减少情绪化的临床决策，还可以减少不合理用药。对于慢性病患者在交流时，也可以采用思维审核的方法来改善慢性病自我管理的效果。

表 5-3　慢性病管理的助推类型

分类	教育型	非教育型
自动化（系统1）	①信息框架设计（文字内容警示负面信息、包装标签提示慢性病健康负面信息）②信息启动设计③同伴比较④社会规范⑤游戏化（慢性病管理设计成游戏或电子游戏情景）	①图形化健康警示负面信息②默认选项（表格预填）③菜单（食品摆放顺序）④提醒（疾病控制、自我监测、治疗依从、身体体检、体育活动）⑤行为契约或承诺（疾病控制、体育活动）⑥计划提示（疾病控制、自我监测、治疗依从、身体体检、体育活动）⑦简化（政策、医院）
非自动化（系统2）	①增进健康素养②增进统计学素养③披露要求（慢性病管理咨询）④提示统计学信息⑤反馈（疾病控制、治疗依从、体育活动）⑥社会支持（疾病控制、治疗依从）	①经济激励②思维审核

5.2.3 慢性病管理助推干预措施的设计

在桑斯坦研究的基础上，迪利普·索曼提出了更具有操作性的助推干预措施设计步骤[15] 162-169。本书将索曼的研究与慢性病管理结合，总结出了下面的慢性病管理助推干预措施设计步骤。

（1）绘制慢性病决策环境图。决策环境图要有决策过程、信息处理、影响因素以及涉及的启发式和作用。决策过程包括慢性病患者的各种选择（包括默认选项）和决策点的分布以及在决策点的激励措施。信息处理包括信息来源、收集和展示决策相关信息的方法。影响因素包括个体情绪因素、选择架构等环境与社会因素。启发式包括可得性、代性表、锚定性、模拟性。

（2）确定认知瓶颈选择助推措施。认知瓶颈可以从干预目标、接受意愿、决策者的意识、行为类型四个方面考虑。干预目标包括提升自控力、激活预期行为，提升自控力主要针对慢性病患者一直想做而没有做成的事，激活预期行为则主要针对慢性病患者本来就不感兴趣或不愿意去做的事。接受意愿包括自己自愿接受、外界强制接受。决策者的意识包括有意识（非自动化、审慎决策）、无意识（自动化、直觉决策）。行为类型包括鼓励慢性病患者从事的行为、阻止慢性病患者从事的行为。

这四个维度交叉就确认了认知瓶颈，同时也可以帮助选择助推措施，从而出现了表 5-4 这样的慢性病管理助推干预措施设计工具。根据慢性病管理面临的瓶颈问题，考虑四个维度来定位问题在表 5-4 中的位置，然后再选择合适的助推干预措施。比如为了解决慢性病患者明明知道喝酒对自己健康不好还是忍不住喝酒这个问题。从干预目标来说，这属于自我控制问题。从行为类型来说，这属于阻止行为。从决策者意识来说，喝酒这个行为，慢性病患者一直无法有意识解决。因此，合适的助推干预措施就处于"外界强制接受""自己自愿接受"与"无意识"交叉出来的两个区域。"将酒放到不容易接触到的地方"属于减少了喝酒被选择的可能性，"将买酒的预算减少到 0"则是利用心理账户产生的参照点来减少喝酒行为。

表 5-4　慢性病管理的助推干预措施设计

干预目标	接受意愿	有意识		无意识	
		鼓励的	阻止的	鼓励的	阻止的
提升自控力	外界强制接受				将酒放到不容易接触到的地方
	自己自愿接受				将买酒的预算减少到 0
激活预期行为	外界强制接受				

（3）确认助推杠杆。所谓杠杆，就是可以用来处理瓶颈问题并反转其偏好的行为干预措施。这种杠杆可以是消除启发式偏差的策略（自动加入、默认选项等），也可以是纠正启发式偏差的策略（修改选择、简化决策、用技术降低人使用的成本、用技术改善功能等）。

（4）通过实验检验并根据反馈修正助推措施，直到迭代出来有效的助推措施。塞勒和迪利普·索曼认为有三点非常重要：①简单利于鼓励行为。②证据支撑的策略有效的概率高。③记录和分享结果，构建数据库，理解背景环境对干预效果的影响[15]168-169。

5.2.4 助推在慢性病管理中应用的伦理学问题

自从英国在 2010 年建立行为洞察力小组后，助推在全世界很多国家已经进入政策应用，尤其经济合作与发展组织大部分国家已经建立了行为洞察力小组。虽然桑斯坦在他的著作《简化：政府的未来》中提到"如果人们什么都不做，会发生什么情况？这个问题很重要。大多数情况下，人们会选择什么都不做。人们会坚持自己的习惯做法，不想花太大精力改变现状，哪怕这样做最终是有利的。最简单的事情莫过于不作为。多一事，不如少一事"[16]。也就是如果明明知道慢性病患者的不健康行为会对他的长远健康发生影响，并且会影响社会成本。如果这种情况下放任不管，是不是就等同于默认了慢性病患者走对了路？如果采用"助推"进行干预，会不会对当事人造成不好的影响？

上述就是助推的伦理问题。2016 年，卡斯·桑斯坦的著作《影响的伦理：行为科学时代的政府》提出了助推在福利（welfare）、自治（autonomy）、尊严（dignity）、操纵（manipulation）、限制（constraints）和责任（responsibilities）方面面临的伦理问题[17]。2019 年，经济合作与发展组织的报告《应用行为洞察力的工具和伦理：基本工具箱》提出了从行为、分析、战略、干预和改变的伦理审查全流程程序[18]。2021 年，布鲁门塔芭比的著作《好的伦理和坏的选择：医学伦理学与行为经济学的相关性》提出了助推的四大争议及公平性问题[19]。本书将桑斯坦、经济合作与发展组织、布鲁门塔芭比关于助推伦理问题的观点总结如下，供慢性病管理设计助推策略时参考。

其一，福利问题。2003 年，科林·卡默勒等人提出了非对称家长制度，即"如果某项规则能够（通过纠偏、补偿）给产生行为偏差的人带来巨大利益，而又不会给完全理性的人带来危害，或只带来很少的成本，那么这项规则是非对称家长式制度"[20]。因此，助推影响福利的关键是能否识别出来具有行为偏差的人、完全理性的人以及如何计算助推干预后的成本效益。目前，这方面的信息收集机制还不完善，大数据的出现有可能可以改善这种局面。同时，制定助推策略的官员有可能受到利益集团的影响，即使没有利益集团影响，制定助推策略的官员也和普通大众一样存在判断和决策偏差[21]。因此，在进行慢性病患者助推策略设计时，需要多方面征求意见，充分吸收反对意见，助推中还需要持续收集"助推对不同人群有益或有害"的信息。

其二，自主权问题。人到底应该主动选择，还是可以通过默认选项来引导或操纵人的行为？人到底是目标，还是手段？从形式上来看，默认选项好像没有让人选择，其实是给出了一种默认选择等待选择者确认，有的人可能根本就没有确认。那么，在这个过程中，人的自主权、尊严有没有受到侵害？这种默认选项如果不能增长人的能力，这种引导做出的选择能不能持续？如果默认选项对人的健康是有益的，放弃默认选项引导人的默认选择的机会，是不是不合理？因为毕竟人用的手机、电脑最开始都是默认设置，很少有人去更改，但是这对人的福利并没有发生危害。这些都是桑斯坦对于默认选项提出的疑问，也关系到到底进行主动选择，还是采用默认选择[22]。可见，对慢性病患者制定默认选项的助推策略时，需要对所干预疾病群体的异质性要有一个调查研究的过程，需要在尊重干预对象个性的基础上，并且要在干预对象采用默认选项后告诉其这个选择的意义，增长他们的健康素养或统计学素养，这样才利于长远的效果。

其三，公平性问题。助推干预往往要设置实验组、对照组，如果助推干预措施使实验组受益，这对对照组是不是公平？即使助推时对所有人群一致，助推策略有的透明度高，有的透明度低，也会影响人受益的公平性。还有，不同人群对助推策略的敏感程度不同，也会出现受益的不同[19]。这种因为助推干预措施才出现的受益不公平，桑斯坦认为会涉及到行为分配正义：①谁可能被帮助，谁可能被伤害？②对最不富裕的人群的预期影响是什么？相关的助推是否有利于哪些最需要的人群？③"助推帮助人群"的获益是否大于"助推伤害人群"的成本？[23]

其四，透明度问题。经济合作与发展组织的行为洞察手册中，明确了"助推"透明度的关键是让干预对象知道下列问题的答案：①谁试图影响他们；
②这种影响意味着什么；③这种影响想达到什么目的。在这个前提下，慢性病
患者助推干预措施的评价，需要考虑：①助推干预措施的目的和本质足够清
晰；②干预对象可以避免干预并且可以反对和抱怨；③助推与公众情感的符合
度以及对他人造成的伤害；④确保干预对象不用对助推下无意识做出的选择负
责[18]。

其五，医患关系问题。助推有的是隐性助推，主要是采用默认选项来助
推慢性病患者的筛查、检查、诊断、治疗和康复行为，而一旦出现问题，慢性
病患者因为没有知情权，就很容易引起医疗纠纷。也就是默认选项这种隐性助
推，医生采用要非常慎重。医生适合采用的是显性的助推策略，比如让患者承
诺按时来复诊[19]。

5.3 行为设计在慢性病管理中的应用

5.3.1 行为设计基本思想

助推的公平性问题即同样的助推措施，有的人很容易接受，有的就接受不
了，这很容易造成不同群体接受的助推干预措施带来的好处和坏处不一样。为
什么有的人直觉上就不认可助推措施？一种可能性是塞德希尔·穆来纳森[24]
所说的稀缺思维，也就是穷人的认知思维已经被生存问题占据，不会有更多的
认知思维资源来思考更高级的问题。另一种可能性是"污泥"（Sludge），污泥
软而吸力大，车一旦被吸住就无法开动。这个隐喻用于人的行为，表示选择
架构因摩擦产生的交易成本大到使决策者难以去做他们想做的事[25]。正如塞
勒[26]在《助推：终结版》第八章说的，如果想让人做一件事，就通过改变选
择架构使它容易做；如果不想让人做一件事，就改变选择架构制造障碍让它难
做。为了破除障碍、改变人的行为，按传统方法，需要的预算会比较多；而心
理学、神经科学和行为经济学的思路，需要的预算则比较少，并且可以实现传
统方法完成不了的事[27]。这种方法就是行为设计。行为设计的思想可以追溯
到计算机科学家起家的布莱恩·福格（Brian Jeffrey Fogg，1963—）以及行为
经济学起家的塞奇基金行为经济学夏令营第一期学员奇普·希思和穆来纳森。

　　福格是行为设计最早的提出者，他更着重从个体的行为改变入手研究行为设计。1998 年，福格[28]发表了文章《说服型计算机：前景与研究方向》，这篇文章展望了计算机如何使人的行为发生改变。2003 年，福格[29]出版了著作《说服技术：用计算机改变我们所想和所做》。2007 年，福格联合其他研究者[30]编写了《移动说服：关于行为改变未来的 20 个前景》。2009 年，福格[31]发表文章《说服设计的行为模型》，并在哈佛大学建立了行为设计实验室（Behavior Design Lab）[32]。2020 年，福格[33]出版著作《福格行为模型》（Tiny Habits: The Small Changes That Change Everything），指出行为产生于“动机（motivation）、能力（ability）和提示（prompt）同时出现的时候”。

　　和福格类似，针对个人行为改变而提出行为设计的另一位研究者是塞奇行为经济学夏令营第一期学员奇普·希思。1991 年，他与特沃斯基[34]合作在《风险和不确定性杂志》发表了《偏好与信念：不确定条件下的模糊性与选择能力》。1994 年，他曾经协助詹姆斯·马奇[35]出版著作《决策是如何产生的》（A Primer on Decision Making），这本书对于决策的模糊性研究比较多。2001 年、2007 年、2010 年和 2017 年，他和弟弟丹·希思（Dan Heath，1973—）[36-39]出版了行为设计学四部曲，2018 年这四部著作出版了简体版。

　　福格和希思的研究主要在商业或生活领域，塞勒和桑斯坦则将行为设计与公共政策建立了联系。2010 年，在塞勒和桑斯坦的影响下英国政府建立了行为洞察力小组，针对老龄化、抗生素耐药性、新冠肺炎、肥胖、精神健康等公共卫生问题助推人采取更健康的选择[40]。2014 年，塞奇行为经济学夏令营第一期学员穆来纳森创建了哈佛大学智库“ideas42”。同年，穆来纳森[41]发表文章《行为设计：发展政策的新方法》。2015 年，美国政府成立了社会和行为科学小组（Social and Behavioral Sciences Team，SBST），这个组织在 2017 年 1 月终止[42]。Ideas42 曾经参与 SBST 的相关工作[43]。

　　可见，行为设计可以分为改变个人行为、改变公共政策两种角度。因此，福格从行为改变角度将行为设计定义为“行为设计是赋予人能力使人可以积极改变行为的一种方法”[32]。希思则将行为设计定义为“基于对人类思维习惯的研究，间接地设计干扰，影响行为和决策”[38]。而穆来纳森则从改变公共政策角度，将行为设计定义为“定义问题、诊断问题、设计问题、测试问题”，是将影响评价与行为经济学两种研究进行结合的公共政策研究方法[41]。

5.3.2 行为设计模型及其在慢性病管理中的应用

行为设计模型主要包括福格模型[33]、希思模型[38]以及穆来纳森模型[41]，这些模型在慢性病管理中的应用参见表5-5。

表5-5 行为设计模型及慢性病管理应用

模型	模型结构	慢性病管理应用
福格模型	① B=MAP（行为＝动机 & 能力 & 提示） ②动机是行为欲望，能力是做某行为的能力，提示是提醒做某行为的信号 ③行为线是纵坐标为动机（弱、强）、横坐标为能力（难以做到、容易做到）的从左上向右下的凹曲线 ④动机与能力组成的坐标点在落在行为线上面，才能发生行为改变 ⑤动机和能力是原本就有的，而提示是行为干预，没有提示就没有行为	①慢性病互联网医疗人机互动环境优化 ②停止提示，终止慢性病患者不健康行为 ③更换锚点，改变慢性病患者的就诊行为 ④更换信息展示为负面信息，减少慢性病患者的不健康行为 ⑤慢性病患者用药依从性打卡锻炼自我管理的能力
希思模型	①行为＝理智 & 情感 & 情境 ②理智：找到成功案例的亮点、制定关键举措、指明目标和成因 ③情感：找到感觉、缩小改变幅度、影响他人建立新认同感 ④情境：调整环境、培养习惯、召集同伴利用行为的传染力 ⑤零成本改变：三大要素掌控情绪、九个策略改变行为	①树立慢性病自我管理典型，制定慢性病自我管理的目标和手段 ②根据慢性病患者的实际情况分解目标和手段，降低健康行为改变的难度 ③调整物理环境，利于慢性病患者健康，同时树立慢性病管理的人文环境，培养自我管理习惯并鼓励互相模仿
穆来纳森模型	①确定问题根源与瓶颈：深度描述和人种学方法 ②设计干预措施：考虑个体自动化思维、社会思维 ③实施过程中监测和反馈：减少目标实现面临的物理、制度和文化障碍；使人认清自己直觉思维的局限；为目标的实现设计行为路线	①慢性病用药依从性的改善 ②慢性病分级诊疗政策双向转诊问题解决 ③青少年戒烟 ④用社会规范提高体育锻炼 ⑤慢性病患者血压持续监测

5.4 行为公共政策在慢性病管理中的应用

5.4.1 行为公共政策的基本思想

行为公共政策研究最早可以追溯到塞勒和什洛莫·贝纳茨 2000 年左右的研究，尤其是 2004 年他们合作发表的文章《为明天储蓄更多：用行为经济学提高雇员储蓄》，发现了人们为未来储蓄的三个心理障碍，也就是损失厌恶、双曲贴现以及现状依赖[44]。2008 年，塞勒和桑斯坦出版著作《助推》，开始将行为经济学应用于政策[7]。但是，当时还没有提到将公共政策进行"行为+"。2010 年，塞勒作为咨询顾问帮助英国政府建立了行为洞察力小组。2012 年，行为科学和政策协会（Behavioral Science & Policy Association，BSPA）创立，卡尼曼、塞勒、桑斯坦、西奥迪尼、斯洛维克都是这个协会的咨询委员会成员。2013 年，埃尔德·沙菲尔（Eldar Shafir，1959— ）主编了《公共政策的行为基础》（The behavioral foundations of public policy）开始为"行为+"打基础。这本著作的序言是由 2002 年诺贝尔经济学奖获得者卡尼曼写的，他指出《助推》这本书其实是将商业上的"掠夺行为"用到了对人有益的方面，"助推"本质上是行为科学的应用，将行为科学应用到公共政策的研究叫"应用行为科学"（applied behavioral science），研究者叫"应用行为科学家"（applied behavioral scientist）[45]。同年，经济合作与发展组织（OECD）开始支持公共机构采用行为洞察用于公共政策[46]；亚当·奥利弗（Adam Oliver）主编了著作《行为公共政策》[47]。2015 年，桑斯坦作为白宫信息和监管事务办公室主任开始启动美国社会和行为科学小组；世界银行出版《2015 年世界发展报告：思维、社会和行为》（Mind, Society, and Behavior），总结了世界银行行为科学政策应用的思想[48]；行为科学和政策协会创办《行为科学和政策》（Behavioral Science & Policy）杂志[49]；伦敦召开了第一届"国际行为洞察会议"（International Behavioural Insights Conference）。

2017 年，是行为公共政策发展的关键转折点，因为助推的主要倡导者塞勒获得了诺贝尔经济学奖；诺贝尔经济学奖获得者乔治·阿克洛克（George A. Akerlof，1940— ）、亚当·奥利弗（Adam Oliver）和卡斯·桑斯坦作为编辑在剑桥大学出版社创办了《行为公共政策》（Behavioral Public Policy）学术期刊[50]。
2018年，《行为公共管理》（Journal of Behavioral Public Administration）学术
期刊创刊[51]。2019年，第一届行为公共管理学国际研讨会召开[52]；经济合
作与发展组织出版了应用行为洞察力的工具手册[18]；德国学者斯特拉海姆等
人[53]主编了《行为改变和公共政策手册》。2020年，桑斯坦[54]出版了著作
《行为科学和公共政策》。同年，世界卫生组织建立了健康科学和行为洞察技术
咨询委员会（Technical Advisory Group on Behavioural Insights and Sciences for
Health），开始将行为洞察的方法应用于公共健康，尤其是新型冠状疫苗接种
的助推，桑斯坦是咨询委员会主席[55]。2021年，鲁杰里[56]主编了《心理学
和行为经济学：公共政策的应用》。

根据经济合作与发展组织的统计，截止到2018年，全世界有202个公共
机构在公共政策中应用行为洞察力[42]。怀特黑德等研究者的调查发现，135
个国家的发展政策受到了行为科学的影响，51个国家出现了应用行为科学的
集中指导机构[53]。比较有名的行为科学小组如表5-6所示。

表5-6 行为公共政策的主要国家或国际组织

国家或国际组织	行为公共政策组织	持续时间
英国	行为洞察力小组（BIT）	2010年—现在
经济合作与发展组织	行为洞察力	2013年—现在
美国	社会和行为科学小组（SBST）	2015年—2017年
世界银行	全球洞察倡议（Global INsights Initiative，GINI）	2015年—现在
联合国	联合国行为洞察（UN Behavioural Initiative，UNBI）	2016年—现在
世界卫生组织	行为洞察	2020年—现在

总之，行为公共政策已经成为世界潮流。行为公共政策本质上是将行为科
学（心理学、行为经济学、神经科学）应用于公共政策领域的学科，其目的是
理解政策制定者和执行者在公共政策中面临的思维障碍，政策手段主要是助推
或助力[57]。但是，行为公共政策的学科界限仍然存在一定争议，还需要在未
来进一步与传统公共政策研究划清界限或者互相融合[58]。

5.4.2 行为公共政策框架在慢性病管理中的应用

行为公共政策在卫生政策领域的应用主要体现在埃尔德·沙菲尔主编的《公共政策的行为基础》第 28 章 "行为决策科学在卫生保健政策中的应用"，鲁杰里主编的《心理学和行为经济学：公共政策的应用》第 5 章 "卫生保健中的健康行为和决策"。而对于慢性病管理来说，相对成熟的框架主要有MINDSPACE[59]、BASIC[18]、SIMPLER[60]等三种框架（表 5-7）。

表 5-7　行为公共政策分析框架在慢性病管理中的应用

分析框架	主要涵义	慢性病管理的应用
MINDSPACE	信息（Messenger），激励（Incentives），规范（Norms），默认选项（Defaults），显著性（Salience），启动（Priming），影响（Affect），承诺（Commitment）和自我（Ego）	慢性病患者和慢性病管理者面临的信息展示、激励、社会影响、默认政策选择、吸引注意力的关键事项、自我承诺都会影响他们的行为
BASIC	行为（Behaviour），分析（Analysis），战略（Strategies），干预（Intervention），改变（Change）	慢性病分级诊疗双向转诊难点问题及行为改变
SIMPLER	社会影响（Social Influence），实施启动（Implementation Prompt），设置截止日期（Making Deadlines），个性化（Personalization），损失厌恶（Loss Aversion），容易化（Ease），提醒（Reminder）	慢性病患者体检、锻炼身体习惯的养成

5.5 行为科学多种手段在慢性病管理中的综合应用

行为科学是从心理学（社会心理学、进化心理学）、行为经济学、神经科学等角度来研究人的行为。到目前为止，行为科学已经发展出来了说服、助推、助力、行为设计和行为公共政策等这些与慢性病管理有关的理论和技术手段。

5.5.1 行为科学在慢性病管理中解决的问题

慢性病管理面临"第一公里""中间公里"和"最后一公里"三类问题，而这三类问题对于慢性病管理的意义不一样，运用行为科学改变行为的手段也有区别（表5-8）。但是，根本目的是要改变慢性病患者的行为，达到慢性病管理的目的。

表5-8　慢性病管理面临的问题类别及改变行为的手段

问题类别	问题关注点	慢性病管理的问题	改变行为的手段
第一公里	做什么	①慢性病管理的健康战略规划 ②慢性病管理政策制定 ③慢性病服务和药品的开发	行为公共政策、行为设计、制度设计
中间公里	如何做、什么时候做、在哪做	①慢性病健康中国战略实施 ②慢性病分级诊疗政策实施 ③慢性病医疗服务和药品的流通	行为设计、制度设计
最后一公里	如何做、什么时候做、在哪做	①慢性病管理健康中国战略的依从 ②慢性病分级诊疗政策的依从 ③慢性病医疗服务和药品的使用依从	行为设计、说服、助推、助力

5.5.2 行为科学解决慢性病管理问题的手段对比

行为科学解决慢性病管理问题的手段有禁令、规制、激励、说服、助推、助力、行为设计、行为公共政策等八种。其中，行为公共政策属于宏观战略层面的考虑，行为设计属于中观战术层面的考虑，而禁令、规制、激励、说服、助推、助力则是改变慢性病患者行为的具体手段（表5-9）。

表5-9　行为科学解决慢性病管理问题的手段对比

手段	涵义	适用条件	选择架构的作用
禁令	禁止危险行为	高风险行为，比如滥用毒品行为	选择架构可以提高风险行为出现的障碍
规制	通过颁布命令、依从性原则来引导行为改变	具有外部性，强制执行可行且性价比高	选择架构可以提高命令的依从性
激励	通过税收、处罚、补贴等经济手段引导人的行为改变	目标群体时刻以成本效益为导向，不存在双曲贴现	选择架构可以控制参照点、损失厌恶等来突显激励措施或弱化激励措施

手段	涵义	适用条件	选择架构的作用
说服	通过标签、宣传、广告或营销让别人按自己的要求做事	慢性病小问题目标群体的偏好模糊、不稳定	选择架构可以突显信息或简化信息
助推	构建选择结构矫正当事人的行为失灵让当事人作对自己有益的事	慢性病非常顽固的非理性行为，比如偏好不确定、双曲贴现	选择架构针对行为失灵设计默认选项改变行为
助力	通过培训提高当事人决策能力或改进环境来提高当事人的决策能力	目标群体健康素养或决策能力存在问题	简化选择架构，提高决策能力
行为设计	通过设计选择路径来达到设计者想达到的目的	中观战术问题	通过选择架构的路径来明确行为改变的逻辑
行为公共政策	把心理学因素与政策评估技术结合来实现公共政策目的	宏观战略问题	将选择架构与其他政策要素关联成网络

5.5.3　行为科学多手段综合应用解决慢性病管理问题的判断标准

从综合应用的角度来说，慢性病管理的行为公共政策是全局性的，需要既考虑供方，也要考虑需方，还要考虑环境（制度、文化、物理）因素之间的战略方面的协调。行为设计则是针对慢性病管理的具体行为来设计行为改变的路径，它可以借用禁令、规制、激励、助推、助力、说服这些手段来达成目的。

迪利普·索曼[15]27-30 提出的行为改变策略的判断标准对于选择慢性病管理行为科学手段也具有意义。

（1）强制执行是否可行？强制执行是需要消耗行政成本的，其中还有交易成本。如果这方面成本可以承受，那么可以考虑用禁令、规制、激励这些手段。

（2）手段产生的成本效果如何？一般情况下，助推的成本效果是比较好的，禁令、规制、激励的成本效果会相对较差，助力和说服需要具体情况具体分析。

（3）慢性病患者和医疗服务提供者的反应？手段采用后，将直接影响慢性病患者的自主选择权、就医的便利程度，甚至影响慢性病医疗服务和药品的可及性。还会影响医疗服务提供者的工作积极性、工作量。对需方和供方这些因素的考虑，可以提前做好应急预案。

（4）非预期结果可能有什么？采用行为科学手段后，慢性病患者和医疗服务提供者会出现短期、中期、长期三种反应，还会出现不同群体不同结果，对这些反应和结果要进行监测，来完善相关手段的组合，更好地改变慢性病患者的行为。

本章小结

慢性病的行为经济学应用主要包括说服、助推、助力、行为设计、行为公共政策等五个角度。对这些手段演变的梳理，是理解这些手段作用的关键。说服和行为设计常用于商业领域，也会用于公共政策领域，而助推、助力和行为公共政策则主要用于公共领域。

这五种手段可以为慢性病管理提供新的思路，也就是可以改进传统的慢性病干预手段。因为那些手段缺少考虑慢性病管理中供方、需方面临的思维障碍，而思维障碍的影响是全世界很多国家开始应用行为洞察力（BI）来改进公共政策的切入点。世界卫生组织已经开始应用BI来改进公共卫生，而慢性病管理是其中的重点领域。

因此，如何将说服、助推、助力、行为设计、行为公共政策五种理论和技术手段与慢性病管理面临的难题对接，是需要考虑的问题。本章为此提出了初步的想法供大家参考。

参考文献

［1］ 戴维·哈尔彭. 助推（实践版）：小行动如何推动大变革［M］. 梁本彬，于菲菲，潘翠，译. 北京：中信出版集团，2018：24-25.

［2］ 罗伯特·B. 西奥迪尼. 影响力［M］. 全新升级版. 闫佳，译. 北京：北京联合出版公司，2021.

［3］ 加里·哈默，比尔·布林. 管理大未来［M］. 陈劲，译. 北京：中信出

版集团，2008：51–52.

［4］ Yeh J, Franklin J, Avorn J, Landon J, Kesselheim A. Association of industry payments with the prescribing brand–name statins in Massachusetts［J］. Journal of the American Medical Association: Internal Medicine, 2016, 176: 763–768.

［5］ 格尔德·吉仁泽. 风险认知：如何精准决策［M］. 王晋康，译. 北京：中信出版集团，2019:213–215.

［6］ Grüne–Yanoff T, Hertwig R. Nudge Versus Boost: How Coherent are Policy and Theory?［J］.Minds and Machines, 2016, 26:149–183.

［7］ 理查德·泰勒，卡斯·桑斯坦. 助推：如何做出有关健康、财富与幸福的最佳决策［M］. 刘宁，译. 北京：中信出版集团，2015：7–8.

［8］ 格尔德·吉仁泽，彼得·托德. 简捷启发式：有限理性让我们更聪明［M］. 黄琳妍，译. 北京：机械工业出版社，2018.

［9］ Hertwig R, Grüne–Yanoff T. Nudging and Boosting: Steering or Empowering Good Decisions［J］. Perspectives on psychological science, 2017, 12（6）: 973–986.

［10］卡斯·桑斯坦. 助推2.0［M］. 俸绪娴，孙梁，李井奎，译. 成都：四川人民出版社，2022：1–3.

［11］卡斯·桑斯坦. 助推：快与慢——人类动因与行为经济学［M］. 王格非，路智雯，译. 北京：中国人民大学出版社，2021：1–16.

［12］Möllenkamp M, Zeppernick M, Schreyögg J. The effectiveness of nudges in improving the self–management of patients with chronic diseases: A systematic literature review［J］. Health Policy. 2019, 123（12）: 1199–1209.

［13］Kwan Y, Cheng T, Yoon S, et al. A systematic review of nudge theories and strategies used to influence adult health behaviour and outcome in diabetes management［J］. Diabetes & Metabolism, 2020, 46（6）: 450–460.

［14］Yoong S, Hall A, Stacey F, et al. Nudge strategies to improve healthcare providers' implementation of evidence–based guidelines, policies and practices: a systematic review of trials included within Cochrane systematic reviews［J/OL］. Implementation Science, 2020, 15（50）. https://www.ncbi.nlm.nih.gov/pmc/articles/PMC7329401/.

［15］迪利普·索曼. 最后一英里：影响和改变人类决策的行为洞察力［M］. 北京：中国人民大学出版社，2018.

［16］卡斯·桑斯坦. 简化：政府的未来［M］. 陈丽芳，译. 北京：中信出版社，2015：44–45.

［17］Sunstein C. The Ethics of Influence: Government in the Age of Behavioral Science［M］. New York: Cambridge University Press, 2016: 199–202.

［18］OECD. Tools and Ethics for Applied Behavioural Insights: The BASIC Toolkit［R］. Paris: OECD Publishing, 2019:37–40.

［19］Blumenthal–Barby J. Good Ethics and Bad Choices: The Relevance of Behavioral Economics for Medical Ethics［M］. Cambridge, Massachusetts: The MIT Press, 2021:65–136.

［20］Camerer C, Issacharoff S, Loewenstein G, et al. Regulation for Conservatives: Behavioral Economics and the Case for Asymmetric Paternalism［J］. University of Pennsylvania Law Review, 2003,（151）: 1211–1254.

［21］卡斯·桑斯坦. 为什么助推［M］. 马冬梅，译. 北京：中信出版集团，2015：72.

［22］卡斯·桑斯坦. 选择的价值：如何做出更自由的决策［M］. 贺京同，译. 北京：中信出版集团，2017：1–19.

［23］Sunstein C. The distributional effects of nudges［J/OL］. Nature Human Behaviour.（2021–12–08）［2022–02–10］. https://doi.org/10.1038/s41562–021–01236–z.

［24］塞德希尔·穆来纳森，埃尔德·沙菲尔. 稀缺：我们是如何陷入贫穷与忙碌的［M］. 魏薇，龙志勇，译. 杭州：浙江人民出版社，2014.

［25］Shahab S, Lades L. Sludge and transaction costs［J/OL］. Behavioural Public Policy.（2021–04–19）［2022–02–10］. https://doi.org/10.1017/bpp.2021.12.

［26］Thaler R, Sunstein C. Nudge: The Final Edition［M］. New York: Penguin Publishing Group, 2021.

［27］章平，刘启超. 社会问题和公共政策设计中的行为经济学—行为设计研

究前沿追踪［J］. 生态经济, 2017, 33（8）: 144-148.

［28］Fogg BJ. Persuasive computers: perspectives and research directions: CHI' 98: Proceedings of the SIGCHI Conference on Human Factors in Computing Systems, January 1998［C］. Los Angeles, California: ACM Press/Addison-Wesley Publishing Co., 1998:225-232.

［29］Fogg BJ. Persuasive Technology: Using Computers to Change What We Think and Do［M］. San Francisco: Morgan Kaufmann, 2003.

［30］Fogg BJ, ect. Mobile Persuasion: 20 Perspectives on the Future of Behavior Change［M］. Stamford: Stanford Captology Media, 2007.

［31］Fogg BJ. A behavior model for persuasive design: Persuasive '09: Proceedings of the 4th International Conference on Persuasive Technology, April 2009［C］. New York: Association for Computing Machinery, 2009:1-7.

［32］Stanford Behavior Design Lab. About Us［EB/OL］.［2022-02-11］.https:// behaviordesign.stanford.edu/about-us.

［33］B.J. 福格. 福格行为模型［M］. 徐毅, 译. 天津: 天津科技出版社, 2021: 3-5.

［34］Chip Heath, Amos Tversky. Preference and belief: Ambiguity and competence in choice under uncertainty［J］. Journal of Risk and Uncertainty, 1991, 4:5-28.

［35］詹姆斯·马奇. 决策是如何产生的［M］. 王元歌, 章爱民, 译. 北京: 机械工业出版社, 2007.

［36］奇普·希思, 丹·希思. 行为设计学: 掌控关键决策［M］. 宝静雅, 译. 北京: 中信出版集团, 2018.

［37］奇普·希思, 丹·希思. 行为设计学: 让创意更有黏性［M］. 姜奕晖, 译. 北京: 中信出版集团, 2018.

［38］奇普·希思, 丹·希思. 行为设计学: 零成本改变［M］. 姜奕晖, 译. 北京: 中信出版集团, 2018.

［39］奇普·希思, 丹·希思. 行为设计学: 打造峰值体验［M］. 靳婷婷, 译. 北京: 中信出版集团, 2018.

［40］The Behavioural Insights Team.Health［EB/OL］.［2022-02-11］. https://

www.bi.team/bit10/health/.

［41］Datta S, Mullainathan S. Behavioral Design: A New Approach to Development Policy［J］. Review of Income and Wealth, 2014, 60（1）: 7–35.

［42］The Social and Behavioral Sciences Team. About SBST［EB/OL］.（2017–01–20）［2022–02–11］. https://sbst.gov/.

［43］Behavioral Design Teams – ideas42. Behavioral Design Teams: A Model for Integrating Behavioral Design in City Government［EB/OL］.（2018–05–01）［2022–02–11］. http://www.ideas42.org/wp–content/uploads/2018/05/BDT_Playbook_FINAL–digital.pdf.

［44］Thaler R, Bernartzi S. Save More Tomorrow: Using Behavioral Economics in Increase Employee Savings［J］. Journal of Political Economy, 2004, 112（1）: S164–S187.

［45］Shafir E. The behavioral foundations of public policy［M］. Princeton: Princeton University Press, 2013: Ⅶ – Ⅸ.

［46］Organisation for Economic Cooperation and Development. Behavioural insights［EB/OL］.［2022–02–11］. https://www.oecd.org/gov/regulatory–policy/behavioural–insights.htm.

［47］Oliver A. Behavioural Public Policy［M］. Cambridge: Cambridge University Press, 2013.

［48］The World Bank. World Development Report 2015: Mind, Society, and Behavior［M］. Washington: World Bank, 2015.

［49］Behavioral Science & Policy Association. bsp past issues［EB/OL］.［2022–02–11］. https://behavioralpolicy.org/publications/past–issues/.

［50］Akerlof G, Oliver A, Sunstein C. Editorial［J］. Behavioural Public Policy, 2017, 1（1）: 1–3.

［51］Jilke S, Meier K, Van R. Editorial［J］. Journal of Behavioral Public Administration, 2018, 1（1）: 1–3.

［52］郭跃, 何林晟, 苏竣."工具–叙事–反馈": 一个行为公共政策的研究框架［J］. 中国行政管理, 2020,（5）: 71–78.

［53］Whitehead M, Jones R, Pykett J. Nudging around the world: a critical geography of the behaviour change agenda［M］//Straßheim H, Beck S. Handbook of Behavioural Change and Public Policy. Massachusetts: Edward Elgar Publishing, Inc., 2019:93-95.

［54］Sunstein C. Behavioral Science and Public Policy［M］. Cambridge: Cambridge University Press, 2020.

［55］World Health Organisation. Technical Advisory Group on Behavioural Insights and Sciences for Health［EB/OL］.［2022-02-11］. https:// www.who.int/our-work/science-division/behavioural-insights/TAG-on- behavioural-insights-and-sciences-for-health-biographies.

［56］Ruggeri K. Psychology and Behavioral Economics: Applications for Public Policy［M］. the Second edition. New York: Routledge, 2021.

［57］张书维，王宇，周蕾. 行为公共政策视角下的助推与助力：殊途同归［J］. 中国公共政策评论，2018，15（2）：20-38.

［58］景怀斌. 行为公共政策研究的知识构建：三个层面及范式选择［J］. 中国行政管理，2021，（9）：56-63.

［59］Institute for Government. MINDSPACE: Influencing behaviour through public policy［R］. London: Institute for Government, 2010.

［60］Soman D. The Elegant Simplicity（and Potential Pitfalls）of Simple Frameworks［EB/OL］.［2022-02-11］. https://www.mdrc.org/sites/default/ files/Commentaries_Dilip_Soman.pdf.

附录 1

行为经济学核心参考书导读

　　掌握任何一门学科，从思想史读起，了解学科的来龙去脉都是必需的。行为经济学的学习也不例外，要先阅读行为经济学思想史。在此基础上，了解其应用与发展前沿，学习必要的概率论，研读起源著作体会数学模型构建，最终才能学会构建行为健康经济学的数学模型。还有，行为经济学的著作数量巨大，畅销书更多，专业书也不少。只读畅销书，对于了解行为经济学的用途是有意义的，但是对于做研究作用有限。而专业书阅读难度很大，需要循序渐进。因此，本导读将行为经济学参考书分为思想起源、思想史、应用、前沿内容、数学基础、起源著作。推荐书目尽量列举容易购买到的简体版，除非没有简体版，会列举繁体版或英文原版。

1.行为经济学思想起源

主要是卡尼曼、塞勒两位诺贝尔经济学奖的学术专著。卡尼曼的《思考，快与慢》和《噪声》包含了卡尼曼、特沃斯基行为经济学起源阶段的思考，塞勒的《"错误"的行为》则包含了行为经济学发展阶段的思考。这三本书外行可以看热闹，内行可以看门道。如果看门道，也就是想明白卡尼曼、特沃斯基、塞勒做出来的研究是怎么想的，有什么背景，那这两本书难度会很大。这和翻译关系不大，主要是看阅读者的目的是什么，然后难度不一样。当然，对照英文版看中译本理解会更深刻。个人认为这三本书每本阅读100遍都是值得的，最好将经典文献放到这三本书的背景中阅读，收获会更大。

［1］丹尼尔·卡尼曼. 思考，快与慢［M］. 胡晓姣，李爱民，何梦莹，译. 北京：中信出版社，2012.

［2］理查德·塞勒. "错误"的行为［M］. 王晋，译. 北京：中信出版集团，2018.

［3］丹尼尔·卡尼曼，奥利维耶·西博尼，卡斯·桑斯坦. 噪声：人类判断的缺陷［M］. 李纾，汪祚军，魏子晗，译. 北京：中信出版社，2021.

2.行为经济学思想史

本书第2章集合了大部分已经出版或发表的学术著作与文献中关于行为经济学思想史的内容。可以在此基础上，阅读《思维的发现》《300年经济决策史：风险、选择和不确定性》《与天为敌：风险探索传奇》《行为经济思想史》《Measuring Utility: From the Marginal Revolution to Behavioral Economics》。其中前三本阅读难度较低，后两本阅读难度较大，但是对于研究意义非常大。《思维的发现》这本书用讲故事的形式展示了卡尼曼、特沃斯基、塞勒的研究是在什么背景下，是如何做出来的，有什么意义。这本书可以作为阅读《思考，快与慢》《"错误"的行为》的基础。《300年经济决策史：风险、选择和不确定性》《与天为敌：风险探索传奇》则主要从概率论、经济学角度展示了概率与行为经济学在历史上的关联，《与天为敌》这本书对概率论的思想史的展示既通俗又非常实用，值得反复研读。《行为经济学思想史》主要从心理学、经济学角度展示行为经济学思想史，对于理解行为经济学模型很有意义。

［1］迈克尔·刘易斯. 思维的发现［M］. 钟莉婷，译. 北京：中信出版集团，2018.

〔2〕乔治·斯皮罗. 300 年经济决策史：风险、选择和不确定性〔M〕. 秦传安，译. 上海：东方出版中心，2021.

〔3〕彼得·伯恩斯坦. 与天为敌：风险探索传奇〔M〕. 穆瑞年，吴伟，熊学梅，等译. 北京：机械工业出版社，2014.

〔4〕弗洛里斯·霍伊克卢姆. 行为经济思想史〔M〕. 贺京同，赵雷，译. 北京：中国人民大学出版社，2020.

〔5〕MOSCATI I. Measuring Utility: From the Marginal Revolution to Behavioral Economics〔M〕. Oxford: Oxford University Press, 2019.

3. 行为经济学应用

行为经济学应用方面的著作非常多，并且多为畅销书。这方面著作主要包括生活应用、商业应用、政策应用。生活与商业应用方面主要是《影响力》《怪诞行为》《如何避免孤独终老》，政策应用方面主要是助推方面的著作。尤其值得注意的是西奥迪尼的《影响力》就是通俗版的行为经济学，2021 年出版了全新升级版，大量内容进行了重新写作。还有塞勒和桑斯坦的名著《助推》在 2021 年出版了终结版，增加了信息展示、选择引擎、污泥（行为交易费用）等章节，更新了器官移植的内容。

〔1〕罗伯特·B.西奥迪尼. 影响力〔M〕. 全新升级版. 闾佳，译. 北京：北京联合出版公司，2021.

〔2〕丹·艾瑞里. 怪诞行为学：可预测的非理性〔M〕. 赵德亮，夏蓓洁，译. 北京：中信出版集团，2017.

〔3〕洛根·尤里. 如何避免孤独终老〔M〕. 李小霞，译. 北京：中信出版集团，2021.

〔4〕理查德·泰勒，卡斯·桑斯坦. 助推：如何做出有关健康、财富与幸福的最佳决策〔M〕. 刘宁，译. 北京：中信出版集团，2015.

〔5〕THALER R, SUNSTEIN C. Nudge: The Final Edition〔M〕. New York: Penguin Publishing Group, 2021.

〔6〕戴维·哈尔彭. 助推（实践版）：小行动如何推动大变革〔M〕. 梁本彬，于菲菲，潘翠翠，译. 北京：中信出版集团，2018.

〔7〕卡斯·桑斯坦. 助推 2.0〔M〕. 倖绪娴，孙梁，李井奎，译. 成都：四川人民出版社，2022.

［8］迪利普·索曼. 最后一英里：影响和改变人类决策的行为洞察力［M］. 北京：中国人民大学出版社，2018.

［9］塞德希尔·穆来纳森，埃尔德·沙菲尔. 稀缺：我们是如何陷入贫穷与忙碌的［M］. 魏薇，龙志勇，译. 杭州：浙江人民出版社，2014.

［10］奇普·希思，丹·希思. 行为设计学：零成本改变［M］. 姜奕晖，译. 北京：中信出版集团，2018.

［11］B. J. 福格. 福格行为模型［M］. 徐毅，译. 天津：天津科技出版社，2021.

［12］Stephen Wendel. 随心所欲：为改变用户行为而设计［M］. 张一弛，孙锦龙，译. 北京：电子工业出版社，2016.

［13］阿比吉特·班纳吉，埃斯特·迪弗洛. 好的经济学：破解全球发展难题的行动方案［M］. 张缘，蒋宗强，译. 北京：中信出版集团，2020.

4. 行为健康经济学

行为健康经济学的著作可以参考第 2 章表 2-9，现在的中译本著作较少，主要有《行为经济学与公众健康》《健康经济学》，尤其后者的第 23 章、第 24 章分别介绍了前景理论、跨期选择模型，可读性比较强。

［1］克里斯蒂娜·罗伯托，河内一郎. 行为经济学与公众健康［M］. 王健，主译. 北京：清华大学出版社，2020.

［2］杰伊·巴塔查里亚，蒂莫西·海德，彼得·杜. 健康经济学［M］. 曹乾，译. 桂林：广西师范大学出版社，2019.

5. 行为经济学前沿内容

全球公认最全面、最前沿，塞勒等多位诺贝经济学奖获得者推荐的行为经济学分析著作是桑吉特·达米的《行为经济分析基础》（The foundations of behavioral economic analysis），这本书写作了十年，第一版有 1799 页，第二版分为 7 卷出版，第二版的中译本以 8 卷出版。2022 年，达米和桑斯坦出版了著作《Bounded Rationality: Heuristics, Judgment, and Public Policy》。现在达米正在写一本约 900 页的本科行为经济学教材，这本教材将直面行为经济学前沿，并且语言通俗易懂，预计 2023 年出版。这本书有可能是未来行为经济学方面最好的教材。另外，还有塞奇基金行为经济学夏令营讲师为主撰写的研究手册《行为经济学手册——基础和应用》（Handbook of Behavioral Economics –

Foundations and Applications）两卷本，更是代表了行为经济学的最前沿。

［1］桑吉特·达米. 行为经济学导论［M］. 李井奎，译. 上海：格致出版社，2022.

［2］桑吉特·达米. 风险、不确定性与模糊性下的行为［M］. 李井奎，译. 上海：格致出版社，2022.

［3］桑吉特·达米. 人类的涉他偏好［M］. 贾拥民，于建玲，王艳，等译. 上海：格致出版社，2022.

［4］桑吉特·达米. 行为时间贴现［M］. 王静，译. 上海：格致出版社，2022.

［5］桑吉特·达米. 行为博弈理论［M］. 李欢，译. 上海：格致出版社，2022.

［6］桑吉特·达米. 行为学习模型［M］. 贾拥民，译. 上海：格致出版社，2022.

［7］桑吉特·达米. 有限理性与行为经济学［M］. 陈慧，译. 上海：格致出版社，2022.

［8］桑吉特·达米. 行为经济学诸专题——情绪、行为福利经济学与神经经济学［M］. 于建玲，王艳，贾拥民，等译. 上海：格致出版社，2022.

［9］Bernheim B, DellaVigna S, Laibson D. Handbook of Behavioral Economics – Foundations and Applications 1［M］. Oxford: North–Holland,2018.

［10］Bernheim B, DellaVigna S, Laibson D. Handbook of Behavioral Economics – Foundations and Applications 2［M］. Oxford: North–Holland,2019.

6. 行为经济学数学基础

人的行为具有不确定性，而这种不确定性是由概率来表达的，也就是从根本上来说，行为经济学是研究人的行为的概率特点，这种概率主要是主观概率，而这种主观概念和人的社会心理关联很大。在没有研究行为经济学之前，看概率论，感觉就是天书；而这本书写完之时，感觉概率论活了。因此，概率论与行为经济学之间的关系有必要阅读下列著作。《行为经济学通识》是《行为经济学教程》的第二版，这本书将概率论与新古典经济学、行为经济学的结合紧密，并且书中有不少习题，值得反复练习。《不确定世界的决策》则用决策树将概率与行为经济学之间的关联非常清晰地进行了展示。《不确定世界中的公共政策》用文字让大家体会了概率等数学工具在公共政策中的意义。还有因果关系、概率论、概率史方面的著作也有必要研读。

［1］埃里克·安格内尔. 行为经济学通识［M］. 第2版. 北京：中国人民大学出版社，2021.

［2］雷德·海斯蒂，罗宾·道斯. 不确定世界的理性选择：判断与决策心理学［M］. 第2版. 谢晓非，李纾，译. 北京：人民邮电出版社，2018.

［3］查尔斯·曼斯基. 不确定世界中的公共政策：分析和决策［M］. 魏陆，译. 上海：格致出版社，2018.

［4］朱迪亚·珀尔，达纳·麦肯齐. 为什么［M］. 江生，于华，译. 北京：中信出版集团，2019.

［5］列纳德·蒙洛迪诺. 醉汉的脚步：随机性如何主宰我们的生活［M］. 郭斯羽，译. 北京：中信出版集团，2020.

［6］达瑞·P. 罗博顿. 概率：人生的指南［M］. 雒自新，译. 上海：上海人民出版社，2020.

［7］伊恩·哈金. 驯服偶然［M］. 刘钢，译. 北京：商务印书馆，2015.

7.行为经济学起源著作

行为健康经济学模型的构建，最终还是要回到源头文献，看看卡尼曼、特沃斯基、塞勒是怎么做的。这些学术著作主要是历史上经典文献的集结，可以考虑与文献原文对照着看，但是要提醒一句，这些文献阅读难度比较大。

［1］丹尼尔·卡尼曼，保罗·斯洛维奇，阿莫斯·特沃斯基. 不确定状况下的判断［M］. 方文，译. 北京：中国人民大学出版社，2013.

［2］丹尼尔·卡尼曼，阿莫斯·特沃斯基. 选择、价值与决策［M］. 郑磊，译. 北京：机械工业出版社，2020.

［3］科林·凯莫勒，乔治·罗文斯坦，马修·拉宾. 行为经济学经典［M］. 贺京同，等译. 北京：中国人民大学出版社，2020.

行为健康经济学研究主要课题

国家自然科学基金行为经济学研究设置有专门代码 G0302（行为经济与实验经济）。而根据历年资助项目情况，行为健康经济学主要在 G0405（健康管理与政策）和 G0406（医药管理与政策）中资助。另外，国家社会科学基金、教育部人文社会科学基金对于行为健康经济学也有资助。下面是本书检索到的项目，由于检索有难度，有可能会有遗漏，仅供参考，欢迎大家补充。

1.国家自然科学基金资助行为健康经济学相关课题情况

正如本书在第3章分析的，行为经济学与离散选择、实验经济学不同，行为经济学与效用测量关系大，因此本书将行为健康经济学相关课题分为行为健康经济学密切相关项目、离散选择实验项目、实验经济学项目、健康偏好或健康效用测量项目、其他可以用行为健康经济学研究的项目五类，供大家选题时对比参考。

（1）行为健康经济学密切相关项目（附表1）

从2016年至2022年，国家自然科学基金资助项目题目明确有"行为经济学"字眼的有8项。但是，含有行为经济学研究关键词"前景理论"、"行为洞察"、"跨期选择"、"助推"和"社会规范"的项目有19项。一共有27项项目，2016年有2项，2017年有1项，2018年有3项，2019年有4项，2020年有3项，2021年有4项，2022年有10项。研究方向主要包括健康管理、跨期选择、助推、医疗决策、医患关系、健康素养、药物滥用、行为洞察、社会规范等。

附表1　国家自然科学基金行为健康经济学密切相关项目（2016—2022）

项目名称	研究方向	依托单位	批准年度	批准号	负责人
基于行为经济学理论的脊髓损伤患者社区康复需求评价工具的开发与应用研究：以上海为例	健康管理	复旦大学	2016	71673052	苌凤水
基于前景理论的县级医生连续性服务提供与激励研究	医疗服务；前景理论	华中科技大学	2016	71603088	张研
我国农村地区慢性病患者分级诊疗的行为经济学模型及政策优化研究	医疗决策；健康管理	山东大学	2017	71774102	左根永
医患关系对医生行为和医疗费用的影响机制及优化策略：基于行为经济学的研究	医患关系；医疗决策	复旦大学	2018	71874034	侯志远
基于共享决策的老年人社区健康服务优化与助推策略研究	助推；医疗决策	山西医科大学	2018	71804101	陆姣

续表

项目名称	研究方向	依托单位	批准年度	批准号	负责人
基于双系统理论的慢性病患者多重用药风险感知与决策行为模型研究	双系统理论；医疗决策	华中科技大学	2018	71804052	冯达
行为经济学视角下的家庭医生签约服务优化设计与策略完善——基于城乡供需双方的实证研究	医疗服务	山东大学	2019	71974118	徐凌忠
前景理论视角下"污名化"对精神分裂症患者就医行为决策机制影响研究	医疗决策；前景理论	北京师范大学	2019	71974014	张维军
老年人群流感疫苗接种行为经济激励及评估：基于随机对照试验的研究	医疗决策	北京大学	2019	71904005	朱大伟
工作场所暴力诱发医务人员负向情绪传递与行为偏倚的路径与机制研究	医患关系	哈尔滨医科大学	2019	71904036	高蕾
社会规范反馈消减基层医生抗菌药物滥用的机制与模式构建	药物滥用；社会规范	中山大学	2020	72074234	杨廉平
健康素养的形成机制与社会经济影响：卫生经济学与行为经济学视角	健康素养	北京大学	2020	72074004	秦雪征
基于行为决策双过程模型的助推策略在糖尿病生活方式干预中的有效性及机制研究	助推；医疗决策	北京大学	2020	72074008	李明子
基于行为经济学理论的农村心血管代谢疾病健康管理模式及政策优化研究	健康管理	北京大学	2021	72174009	马晓晨
基于行为洞察及田野实验开发医院 WPV 应对策略的方法学研究	医院管理；行为洞察	哈尔滨医科大学	2021	72174049	焦明丽

续表

项目名称	研究方向	依托单位	批准年度	批准号	负责人
跨期决策偏好对社区高血压患者健康行为的影响机制及干预策略研究：基于PRECEDE-PROCEED 模型	医疗决策；跨期选择	南京医科大学	2021	72174092	何源
中国吸烟者跨期决策行为机制分析与干预模式构建：基于竞争神经决策系统理论	跨期选择	成都中医药大学	2021	72174032	杨练
疫情防控政策执行偏差诱发社会心态扰动的敏捷治理研究：以行为公共管理范式为诠释视角	行为公共管理	杭州师范大学	2022	72274049	孙涛
行为经济学视解下助推型信息对惠民保参保行为的干预效果及影响机制研究	助推；医保政策	大连理工大学	2022	72274027	王群
普惠型医疗保险的选择偏好与助推机制研究	助推；医保管理	山东大学	2022	72204146	李超凡
儿童含糖饮料消费行为机制与干预策略研究：基于时间洞察力和跨理论模型的前瞻性平行对照研究	行为洞察	四川大学	2022	82273748	赵莉
有限理性视域下农村地区辅食期婴儿喂养行为的评估工具、作用机制及管理策略研究	有限理性	四川大学	2022	72274130	周欢
基层医生抗菌药物处方行为机制与基于助推理念的优化干预策略研究	助推；医疗决策；药物监用	西安交通大学	2022	72274150	常捷
社会规范反馈对基层慢性乙肝用药影响机制及整群随机对照干预研究	社会规范；用药行为	福建医科大学	2022	72274035	刘文彬

项目名称	研究方向	依托单位	批准年度	批准号	负责人
健康生态学视域下糖尿病健康治理模式构建及政策优化研究：基于行为经济学理论	健康管理	兰州大学	2022	72274087	韩琳
跨期选择中患者偏好对社区慢性阻塞性肺疾病用药依从性影响机制及干预措施的研究	跨期选择	南京医科大学	2022	72204118	陶田甜
基于双系统理论的艾滋病患者抗病毒治疗启动决策内在机制及助推干预研究	双系统理论；医疗决策	中南大学	2022	82273746	王红红

（2）离散选择试验项目

离散选择试验是研究健康行为选择的，但是其人性假设是完全理性，这不同于行为经济学。附表 2 收集了部分国家自然科学基金资助的离散选择方面的项目 15 项。

附表 2　国家自然科学基金离散选择试验项目（2015—2022）

项目名称	研究方向	依托单位	批准年度	批准号	负责人
基于离散选择实验研究吸引和稳定农村基层卫生人员的最优策略	卫生人力资源管理	山东第一医科大学	2015	71503150	宋奎勐
基于离散选择实验构建中国大陆人群健康效用积分体系：以 SF-6D 生命质量量表为例	效用测量	天津大学	2016	71673197	吴晶
基于离散选择实验的我国慢性病患者中医药服务利用效用及供给策略研究	中医药服务管理	华中科技大学	2016	71673095	熊巨洋
基层医疗卫生机构医务人员抗生素处方行为的效用模型及因素分解研究	用药行为	华中科技大学	2017	71704058	唐玉清

续表

项目名称	研究方向	依托单位	批准年度	批准号	负责人
编制改革背景下的公立医院医生工作偏好与激励机制研究——基于离散选择实验的实证分析	医生工作偏好	中国医学科学院	2018	71804192	马晓静
基于离散选择实验的长期护理保险需求和保险方案优化策略研究	护理保险	大连理工大学	2018	71804020	王群
基于离散选择实验的中国癌症人群 QLU-C10D 效用值积分体系构建与评估研究	效用测量	哈尔滨医科大学	2019	71974048	黄卫东
患者治疗偏好测量及工具适用性研究	患者治疗偏好；优劣尺度法	复旦大学	2020	72074047	陈英耀
以居民为中心视角下基于支付意愿的家庭医生签约服务项目优化研究——以山东省为例	家庭医生签约服务	潍坊医学院	2020	72004164	马东平
基于服务链理论的在线诊疗优化机制及实证研究	互联网医疗	西安交通大学	2020	72004178	范小静
失独老年人对长期照护的偏好研究：基于离散选择实验	长期照护	山东大学	2020	72004117	冷安丽
基于离散选择实验的中医药适宜技术扩散激励机制研究	中医药管理	北京中医药大学	2020	72074032	石学峰
社交焦虑大学生的学习生产力减损及心理健康服务选择偏好研究	心理健康	南通大学	2020	72004104	赵苗苗
利益相关者视角下孤儿药医保准入标准的偏好研究	患者偏好	山东大学	2021	72174110	李顺平

续表

项目名称	研究方向	依托单位	批准年度	批准号	负责人
基于伴有生存时间离散选择实验的中国癌症人群FACT-8D健康效用积分体系构建及性能评估研究	效用测量	哈尔滨医科大学	2022	72274045	黄卫东

（3）实验经济学项目

实验经济学在健康领域，国家自然科学基金的资助方向主要是医疗决策行为以及慢性病的健康教育，附表 3 收集了该类项目 6 项。但是，与行为健康经济学的研究范式不一样，实验经济学是通过重复博弈来探索健康决策行为的均衡状态。

附表 3　国家自然科学基金实验经济学项目（2011—2019）

项目名称	研究方向	依托单位	批准年度	批准号	负责人
基于参保职工慢性病健康教育实验的医疗保险基金运行平衡机制研究	健康教育；医保管理	中国药科大学	2011	71103033	路云
支付方式对医生行为影响的实验经济学研究	医疗决策；医保管理	山东大学	2013	71373146	王健
给药决策与利他主义：一个减少中国医生滥用抗生素的实验研究	医疗决策	山东大学	2017	71703081	王崎琦
基于世界管理调查（WMS）中国医院管理干预实验	医院管理	北京大学	2017	71773002	刘国恩
精准健康扶贫的经济学实验：基于四川凉山的干预研究	健康扶贫	北京大学	2018	71833001	刘国恩
不同医疗情境下医生利他行为及干预措施的实验经济学研究	医疗决策	南京医科大学	2019	71904089	刘汝刚

（4）健康偏好或健康效用测量项目

健康偏好或健康效用测量部分项目与离散选择实验项目有重复，重复的不再放在附表 4。附表 4 主要列举了国家自然科学基金资助的 8 项健康偏好或健康效用方面的项目。

附表 4　国家自然科学基金健康偏好或健康效用测量项目（2012-2022）

项目名称	研究方向	依托单位	批准年度	批准号	负责人
基于中国人群偏好的生命质量研究——构建 EQ-5D 量表效用积分体系	效用测量	北京大学	2012	71273015	刘国恩
基于环境因素的健康相关生命质量量表开发及效用值积分体系构建	效用测量；生命质量	贵州医科大学	2015	71463007	伍红艳
基于映射下效用值测量的我国大肠癌筛查策略的成本效用分析	效用测量；成本效用分析	哈尔滨医科大学	2015	71503062	黄卫东
国内心房颤动患者对新型口服抗凝药物的偏好和支付意愿调查	患者治疗偏好；支付意愿	香港大学深圳研究院	2017	71704149	陈慧贤
中国医患治疗偏好研究：基于 Best-worsts 标度法的探索	Best-worsts 标度法	天津大学	2018	71804122	贺小宁
基于可行能力的生命质量量表的开发及效用积分体系构建：以我国西南地区为例	效用测量；可行能力	西南财经大学	2018	71804151	黄志勇
基于医保战略性购买需求的中国普适性健康效用测量量表研发	效用测量	天津大学	2021	72174142	吴晶
基于"文化属性特征"的我国附加式 EQ-5D 工具开发及适宜性研究	效用测量	复旦大学	2022	72274037	王沛
中国终末期肾病患者健康效用量表及映射模型优化研究	效用测量	中国人民大学	2022	72204259	张叶

（5）其他可以用行为健康经济学研究的项目

附表 5 中的项目主要是风险管理、不确定性、行为改变、行为传染、医疗决策、医患关系方面的研究，无法判断这些项目是否属于行为健康经济学。但是，可以肯定这些项目的研究内容是行为健康经济学研究的主题。

附表 5 可用行为健康经济学研究的国家自然科学基金项目（2010—2022）

项目名称	研究方向	依托单位	批准年度	批准号	负责人
居民就医决策行为研究：以非对称信息下的健康管理为核心	医疗决策	北京大学	2010	71073002	陈玉宇
"替罪羊"理论对社会转型时期患方医暴倾向心理机制的解释和干预研究	医患关系	浙江大学	2016	71603233	杨芊
医患关系中"替罪羊"效应的消减与社会心理治理研究	医患关系	浙江大学	2019	71974170	杨芊
中国公共卫生安全风险演化机理及治理场域建构研究	公共卫生风险管理	清华大学	2019	71904103	吴洪涛
基于认知负荷理论的慢性病健康素养综合干预模式研究	健康管理	西安交通大学	2019	71904154	巩少青
基于反脆弱发展理念的基层医疗卫生服务供给侧改革及干预策略研究	医疗服务；风险管理	哈尔滨医科大学	2020	72074065	王永晨
重大突发公共卫生事件下中韩公众风险感知、应对行为及情绪演变的交互影响机理研究	公共卫生风险管理	中国人民大学	2020	72061147005	程絮森
基于行为学理论的"精准教育＋共享决策"模式在骨质疏松性骨折二级预防的应用研究	健康教育；医疗决策	中山大学	2020	72004241	莫健
患者偏差行为的形成机制与医患关系管理策略研究	医患关系	浙江大学	2020	72074189	陈海啸

续表

项目名称	研究方向	依托单位	批准年度	批准号	负责人
过度诊断的发生机理与社会经济影响研究—以甲状腺癌为例	医疗决策	复旦大学	2020	72004028	魏艳
复杂自适应系统视角下的儿童青少年肥胖行为传染机制研究与社会网络干预策略仿真	健康行为传染	中国医科大学	2020	72004233	刘洋
降低呼吸道感染预后不确定性的风险预测模型构建及在促进基层抗生素合理使用的评价研究	风险管理；不确定性	山东大学	2021	72174109	孙强
后减贫时代医保减贫效应测度研究：时空分异格局、脆弱性识别与协同治理	风险管理	哈尔滨医科大学	2021	72174047	李叶
全球化情景下中国公共卫生风险评估、演化机制及干预策略研究	公共卫生风险管理	哈尔滨医科大学	2021	72174050	高力军
多元共同决策视角下慢性病共病管理模式构建、评价与优化：基于社区干预试验	医疗决策	南京医科大学	2021	72174093	陈鸣声
基于风险协同管理的急性胸痛救治体系衔接优化对改善患者安全的实施科学研究	风险管理	北京大学	2022	72274005	金音子
基于价值共创理论的慢性病住院患者药物重整多主体共同决策研究	医疗决策	华中科技大学	2022	72274071	冯达
青少年多种健康相关行为改变机制与理论模型研究	行为改变	四川大学	2022	82273745	刘巧兰

续表

项目名称	研究方向	依托单位	批准年度	批准号	负责人
基于感知价值理论的慢病患者基层用药体验及其改善策略研究	医疗决策；用药行为	潍坊医学院	2022	72274140	陈钟鸣
主动健康行为机制驱动的老年脑健康管理策略研究	行为改变	中国人民大学	2022	72274201	梁海伦
不确定性下中国抗肿瘤药物公共决策风险分析与路径优化研究	不确定性分析；药品政策	北京大学	2022	72274004	管晓东
基于 BCW 理论腹膜透析肌少症患者营养 - 运动移动管理干预与行为调节机制研究	健康管理	南昌大学	2022	72264025	李鸿艳
面向医疗辅助诊断的概率偏好智能决策理论及应用研究	医疗决策	四川大学	2022	72271173	徐泽水
内隐社会认知视角下 HIV/AIDS 患者高危性行为的双线决策机制及干预研究	医疗决策	中南大学	2022	82204169	肖雪玲
在线医疗平台上医疗健康信息对患者就医的影响机制研究：基于平台特性视角	医疗信息对决策的影响	北京理工大学	2022	72271027	王刘安
在线健康信息替代搜寻对老年人健康素养的影响及作用机制研究	医疗信息对决策的影响	徐州医科大学	2022	72204210	宋小康

2. 国家社会科学基金资助行为健康经济学项目情况

国家社会科学基金资助行为健康经济学的力度不大，"助推"方面的研究有一定资助。另外，附表 6 中的"思想史视角的行为经济学及其当代意义研究"与本书第 2 章行为健康经济学思想史有关联。

附表6　国家社会科学基金资助行为健康经济学课题情况（2018—2022）

项目名称	学科	依托单位	批准年度	负责人
思想史视角的行为经济学及其当代意义研究	理论经济	中国人民大学	2018	周业安
认知差异对医患共同决策的影响研究	管理学	汕头大学	2018	刘译阅
基于助推理论的欠发达地区慢性病患者分流机制及实验研究	管理学	江西理工大学	2018	曾国华
公众环境健康风险感知与应对研究	社会学	中南大学	2019	彭远春
健康风险认知下的用户信息搜寻行为及其交互特性研究	图书馆·情报与文献学	吉林大学	2019	曹锦丹
重大疫情中公众风险感知、防护行为与引导策略研究	管理学	中共浙江省委党校	2020	周梦天
医患社会心态的形成机制与治理路径研究	社会学	南开大学	2021	汪新建
健康中国战略背景下政府农村医疗卫生供给绩效与助推机制研究	管理学	河南财经政法大学	2021	徐颖科
双碳目标下餐饮业减少顾客餐盘浪费的"助推式"措施研究	管理学	北京第二外国语学院	2022	薛欣
社交媒体虚假健康信息"人类智识＋人工智能"双路径治理模式研究	新闻学与传播学	上海交通大学	2022	陈梦
儿童青少年健康行为友好环境体系构建研究	体育学	首都体育学院	2022	贺刚
互联网医疗健康信息对医疗费用的影响机制研究	管理学	武汉大学	2022	孟颖颖
基于有限理性理论的互联网医疗信息溢出对医疗费用的影响机制研究	管理学	温州医科大学	2022	杨永梅

续表

项目名称	学科	依托单位	批准年度	负责人
基于价值敏感设计的在线健康信息服务适老化模式与应用研究	图书馆、情报与文献学	南京师范大学	2022	杨梦晴
累积生态风险对民众心理健康的影响及仿真研究	社会学	石家庄铁道大学	2022	苗瑞凯
基于大数据的网络行为成瘾与心理健康研究	社会学	苏州大学	2022	杨泽旸

3.教育部人文社会科学基金资助行为健康经济学项目情况

行为健康经济学不是教育部人文社会科学基金资助的重点，这个基金主要资助了"助推"方面的研究（附表 7）。

附表 7　教育部人文社会科学基金资助行为健康经济学课题情况（2018—2022）

项目名称	学科	依托单位	批准年度	负责人
健康风险冲击性下大病保险制度对农民的健康扶贫效应及机制研究	经济学	北京大学	2018	周新发
农村常见病患者就诊购买决策模型及干预策略研究	管理学	新乡医学院	2018	王桂霞
医疗纠纷判决数据库的建立及其风险管理应用	交叉学科 / 综合研究	南通大学	2018	王晓燕
医患间多元认同叠合的社会心理机制研究	心理学	山东大学	2019	程婕婷
不确定性条件下科学知识生产模式的社会学研究：以环境健康风险评价为例	交叉学科 / 综 合研究	厦门大学	2019	周志家
政府补贴政策下收益——风险机制对医养结合养老服务公私合作治理的影响研究	管理学	山西财经大学	2020	刘瑞莲
健康中国背景下控烟宣教的媒介动员及助推策略研究	新闻学与传播学	武汉纺织大学	2021	马旭

项目名称	学科	依托单位	批准年度	负责人
互联网医疗重塑城乡医疗健康不平等的效应、机制与助推策略研究	管理学	山东大学	2021	李佳佳
助推理论视角下选项架构对食物节约行为的影响机制研究	管理学	吉林大学	2022	崔宏静
社交媒体环境下疫情信息公众卷入机制与助推治理研究	管理学	上海对外经贸大学	2022	吴联仁
育龄女性生育决策的困境、心理影响因素及生育助推策略研究	社会学	山东师范大学	2022	赵翠霞

后 记

我曾经写过三部学术专著，第一部是博士论文改写的，第二部是国家自然科学基金青年基金研究期间我在报纸上发表的评论改写的，第三部《行为健康经济学》是我在国家自然科学基金面上项目研究期间思考的总结。相比前两本书，最后这本书是我用一本书构建一个研究体系的开始。

《行为健康经济学》这本书关注的问题是"如何改变人的行为"，这个问题决定了其理论和模型不仅适用于健康问题，还适用于生活、理财、投资、工作等一系列问题。因此，这本书的写作彻底改变了我的思维，我现在看任何书、任何文献和任何事，都能和行为经济学联系起来。比如我以前看概率论，感觉很枯燥，现在再看概率论，就感觉是活的，主要原因是行为健康经济学的模型与概率论关系很大。

曾经看过奶舅吴斌写的《孩子的一生早注定：跟奶舅学幼儿习惯养成》，其中提到作者因为一篇风险决策的数理经济学论文曾经引起卡尼曼、塞勒的兴趣，可见数学模型多么重要。

但是，行为经济学数学模型的构建是经过了漫长时间的探索，直到前景理论、双曲贴现模型、马修·拉宾的数学模型出现，才初步实现了现代行为经济学的数学模型化。从这个角度来说，《行为健康经济学》这本书最多是行为健康经济学数学模型的初步探索。因为行为经济学还有大量概念和模型，我现在还没有领悟到其中的道理，也无法表达出来。我写出来的，只是目前已经理解了的行为经济学中的一点内容。正如，社会学家费孝通讲的，有很多事情，因为研究者理解还没到一定深度，就很难写出来应该有的感觉。

图灵奖得主约翰·霍普克罗夫特（John Hopcroft）说研究分两种，一种是基础研究，满足人的好奇心；另一种是应用研究，解决实际问题。这本书主要目的是满足我的好奇心——为什么卡尼曼、特沃斯基、塞勒的研究要长成那种模样，为什么他们的调查问卷要那样设计。同时，这本书也想对慢性病管理有一定启发。

另外，这本书使我摸索到了怎样在满足好奇心的过程中寻找研究方向，如何工作不累还能灵感不断涌现。那就是要进入"心流"工作状态。

史蒂芬·科特勒在《跨越不可能》中曾经说过，人脑对于因果关联有一种生理的需求，在研究中如果发现某种模式时，大脑就会分泌多巴胺，从而导致对研究的好奇心增强，从而达到忘我、不累的"心流"工作状态。我感觉我在写这本书时就是在不断发现人物和思想之间的关联，发现越多，大脑就越兴奋，从而才能够完成我意料之外的工作。原计划本书写十万字都困难，最后写到了接近二十万字，并且感觉还有很多内容要写。

本书能够有充足的时间来写作，要感谢国家自然科学基金委的资助以及我的家人、单位提供的良好的家庭环境和工作环境。否则，这本书不可能完成。

首先，感谢国家自然科学基金面上项目"我国农村地区慢性病患者分级诊疗的行为经济学模型及政策优化研究"（项目批准号 71774102）的资助，本书是这个课题研究思路的凝练和总结。感谢参与课题研究的王海鹏副教授、傅佩佩老师、窦蕾老师、李超凡副研究员、郝国祥老师、屈晓远博士、李学志、薛世文以及我的研究生张蔓、韩进松、王泽炜、柏子臣、俞秋桐、江丹、贾丛溪、李薇、程宇清、胡婉慈、杨钰婷、张正一、段斯旭。

感谢我的硕士导师沈阳药科大学孙利华教授。孙老师指引我研究药物经济学，药物经济学关于效用测量的思路，是我研究行为健康经济学最早的基础。感谢我的博士导师北京大学孟庆跃教授。孟老师指引我研究交易费用，从而使我获得国家自然科学基金资助，并且为我做行为健康经济学打下了基础。本书出版之际，读到孟老师主编的《中华医学百科全书·卫生经济学》的"卫生经济学"词条，"未来研究方向和领域"中写道"国际上将卫生经济研究分为两类，第1类是基于行为科学的卫生经济学研究，第2类是以政策和卫生服务为导向的卫生经济学研究。对于第1类研究，研究的问题包括：①技术和偏好的内生性问题。②社会规范和技术规范对卫生服务需求的影响。③委托—代理关系。④行为经济学。⑤生命质量的测量和分析"。

其次，要感谢我的单位山东大学齐鲁医学院公共卫生学院的领导，尤其姜文丽书记、李士雪院长、孙强常务副院长提供了很大的帮助。还要感谢所有同事的帮助，尤其徐凌忠教授、王健教授、周成超教授、李顺平教授、孙晓杰教授、朱正山教授、杨平副教授、贾莉英副教授、李慧副教授、阴佳副教授、孔凡磊副教授、李佳佳副教授、孙龙副教授、甄雪梅副研究员、刘子钰副研究员、李洁副研究员、高婷婷博士、邵顿博士、郑超博士、秦文哲博士、丁保扬博士、王双双博士、江帆博士、刘波老师、朱清滋老师、刘婧老师、崔婷婷老师、张悦老师在我写作此书中给予的鼓励和帮助。

感谢武汉大学王健教授，中国药科大学周吉芳副教授，北京大学何平研究员、王翠丽研究员、朱大伟副研究员，国家卫生健康委员会卫生发展研究中心苗艳青研究员、贵州医科大学伍红艳教授、哈尔滨医科大学黄卫东教授、华中科技大学陈昊教授在学术研究过程中给予的帮助和鼓励。感谢《中国卫生经济》滕百军主任、高非老师在发表行为健康经济学文章过程中给予的启发。感谢行为健康经济学研究的先前者上海交通大学王晨力博士、华中科技大学张研副教授、哈尔滨医科大学焦明丽教授以及本书所收集的各类行为健康经济学项目研究者给予的启发。特别感谢南京医科大学药学院李歆教授，福建医科大学刘文彬副教授在书稿修改过程中，提供的非常强大的技术支持。

受到张五常《经济解释》的影响，我一直对经济解释类的经济学著作感兴趣。行为经济学之父费雪的《货币缩水》《货币幻觉》《利息理论》也是这方面的经典。与应俊耀老师的交流，使我更深刻地认识到了经济解释的威力。陈平衡老师翻译的费里德曼的《价格理论》则使我进一步理解了经济解释的思维，在此表示感谢。经济解释在健康领域的著作主要是巴塔查里亚的《健康经济学》。

感谢广西师范大学出版社李佳楠编辑赠送巴塔查里亚的《健康经济学》，这是一本少有的为行为健康经济学设置了两章内容的教材，我理解前景理论得益于这本书。另外，李老师还为本书的封面和封底以及相关资料的设计提出了无私并且宝贵的建议。感谢中国医药科技出版社刘志芳主任、李红日老师还有其他工作人员在出版过程中的付出。

感谢山东省卫生健康委员会老龄健康处于风华处长，济南市疾病预防控制中心阮师漫主任，山东省疾病预防控制中心健康教育所陈仁友副所长，山东省潍坊市卫生健康委员会桑新刚主任，山东省执业药师协会山亚男秘书长，山东省菏泽市单县卫生健康委员会石语科长的帮助和支持。

感谢医药云端派点苍鹤老师以及我的好朋友张延军、李阳给予的启发，使我进一步理解了药物经济学、行为健康经济学的社会需求。

感谢我的母亲王改花、妻子毛文华、妹妹左爱敏支持我从事学术研究工

作。特别感谢我的女儿左钰文、左岚昕，她们认识世界的行为使我理解了行为
健康经济学的很多前提假设。

　　行为健康经济学正处于发展时期，本人对这门学科研究尚浅。如果您发现
了任何问题，欢迎打描下面的二维码或发送电子邮件（smartyong@sdu.edu.cn）
给我指出。非常感谢。

左根永

2022 年 2 月 11 日初稿

2022 年 9 月 19 日终稿